肝胆胰外科术后
严重并发症的经验教训及思考

主　编：陈军周　闫　涛　王国经
副主编：王　进　段留新　李朝阳

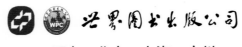

世界图书出版公司

西安　北京　上海　广州

图书在版编目（CIP）数据

肝胆胰外科术后严重并发症的经验教训及思考 / 陈军周, 闫涛, 王国经主编. — 西安 : 世界图书出版西安有限公司, 2019.10

ISBN 978-7-5192-7013-1

Ⅰ. ①肝… Ⅱ. ①陈… ②闫… ③王… Ⅲ. ①肝疾病—外科手术—并发症—防治②胆道疾病—外科手术—并发症—防治 ③胰腺疾病—外科手术—并发症—防治 Ⅳ.①R657.3 ②R657.4③R657.5

中国版本图书馆CIP数据核字(2019)第262490号

书　　名	肝胆胰外科术后严重并发症的经验教训及思考 GANDANYI WAIKE SHUHOU YANZHONG BINGFAZHENG DE JINGYAN JIAOXUN JI SIKAO	
主　　编	陈军周　闫　涛　王国经	
责任编辑	胡玉平	
特约编辑	卢永康　雷　磊	
装帧设计	河北优盛文化传播有限公司	
出版发行	世界图书出版西安有限公司	
地　　址	西安市高新区锦业路1号都市之门C座	
邮　　编	710065	
电　　话	029-87214941　029-87233647（市场营销部）	
	029-87234767（总编室）	
网　　址	http://www.wpcxa.com	
邮　　箱	xast@wpcxa.com	
经　　销	新华书店	
印　　刷	廊坊市海玉印刷有限公司	
开　　本	787mm×1092mm　　1/16	
印　　张	22.5	
字　　数	400千	
版　　次	2019年10月第1版	
印　　次	2019年10月第1次印刷	
国际书号	ISBN 978-7-5192-7013-1	
定　　价	228.00元	

医学投稿　　xastyx@163.com　　‖　029-87279745　　029-87286478

☆如有印装错误，请寄回本公司更换☆

编　委

郝法涛　济南中心医院肝胆胰外二科
段伟宏　火箭军特色医学中心肝胆外科
段留新　火箭军特色医学中心肝胆外科
侯　雨　原火箭军总医院副主任医师
曹经琳　河北医科大学第三医院肝胆外科
常　江　内蒙古巴彦淖尔市医院肝胆外科
梁　宇　火箭军特色医学中心肝胆外科
谢　于　火箭军特色医学中心肝胆外科
雷　磊　火箭军特色医学中心肝胆外科

一迹留白——自由的徜徉地

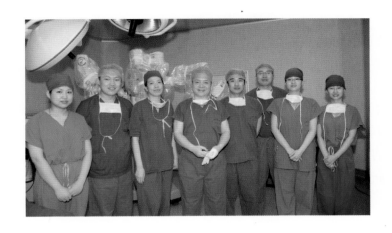

　　春天，万物生发，世事苏醒。思念也有如一粒种子在回忆洋流冲刷而成的浅滩上缱绻着萌芽。和煦的东风拂过，一叶芽尖浸染上一抹新绿，吐露着它对消逝过往的珍重与敬意……

　　怀想之风流转在这座城的街头巷尾，尤其是那条 Memo 咖啡馆坐落的小巷。在风的感召下，Memo 咖啡馆门廊上的风铃协奏着一首春祭之曲。人世间，或许少有一个职业会像医者那样知晓祭的真意——对逝去师者的缅怀及对教诲的承载与延续。Memo 门廊的一隅悬挂着内宾的白衣与听诊器。白衣口袋中印有 History 字样的纸张即将跳脱出来，而听诊器也在捕捉着思忆的脉率……

　　推开门的那一瞬，咖啡的香气扑面而来，顿感沉敛与浓郁。啜饮间，他们任思绪徜徉于此。他们时而沉默不语，享受着些许宁静与孤独；他们时而据理力争，投入到一场激辩与博弈。我喜欢在这清冷支流与澎湃波涛的交融中走近我的位子——窗边紧邻先贤墙的老地方。咖啡的尾调中，我隐约听得有关机器人外科的只言片语。之所以会爱咖啡，是因为在咖啡绵长的余味中，我可以寻得一迹人生的留白，而这留白是自由的归属，是自由地勇敢地做自己的天地。他，是中国机器人肝胆外科的奠基人与先驱，是中国外科手术机器人之父。面对业界诸多质疑与挑战，他义无反顾地拥抱自由，坚定地做自己，潜心探索自己热爱的事业。置身咖啡的香霭中，我的思绪也牵绊着过去，耳边回响起他的慨谈话语……

　　我想我们谁都不会忘记：传统外科学的基石是从人体解剖学开始的。当我40多年前还是个初学者时，就立志将来成为一名令人仰慕的外科医师。40年过去了，至今在我脑海中还能如影重现当年跟随老师一步一步练习成长，又不知不觉地成为老师带徒探究。许多次难忘的失败与成功的经历让我逐渐从血与肉的解剖中，学会了将其他所学知识融会贯通到手术视觉中。一种多元信息构筑而成的鲜活立体解剖图像正渐趋清晰……

　　谁会想到作为20世纪最成功耀眼的顶尖传统外科手术——大器官移植术，会与代表了当今外科技术颠覆性革命的腔镜手术同期跃现。虽然，我们不能从目前单纯的手术量增减来评定一种手术方式的未来，但有一点是肯定的，即患者总是在愿意彻底治好疾病的同时，手术创口越小越好。因此，微创自然成为患者与医师共同追求的目标。

　　要想看穿我们所熟悉的事物往往是很难很难的。我们正处在一个让人目不暇接的信息视觉化时代。各种各样的图像、视频、网络系统已进入我们的日常生活。数字化信息处理让以前不可想象的三维成像如同活体克隆。人体的神秘器官如透明的玻璃体，复杂的内部血管、神经等组织呈立体交汇，清晰可辨。外科医师正经历着前所未有的多样化、多元化的视觉冲击。

　　今天，我们常被问到或自问的难解之题是：外科医师从现在起应该是苦练腔镜外科技术，还是要经常温习开放手术的体验呢？未来信息化、数字化、虚拟化或视觉外科会有哪些实际的应用价值？传统外科的知识与经验将如何在时代变革的潮流中传承与发展？

　　尽管我已经经历了30多年普外科所有肝胆传统经典手术，包括肝移植术在内的磨炼与积淀，以及十年多腹腔镜外科的基础，但自2009年开始聚焦机器人外科，我始终没有也不会放弃传统开放手术的机会。况且，目前临床实际的选择比例中开放手术仍占主要部分。无论将来是否会有更仿真的外科手术模拟训练器，使年轻的外科医师直接成长为腔镜外科医师，但我坚信，开放式手术依然是培养外科医师找到自我的唯一途径，它会让你感悟和达到一种踏实与自由的境界。我常对年轻医师们说，珍惜每一次开腹手术的经历吧，这种原始触觉下对不同鲜活组织与器官的感悟与记忆，太难能可贵了，对你未来微创外科技术的掌握至关重要！很难以想象：一个对活体组织与器官没有感知的人能成为一名微创外科医师？

我们期待用于术前病灶器官的三维成像技术及虚拟手术程序的视频操作系统能早日成为常规技术；更期待未来高科技能够将多元素生命信息融入我们的视觉中，例如，在活体三维视觉中，可以选择性观察血流、淋巴流、神经传导、组织与细胞的生命活动，甚至延伸到细胞内分子结构的探测，让外科医师真正"钻入"患者的活体内实时动态地观察与操作，使诊断与治疗疾病的过程融为一体。外科医师有特殊的视觉敏感性，将会在多元信息的刺激下创造出更多的新鲜灵感。

　　显微镜的发明对生命科学微观世界研究的影响是众所周知的。"视觉外科"是微创外科技术发展的必由之路，当视觉达到被高度放大的立体微观景致时，感觉或者触觉就显得不那么重要了，如同我们在显微镜下的精细操作一样，只需凭借视觉器官的感应即可操控自如。未来微创外科医师必须适应这种无触觉的操作方式。如果依托原有传统外科的基本解剖经验与组织触觉记忆，这一微观视觉下的操作将会显得轻车熟路、如虎添翼。外科医师一定能够在鲜活放大的三维立体成像中找到新的灵感。这种灵感不仅仅是外科技术变革的动力，它将可能彻底改变未来医学诊治疾病的模式。

　　综上所述，未来多元化信息外科的发展与传承将共存发展。我们相信无论未来多元化视频和虚拟外科技术以何等速度发展，恐怕也离不开传统外科的原始触觉与感悟。

　　恍惚间，老主顾们的道别声将我从回忆的梦境中唤醒。隔窗而望，已是傍晚时分。巷口的街灯在岚香的萦绕下微醺得惬意。乍暖还寒时节，望着他们的背影，我知那条巷子是温柔且温暖的，我知那里有一腔热血在流淌，我知那里有天使的羽翼掠过……

成　娣
于 2019 年春

主编简介

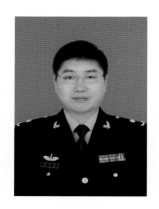

　　陈军周，男，1975 年 6 月出生，中国人民解放军火箭军特色医学中心肝胆外科副主任医师。毕业于解放军陆军军医大学及解放军总医院。师从著名外科专家周宁新教授，对于肝胆胰外科复杂疾病具有丰富的诊疗经验，在肝胆胰微创治疗方面有很深的造诣，国内最早开展达·芬奇机器人肝胆胃肠手术。发表论文 40 余篇，SCI 5 篇，出版论著 4 部。参与国家自然科学基金 2 项。兼任中国医师学会外科学分会机器人外科学组委员；中国抗癌协会胰腺癌分会胰腺微创外科学组委员。

最近，我看到由中国人民解放军火箭军总医院特色医学中心肝胆外科陈军周、闫涛、王国经等主编的《肝胆胰外科术后严重并发症的经验教训及思考》一书书稿，十分欣喜。

火箭军总医院的周宁新教授曾是我国著名的肝胆外科专家、我国机器人外科的领跑者之一，也是我的老朋友。他爱岗敬业，为人谦和，技术精湛，学识广博，毕生致力于肝胆外科事业，特别是在机器人微创外科技术开展方面做出了突出的贡献，曾领导团队在国内率先开展了多项肝胆及胃肠达·芬奇机器人手术，摸索和积累了许多有关机器人微创手术的宝贵经验，受到患者和同仁的敬重。很可惜英年早逝，离开了我们，离开了他所热爱的事业和团队。令人欣慰的是，从火箭军总医院肝胆外科编著的这部专著中，我们又看到了周宁新教授所创建的、由现任段伟宏主任领导的团队在外科学事业中严谨求实、精益求精的精神风貌。

近几年，段伟宏主任带领团队秉承周宁新教授的发展理念，将复杂肝胆胰外科、微创外科、肝脏移植作为学科发展的主要方向，在日本东京女子医科大学高崎健教授等专家的指导下，积极探索，勇于实践，开展了一些高难复杂的肝胆胰外科手术，在学术上取得了很大的进步，有力地促进了学科的发展。在总结成功经验的同时，他们并没有仅仅沉浸于成长和进步的喜悦之中，在曾编著了两部有关肝胆胰外科手术技术著作的基础上，他们从成绩中找差距，从失败中找教训，采集大量资料，剖析真实原因，认真撰写了这本《肝胆胰外科术后严重并发症的经验教训及思考》。这里展示的不少病例资料所发生的严重并发症，也是许多医院、许多外科医师在自己的临床经历中曾经遇到或是今后可能遇到的。作者完整地提供了病历资料，对每一个病例并发症发生的原因，都做了认真的剖析，并详尽介绍了自己的治疗过程、处置经验，以及今后的预防措施，对广大读者从中接受经验教训、改进工作和技术、更好地为患者服务具有重要的启迪作用。也可能大家在阅读时对有的病例发生并发症的原因和处置方法会有不同的见解和认识，我觉得不同的学术观点是允许争议的。要特别赞许的，是火箭军总医院以段伟宏主任为代表的肝胆外科团队这种勇于正视问题，自我剖析，在剖析中追求完美，在改进中争取进步的科学态度、科学精神。

看到这本书，我想起了敬爱的裘法祖院士，在给青年医师作"做人做事做学问"的报告时不止一次地提起一段故事：他年轻时为一个阑尾炎患者手术，术后患者不幸去世，他的老师严肃地跟他说："她是 4 个孩子的母亲！"虽然后来查明，患者的逝世与裘老的工作无关，但裘老却把这件事永远地记在了心里。作为我国外科学的奠基者，裘老为外科学事业做出了巨大贡献，但他很少谈及自己做了什么伟大的事业，却常常将这件"小事"告诫自己和学生：患者找我们看病，就是把生命交给了我们，要永远尊重为我们的成长付出代价的患者，要做人民的医学家，时时处处把患者放在第一位。

从火箭军总医院的这本专著中，我再次深感到：医师是一个唯一具有合法伤害他人身体权利的职业。在我们治疗疾病的过程中，某些患者可能会因为并发症而加重伤害甚至付出生命。尽管并发症的发生并非医师的主观愿望，很多是因为医学科学技术的未知性所决定的，但作为医者，我们的任务，首先是在制定治疗决策时全面思考，谨防并发症的发生，更是要坚决摒弃技术粗疏和医德不当的行为。如有发生，则应客观面对，认真地总结、整理和汲取宝贵的经验和教训，从中领悟真谛，加深对疾病本身和处置方法的认识，改进工作和技术，提高自身素质和处理复杂问题的能力，以便今后最大限度减少并发症的发生，让更多的患者从我们的精心治疗中获益。只有这样，我们才能对得起曾经遭受苦痛的患者和逝去的生命，不负作为一名外科医师的神圣职责和使命。

我衷心希望火箭军总医院肝胆外科的年轻医师，以及所有奋斗在外科学事业上的同仁们，当我们拿起手术刀时，要永远把患者的安危放在心上，放在思考和决策的首位，继承老一辈外科医师的优良传统，不忘初心，砥砺前行，为推动外科学的发展，为真正解除患者的痛苦，贡献我们的全部身心和力量。

谨此作序。

陈孝平

2019 年 5 月

　　复杂肝、胆、胰手术的严重并发症，手术处理难度大、危险性高。复杂肝、胆、胰手术后并发症发生后，在这棘手之际，人们多么渴望有一本这样的专著指导外科临床、救助患者。

　　20多年前，有机会认识了段伟宏医师，在山西省医院经过多次切磋胆道外科手术技艺。当时，我觉得段伟宏医师年轻好学，善于学习，脑子好用，手术操作细腻、精准，日后必将成为胆道外科一位有用、难得之才，给我留下了深刻、难忘的印象。

　　光阴似箭，20多年过去了，再次受邀参加他主办的国际会议，并且有幸收到了段伟宏团队陈军周、闫涛、王国经医师主编的《肝胆胰外科术后严重并发症的经验教训及思考》一书初稿，虽然只见到几个章节，但每个病例都如实记录了诊疗过程、经验与教训，句句是真言，真实反映了陈军周医师等关心患者、以患者为重，认真细致地管理患者的仁爱之心。书，就是要这样的书；书，也应该这样写！这本书反映了编者们技艺高超、不怕困难、一心为患者的高尚情操！

　　当医师就是要视、触、叩、听，才能不断克难攻坚，达到别人有的我们有、别人没有的我们创造，激励新理念的诞生、新技术的创造，这也是本书难能之处，这也是本书宝贵之处，这也是本书闪亮之处。

2019年6月

　　手术并发症对任何一名外科医师来讲都是一个敏感而又沉重的话题，随着年龄的增长、手术数量的增加，临床经验逐年积累，手术技艺逐渐提高，关键步骤的处理甚至会形成独到的经验，低级失误的概率会相应减小，但依然无法完全杜绝术后并发症的发生。任何一名外科医师都不敢奢求自己手术的零并发症发生率，我们甚至都不能确定下一台手术会不会出现意外。既然无法避免，就要学会如何面对，如同飞行员一样，即便安全防范措施天衣无缝也不能保证每一次飞行都能平稳着陆，如何迫降就成为必修之课，处理手术并发症的水平决定了我们的迫降能力。

　　自 2006 年恩师周宁新教授创建火箭军总医院肝胆胃肠病研究所以来，十几年间我们收治了来自全国各地的复杂、疑难患者，段伟宏主任更是把疑难手术作为肝胆外科的立科之本，在院内外进行了大量高难手术，获得了国内外同行的认可，奠定了火箭军肝胆胰外科的学术地位。随着手术量及手术难度的提升，我们也碰到了各种各样的并发症，同时也帮助兄弟医院处理了很多棘手问题，积累了大量处理术后并发症的经验，逐渐形成了自己的系统方法。

　　此次我们与国内知名医院的几位同仁一起，选取了 40 多例具有典型意义的术后重大并发症患者。回顾治疗过程，对成功的经验进行归纳和升华，对失败的经验进行了深刻的剖析和反思，同时对并发症出现的原因进行了复盘推演，对后续可能再出现的问题提出了预防措施。本书涵盖了几乎所有肝胆胰外科常见的类型，对重大并发症的预防和治疗有很好的借鉴意义。

　　并发症一旦出现，整个治疗过程的复杂和艰难程度就会成倍增加，尤其重大并发症出现，会牵扯到机体方方面面的问题，引起的各器官、各系统变化也是纷繁复杂，一旦危及生命，则最后阶段各项指标的变化更是千头万绪，同一并发症的演进过程也是千差万别，处理起来并没有统一的原则可遵循，不同的医师处理方式也不尽相同。本书各个章节为了便于阅读，制定了统一的框架，但内容方面并没有严格的要求，而是根据作者自身的经验和感受，以及每个病例个体化的治疗过程进行编写。同样的并发症可能有多个病例，由不同的作者进行编写，目的不是进行比较，而是兼收并蓄，便于读者全面了解一个并发症不同的发生方式、演进过程及不同医师的处理方法，在自己碰到相同情况时根据类型选择合适的治疗方案。

　　我们编写的原则是抓住主要矛盾，兼顾与病情发展密切相关的次要矛盾，力求条理清晰、思路明朗。即便如此，鉴于某些并发症的复杂性，叙述中仍然会有个体性、争议性和不全面性，希望各位读者在翻阅本书的过程中取长补短，也衷心地盼望大家能展开讨论并提出宝贵意见。道远知骥，世伪知贤，很多经验需要经过长时间的积淀甚至只有亲身经历过才会真正理解。

在整理校对书稿的过程中，我认真地拜读了全部稿件，我认为每一个病例都是啼血之作，我感受到了各位专家在处理并发症过程中经历的艰难、成功后的喜悦及不顺利时的困惑，同时也被各位专家求实的态度和严谨的作风所感动。可以说这次编辑的过程是我本人融会贯通、博采众家之长的一次重要的学习经历，使我对肝胆胰术后重大并发症有了更深刻的认识，积累了更丰富的经验。如果把教科书比作长篇小说或历史典籍，那么我认为本书就是一步杂文集或散文集，从这部书里您可能读不到组胚、病理、病生、解剖等系统全面的阐述，但您可以看到每位编者内心最真实的想法。您在阅读过程中一定要沉浸进去，进入到当时的场景之中，与每位作者进行心灵沟通，共同去面对那次并发症，体会治疗过程，您一定会有所收获。

感谢陈孝平、吴金术两位外科大家给予火箭军肝胆外科团队的高度评价，并在百忙之中为本书作序。感谢卢绮萍教授给予本书的帮助及指导意见。高山仰止，景行行止，大师就是我们努力的方向。

感谢各位专家在百忙之中抽出时间参与本书的编写，感谢科室各位兄弟姐妹对我们的信任与支持。我们将以本书作为成长过程中的一座重要的里程碑，砥砺前行，再创辉煌。

陈军周

2019 年 9 月

目 录
CONTENTS

一、肝　脏

病案一　车祸后肝脓肿、十二指肠破裂多次手术

诊断： 车祸伤后肝脓肿

术式： 共进行四次手术。第一次在当地医院因车祸行肠破裂修补、肝动脉破裂修补术；第二次在上级医院行右半肝切除、十二指肠瘘口修补、左肝管空肠吻合术；第三次行剖腹探查、十二指肠造瘘、胃造瘘术，第四次行剖腹探查、空肠－空肠吻合口破裂口造瘘术

提纲： 患者中年男性，半年前因车祸在当地医院行剖腹探查、空肠破裂修补、肝动脉破裂修补术。术后反复间断发热，偶有高热、寒战。当地医院行 CT 检查证实为肝脓肿形成、反流性胆管炎。为彻底治疗，在当地上级医院行手术治疗，第一次行右半肝切除、十二指肠瘘口修补、左肝管空肠吻合术。术后第 2 天因腹腔出血再次剖腹探查行十二指肠造瘘、胃造瘘术。术后第 6 天再次因切口有肠液流出而剖腹探查，行空肠－空肠吻合口破裂口造瘘术。术后逐渐出现胆红素升高、感染性休克等表现，家属放弃治疗、出院。

第一部分　诊疗过程

既往病史

患者男性，39 岁，因车祸伤后发热伴肝脏弥漫性病变 5 个月、间断发热 9 天入院。当时血细胞分析：WBC 27.6×10^9/L，NEUT% 91.5%，CRP 288 mg/L，PCT 0.3 ng/ml。G 试验 40.1 pg/ml。生化：TBIL 82.2 μmol/L，DBIL 58.5 μmol/L，ALT 64.8 U/L，AST 29.2 U/L。诊断为"肝脓肿"。予头孢曲松钠、他唑巴坦抗感染治疗，效果不佳，后调整为美罗培南、去甲万古霉素抗感染治疗，但 CT 显示肝内多发小脓肿较前进展。于 2017 年 8 月 31 日行肝脓肿穿刺置管术，抽取脓液培养示：消化链球菌，白色假丝

酵母菌（对 5- 氟胞嘧啶、氟康唑、伏立康唑、两性霉素 B、伊曲康唑均敏感）。因此，相继改用两性霉素 B、氟康唑、莫西沙星联合替硝唑抗感染治疗。但患者仍有发热，于 2017 年 9 月 8 日改用比阿培南、阿米卡星、米卡芬净抗感染治疗，患者仍发热，伴乏力、纳差，为求进一步治疗遂转至我院。

在当地检查 CT 示肝脓肿形成，详见病案一图 1 ～病案一图 4。

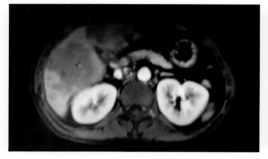

病案一图 1

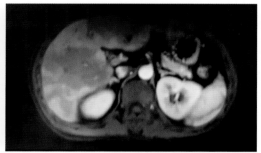

病案一图 2

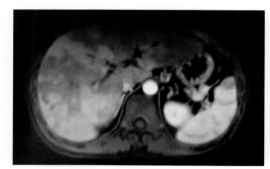

病案一图 3

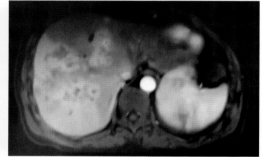

病案一图 4

经过抗感染、补液、纠正水电解质平衡等治疗后肝脓肿有所缓解（病案一图 5 ～病案一图 6）。继续同前治疗，CT 影像可见脓肿多数已吸收，患者一般情况有所改善，但反复出现反流性胆管炎表现（病案一图 7 ～病案一图 8）。

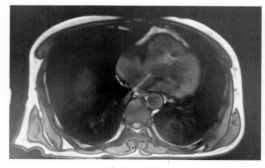

病案一图 5

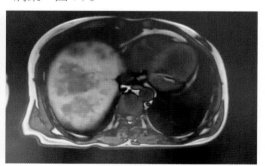

病案一图 6

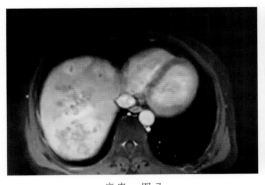

病案一图 7 　　　　　　　　　　　　　　病案一图 8

　　患者出现持续性反流性胆管炎考虑有胆管十二指肠瘘等可能。由于患者生活状态较差，因而，希望通过手术彻底解决反复感染的问题。

　　2018 年 2 月 10 日患者在上级医院行第一次剖腹探查，行右半肝切除、十二指肠瘘口修补、左肝管空肠吻合术，具体过程详见手术记录。2018 年 2 月 12 日因腹腔内出血再次行急诊剖腹探查，行十二指肠造瘘、胃造瘘术。2018 年 2 月 18 日患者腹壁切口内引流出肠液，第三次剖腹探查，行空肠 – 空肠吻合口破裂口造瘘术。术后患者处于嗜睡浅昏迷状态，不能脱离呼吸机，总胆红素逐渐升高，血压需使用升压药才能维持，家属遂决定放弃治疗。

手术过程

　　（1）车祸伤后在当地医院行肠破裂修补、肝动脉破裂修补，具体不详。

　　（2）入上级医院行第一次手术，过程如下：

　　患者仰卧位，取右侧肋缘下倒 "L" 形切口（长约 35 cm）切除原上腹部切口瘢痕，切开腹壁各层入腹。探查上腹部粘连严重，仔细分离粘连，安装奥尼拉钩后探查腹腔，见腹腔内无腹水，肝脏右叶质韧，可见多发肝脓肿及炎性病灶，大小 1 ~ 3 cm。左半肝未见明显异常，胆囊萎缩，约 1 cm×2 cm×2 cm。术中探查胆总管与十二指肠球部相通，存在内瘘。拆除内瘘，探查远端胆总管已闭塞。术中证实诊断，决定行十二指肠内瘘修补、右半肝切除、胆管空肠 Roux-en-Y 吻合术。修补十二指肠内瘘；离断肝胃韧带、镰状韧带、右三角韧带、右冠状韧带、肝肾韧带，分离暴露右半肝，阻断肝门，沿缺血线开始逐步离断肝组织，所有肝内血管、胆管逐一结扎，完整切除右半肝，创面缝扎止血；距 Treitz 韧带 15 cm 处离断空肠，找到左肝管，结肠前行左肝管空肠吻合；距胆肠吻合口 50 cm 处应用吻合器行空肠端侧吻合，据吻合口远端 20 cm 处置入空肠营养管，固定后腹部戳口引出体外。冲洗术野，仔细止血，于肝创面及胆肠吻合口后方各置乳胶管引流管 1 根，腹壁戳孔引出体外。左肝下置乳胶管引流管 1 根，腹壁戳孔引出体外。

手术顺利，麻醉满意，术中出血约 8 000 ml，输红细胞 44 U，血浆 5 000 ml，患者术后返 ICU 病房，回房血压 110/79 mmHg。

术后检查标本：肝脏右叶质韧，约 20 cm×15 cm×10 cm 大小，可见多发肝脓肿及炎性病灶，大小 1～3 cm，切开后可见脓液流出。胆囊萎缩，约 1 cm×2 cm×2 cm 未见占位，标本送病理。

（3）入上级医院行第二次手术，过程如下：

患者仰卧位，取右侧肋缘下倒 "L" 形切口，拆除切口缝线，切开腹壁各层入腹，探查见腹腔内有大量脓性渗液。冲洗腹腔，探查原十二指肠球部内瘘修补处破裂，直径约 3 cm。探查胆肠吻合口、空肠吻合口及腹腔、盆腔脏器未见明显异常，原胆汁引流管、空肠造瘘管未见异常。术中诊断：十二指肠球部破裂，根据术中情况决定行十二指肠瘘修补、胃造瘘、十二指肠造瘘。再次冲洗腹腔，于胃前壁置入 20 F 蘑菇头引流管、于切口左侧戳口引出体外，远端至于十二指肠降部。18 F 蘑菇头引流管经破裂口置于十二指肠球部，并于切口右侧戳孔引出体外，随后横向缝合修补十二指肠破裂口。冲洗术野，仔细止血，于胆肠吻合口前方、后方各置双套引流管 1 根，腹壁戳孔引出体外。盆腔放置引流管 1 根，于左下腹戳口引出体外。

（4）入上级医院行第三次手术，过程如下：

患者取仰卧位，经原切口打开腹腔，探查见腹腔内无腹水，肝脏表面光滑，质地柔软。胆肠吻合口愈合良好。探查 T 管与空肠引出处有肠液渗出，给予缝合修补。冲洗腹腔，探查胃造瘘管、十二指肠造瘘管固定好，未见明显异常。原空肠吻合口处有直径 0.5 cm 瘘口，有肠内容物流出，术中诊断：吻合口瘘。应用 14 F T 管修剪后置入瘘口并给予缝合修补，于切口下方腹壁戳孔引出体外，冲洗术野，仔细止血。

术后管理

此病例比较复杂，术后管理也相对比较困难，应注意以下几点。

（1）呼吸道管理：患者条件允许的前提下尽量早日脱离呼吸机，避免长期带机引起呼吸机肺炎。

（2）保证各个引流管通畅，有异常引流液引出时要监测体温。如果体温、血常规在正常范围内说明引流是通畅的，无须调整。如果体温、血常规异常，则需进行 CT 等检查，并决定是否进行冲洗引流。

（3）适当给予热量及蛋白质。早期 2～3 天可单纯使用葡萄糖作为能量补充，3 天后若肝功无明显异常可静脉补充脂肪乳。患者在排气、排便后，同时无肠瘘前提下，需尽早进行肠道内流食，以减轻心脏及肝脏负担。

（4）抗生素调整：尽量选用药敏阳性的窄谱抗生素，并在体温、血常规逐渐好转时降低抗生素级别，避免出现菌群失调。

治疗结果

该患者经三次手术打击后，全身多脏器功能较差，感染性休克严重，无法脱离呼吸机。总胆红素持续升高，家属最终放弃治疗，死亡。

第二部分　经验教训及思考

1. 术前诊断是否成立

术前的诊断是"外伤后肝脓肿形成，胆道损伤修复，胆管十二指肠瘘形成"，术中证实该诊断是成立的。

2. 术前拟定的治疗方案是否合理

术前有下面两种手术方案：①右半肝切除＋左肝管空肠吻合＋十二指肠瘘口修补（或造瘘术）；②不做右半肝切除，仅做十二指肠瘘口修补（或造瘘术），让右半肝感染灶自行愈合，但不确定。

手术中采用了第一种方案，原因：患者平卧时十二指肠液直接进入肝内胆管最低处，形成感染且迁延不愈，此时如果仅仅行十二指肠瘘口闭合，原有的肝脏脓肿是否可以完全吸收有很多不确定因素，射频效果也不确定，单纯抗感染也不确定，所以切除右半肝是有价值的。

3. 第一次手术的得与失

（1）得：术中解剖比较顺利，证实十二指肠球部与胆管有联通，是否为当地医院做的吻合不是很确定，按照术前规划完成了右半肝切除、十二指肠瘘口切除闭合、左肝管空肠吻合。

（2）失：

① 肝脏切除不顺利，失血较多，主要是考虑此手术为前入路手术，所以想保留更多肝组织，投鼠忌器；肝内炎性反应重，容易出血；尾状叶的 Spiegel 叶左侧撕裂未及时发现；此时如果我们按传统手术入路进行，不顾及保留肝脏多少，会更顺利。

② 十二指肠瘘口是一个感染创面，不应侥幸直接缝合，应该造瘘，并在旁边放置冲洗引流，在胃及十二指肠内放置减压管。

③ 胆肠吻合口放置 T 管是否合适？T 管有支撑作用，但也容易成为感染源，后期的胆红素升高就是由胆道感染诱发的毛细胆管炎。如果不放置支撑管，患者近期情况可能会比较好，但远期可能会发生吻合口狭窄。

4. 第二次手术得失

（1）得：术者及时发现十二指肠破裂口并放置造瘘管，处置合理；麻醉医师没有放置气管插管，利于术后快速恢复。另外，没有胆汁的肠瘘腐蚀作用不是很强。

（2）失：第三次手术时我们发现第一次手术时的肠肠吻合口破裂，破裂口正好在切口下方，这是由于第一次手术中吻合口缺血，延期破裂？还是第二次手术中肠道炎性反应严重，关腹时缝针挂壁损伤造成？术中证实胆管空肠吻合口处有大量胆泥，这是全身感染和胆道感染基础上有外源性支架放置于此相互作用导致的，所以冲洗重要。

5. 第三次手术得失

（1）得：术中我们发现破裂口在肠肠吻合口处并及时放置造瘘管，但此时有胆汁的肠液腐蚀比较严重，患者全身感染情况比较重。

（2）失：麻醉后不能及时拔除气管插管对患者是一个极为不利的情况，但主要问题还是患者全身的菌血症、败血症比较严重。

整体看，这名患者短时间内经受三次手术打击，加之营养缺乏，感染比较严重，患者机体储备完全耗竭，这些因素同时作用压垮了患者。

（段伟宏　曹经琳）

病案二　右肝巨大血管瘤术后突发心肌梗死

诊断：巨大肝血管瘤

术式：巨大肝血管瘤行右三叶及尾状叶肝血管瘤切除术

提纲：患者中年女性，因"发现肝血管瘤15年，腹痛10天"入院。15年前患者发现肝血管瘤，在北京某医院行"肝脏血管瘤栓塞术"。患者入院10天前出现腹部绞痛，为行手术入院。完善检查后行"右半肝联合尾状叶巨大血管瘤切除术"。术中瘤体巨大，与第一、第二、第三肝门关系密切。切除整个瘤体后见下腔静脉破裂出血处缝合变窄，遂将2～3cm下腔静脉切除，对端吻合。术毕回ICU后腹腔渗出较多，加大补液量。术后第3天患者突然血压下降，于2018年11月7日死亡。ICU医师考虑不除外失血性休克，倾向于心肌梗死。

第一部分　诊疗经过

既往病史

　　患者女性，40岁，因"肝血管瘤血管栓塞术后15年，腹痛10天"入院。患者2003年因发现肝血管瘤在北京某医院行"肝脏血管瘤栓塞术"，具体手术情况不详，术前血管瘤约18cm，术后未进行评估，否认黄疸、腹痛等术后并发症。术后未定期复查，1年前自觉腹部进行性增大，未予重视。8天前无明显诱因出现腹胀，肚脐流少量黄色液体，腹部间断绞痛，无寒战、发热，无呕血黑便，无皮肤巩膜黄染等症，在固安县某医院行腹部CT检查，提示肝巨大血管瘤、腹水（病案二图1～病案二图6）。患者为进一步治疗来我院，急诊以"肝血管瘤"收入我科。患者自发病以来精神尚可，体力正常，食欲正常，睡眠正常，体重无明显变化，大便正常，排尿正常。

　　患者完善检查后行手术治疗，术中瘤体与正常肝组织界限不是非常清楚。根据术前CT结果我们决定行"右半肝联合尾状叶巨大血管瘤切除术"。术中瘤体巨大，与第一、第二、第三肝门关系密切。切除尾状叶肿瘤时下腔静脉破裂，予以缝合修补。移除瘤体后见下腔静脉在左肝静脉下方3cm处缝合变窄，术者遂将这一段变窄的3cm下腔静脉切除再行对端吻合，过程顺利。吻合后肝脏流入道及流出道通畅，关腹送患者入 ICU。入 ICU 第 1 天患者腹腔渗液较多,达 7 000 ml 以上,次日明显减少至 3 000 ml 左右,凝血指标好转。但术后第 3 天患者突然出现血压下降,主管医师考虑不除外心肌梗死(其母亲死于心肌梗死,且术后补液量巨大),同时不除外失血性休克,患者心电图示"室扑",经抢救无效死亡。

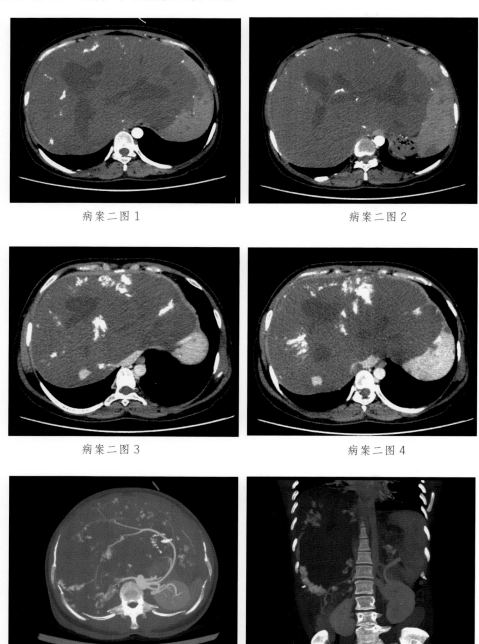

病案二图 1

病案二图 2

病案二图 3

病案二图 4

病案二图 5

病案二图 6

手术过程

　　患者被推入手术室，平卧于手术台上。全麻成功后取仰卧位，2.5% 碘酊及 75% 酒精消毒术野，常规铺巾贴膜，取上腹部屋顶样切口，联合剑突下直切口，共计长约 60 cm，依次切开皮肤、皮下、肌层，剪开腹膜进腹，安装奥尼拉钩后探查腹腔。见腹腔内有清亮腹水，量约 200 ml。肝脏表面光滑，质地柔软，左肝外叶有一大小约 3 cm×3 cm×3 cm 肿物，边界清，突出肝表面，质软。肝右叶有一直径 55 cm×40 cm×30 cm 的巨大肿物，边界不清，质韧，完全占据右半肝。肝尾状叶有一直径 10 cm×10 cm×10 cm 的肿物，边界不清，质韧。胆囊 7 cm×5 cm×3 cm，壁不厚，可触及结石。胆总管无扩张，脾脏无增大，胃肠及胰腺正常，腹腔、盆腔未见异常。术中诊断：肝脏血管瘤、胆囊结石。决定行胆囊切除、右半肝切除、尾状叶切除术。分离暴露胆囊管、胆囊动脉，确认无误后结扎切断，浆膜下完整切除胆囊。依次离断肝圆韧带、镰状韧带、右三角韧带、右冠状韧带及肝肾韧带，充分游离右半肝脏。应用肝门阻断带阻断肝门，沿肝中静脉体表投影开始逐渐离断，所有肝内血管、胆管一律结扎，同时完整切除尾状叶肿物，切除尾状叶时下腔静脉破裂，予以缝合修补。移除瘤体后见下腔静脉在左肝静脉下方 3 cm 处缝合变窄，遂将这一段变窄的 3 cm 下腔静脉切除再行对端吻合，过程顺利，流出道通畅，肝创面缝扎止血。冲洗后无活动性出血，遂放置引流管，关腹（病案二图 7 ~ 病案二图 8）。

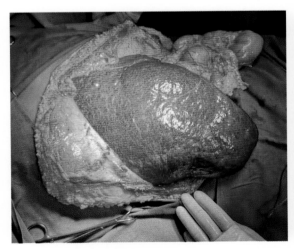
病案二图 7

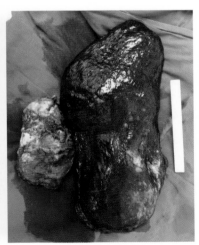
病案二图 8

术后管理

（1）此类巨大血管瘤往往合并有 Kasabach–Merritt 综合征（卡 – 梅综合征），患者凝血功能多受影响，纤维蛋白降解产物（FDP）会消耗较多。术后由于缺乏此类凝血物质而创面渗血不止，因此术前要积极纠正，同时准备相应的凝血药物，以防出现严重渗血。

（2）在 ICU 第 1 天此病例出现大量腹腔渗液，为 7 000 ml 左右，不能完全排除由左肝静脉流出道变窄导致，也有可能是流入道有部分狭窄导致的。术后第 2 天患者腹腔渗液大幅度减少，正常情况下随着侧支循环开放腹腔渗液量还会减少得更多。

（3）术后第 3 天患者突然出现血压下降，不伴有腹腔引流管内活动性出血。其心电图示"室扑"，考虑心肌梗死，不除外失血性休克。由于其母亲死于心梗，且术后大量补液，心脏负担较重，因此考虑此患者也有这种可能。

治疗结果

经胸外按压及使用升压药物后，无明显效果，患者死亡。

第二部分 经验教训及思考

（1）血管瘤为良性肿瘤，根据其大小可分为三级：直径 < 5 cm 为小血管瘤，5 ~ 10 cm 为大血管瘤，> 10 cm 为巨大血管瘤。本例患者瘤体最大径为 55 cm，远远超过巨大血管瘤的基本直径。

（2）血管瘤作为一种良性肿瘤，外科治疗仍存争议。我们在考虑其手术指征时，除了考虑瘤体大小外，还要考虑其生长速度、有无明显症状、是否合并破裂出血及 Kasabach–Merritt 综合征等。

（3）这种超巨大的血管瘤往往与第一、第二、第三肝门关系密切，在术中搬动患者时极易损伤上述血管。本例在切除主体瘤体后再进行尾状叶的大血管瘤切除，术中下腔静脉及左门静脉破裂，及时行破裂修补后我们发现下腔静脉修补段狭窄，其远心端压力明显增高，局部切除这 3 cm 狭窄部分并行对端吻合后压力明显好转。术后出现的大量腹水是否与肝脏流入道及流出道狭窄有关不能确定。术中术者用手触及左门静脉及左肝静脉未感觉压力较高，遂关腹。

（4）术后腹腔渗液量巨大，超过 7 000 ml/24 h，次日降为第 1 天的一半以下，这种大出大进的状态对 ICU 医师是极大的挑战。此时 ICU 医师须充分考虑两个方面：

①保持适当的血容量，以保证血压；②必须注意心脏功能能否耐受如此巨大的液体入量。正确的方式：在短期内患者无法通过大量补液获得稳定血压时，应大量使用血管活性药物使血压保持在最低保障水平，平均而匀速地给予液体，且以胶体液为主，用2～3天时间将液体补充上来。

（5）术后患者有无肝脏流入道及流出道狭窄尚不能确定。但以下几点很重要：

①可以肯定的是，本例患者术中没有感到不可接受的门静脉高压及左肝静脉高压，否则我们一定会及时松解或吻合以利通畅。

②门静脉高压或肝静脉高压会促进机体尽快建立侧支循环，这些侧支循环的建立会很大程度缓解腹腔渗液的压力。因此，以时间来换取机体建立起完善有效的侧支循环是术后管理的重要环节。

本例患者由于瘤体巨大，术中术后面临各种危险因素和危险环节，需要医师做好缜密的术前规划，包括体积测定、切除范围确定、肝功能评估及术后用药。同时需要医师术中仔细、大胆的操作，绝不能慌乱，否则极易导致大出血而使手术失败；术后的精细化管理是保证患者安全度过围手术期的最后一关，在条件允许的情况下尽量早经口进水，以减轻全身及心脏的负荷与压力。

（段伟宏　曹经琳）

参考资料

[1] 刘笑雷, 杨志英, 谭海东, 等. 肝脏巨大血管瘤术中大出血的危险因素 [J]. 中华肝胆外科杂志, 2017, 23(7): 433–436.

[2] 徐力, 谭海东, 刘笑雷, 等. 巨大肝血管瘤 119 例外科治疗经验 [J]. 中华普通外科杂志, 2018, 33(4): 298–301.

病案三　肝切除术后胆瘘的处理

提纲：胆瘘是肝切除术后的重要并发症之一，发生率在 4.8% ~ 7.0%，严重的可继发膈下感染及肝衰竭，是导致肝切除术后死亡的主要因素。肝切除术后胆瘘的常见原因包括：①术中遗漏结扎胆管断端；②大胆管侧壁或分叉处损伤，术中未能识别；③术后胆道梗阻或 Oddi 括约肌痉挛，胆道内压增高；④肝断面组织坏死，结扎线脱落。肝切除术后胆瘘的处理包括引流、内镜治疗及手术治疗等方法，通常根据胆汁外漏的量及部位采用不同的方法。

第一部分　诊疗过程

病例一

患者男性，63 岁，因右肝原发性肝癌（病案三图 1），于 2018 年 9 月 7 日于我科行剖腹肝 S5/S8 段切除术，术后因肝断面胆瘘（病案三图 2 ~ 病案三图 3）行超声引导下腹腔穿刺引流（病案三图 4 ~ 病案三图 5）。

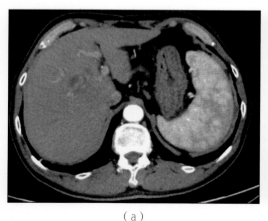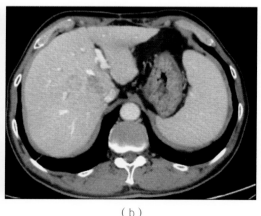

（a）　　　　　　　　　　　　　（b）

病案三图 1　术前增强 CT 见右肝肿瘤

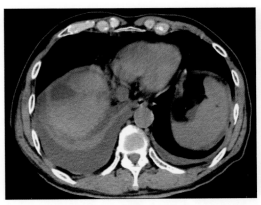 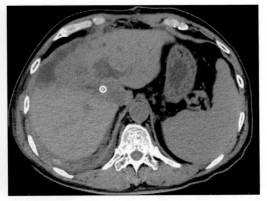

病案三图2 右肝创面胆瘘，右侧反应性胸腔积液　病案三图3 右肝创面胆瘘

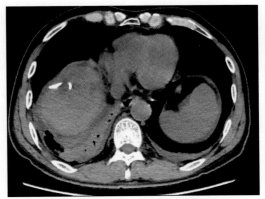

病案三图4 肝创面穿刺引流后，右侧反应性胸腔积液明显减少

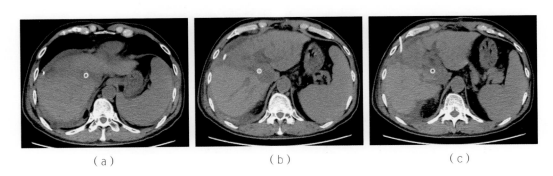

（a）　　　　　　　　（b）　　　　　　　　（c）

病案三图5 肝创面穿刺引流，引流管路径及导管头位置

患者穿刺引流后2周胆瘘愈合，拔除腹腔引流管。

病例二

患者女性，63 岁，因胆囊癌于 2018 年 6 月 21 日在我科行剖腹右三肝切除、T 管引流术，术后因肝断面胆瘘（病案三图 6 ～病案三图 7）行超声引导下腹腔穿刺引流（病案三图 8 ～病案三图 10）。

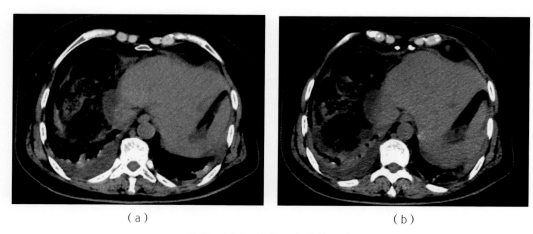

（a）　　　　　　　　　　　　　　（b）

病案三图 6　肝断面包裹性胆瘘

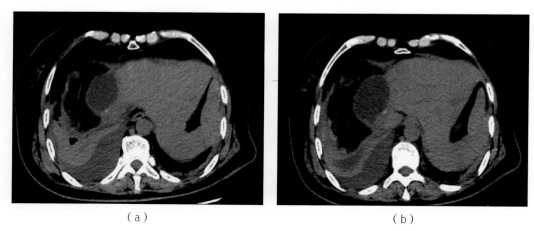

（a）　　　　　　　　　　　　　　（b）

病案三图 7　肝断面包裹性胆瘘进行性增大，同时右侧胸腔积液增多

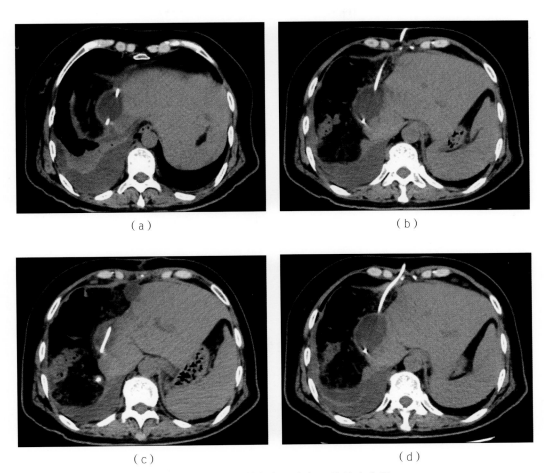

（a）　　　　　　　　　（b）

（c）　　　　　　　　　（d）

病案三图 8　穿刺位点、路径、导管头位置

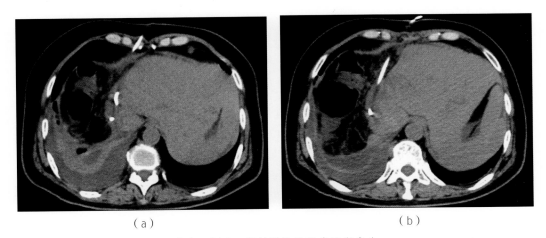

（a）　　　　　　　　　（b）

病案三图 9　穿刺引流后胆瘘逐渐愈合

患者穿刺引流后 2 周胆瘘愈合，拔除腹腔引流管。

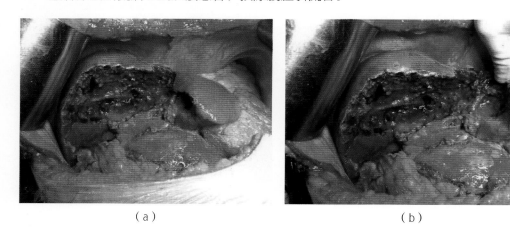

（a）   （b）

病案三图 10　术中可靠确切地处理 Glission 系统，明确有无胆瘘

第二部分　经验教训及思考

1. 诊　断

术后腹腔引流管引出胆汁是诊断肝切除术后胆瘘的重要依据。通常术后 2 ～ 3 天胆汁混合血性渗液不易分辨，4 ～ 7 天渗血停止，胆汁成分逐渐明显，引流液逐渐转成棕黄色、黏稠的胆汁样液体。胆汁漏出量每天数十毫升至数百毫升不等，随着膳食恢复，量可增多。引流通畅者症状体征不明显，一般无腹膜炎表现。

部分患者因引流管放置部位不当或因血凝块、网膜组织堵塞引流孔导致引流不畅。虽引流管无胆汁样液体引出，但 B 超、CT 检查提示膈下积液，经皮穿刺抽出胆汁样液体。患者可表现为发热、局限或弥漫性腹膜炎等。

胆管造影不仅能明确诊断，还有助于了解胆瘘部位及胆道情况，为进一步治疗提供可靠依据。若胆道造影发现造影剂外渗，胆瘘诊断即可成立。

瘘管造影亦是有效的诊断方法。瘘管通常在 2 周左右形成，通过引流管或瘘管注射造影剂可了解瘘管形态及走行、胆瘘部位及与之相通的胆管。根据瘘管造影表现可将胆瘘分为以下三型：①瘘管造影无胆管显影，此类胆瘘多来源于肝断面的小胆管，引流量较少，多可自愈；②瘘管造影可见肝门部胆管显影，瘘管与肝门部胆管相通，此类胆瘘常由于大胆管断端未结扎或侧壁损伤引起，引流量大，不易自闭；③瘘管造影仅显示外周胆管，瘘管与肝门部胆管不通，此类胆瘘多来自孤立肝段的胆管。

2. 肝断面胆瘘的处理

（1）通畅引流：治疗胆瘘最重要的是将漏出的胆汁充分引流，防止胆汁在腹腔内积聚。因此，保持原引流管通畅或 B 超引导下穿刺置管引流是治疗肝切除术后胆瘘的有效措施。来自肝断面小胆管、流量较小的胆瘘通过自然引流多数可以自愈。快者数日即可闭合，慢者可能需数月。我们应注意拔除引流管的时机及方法，通常在引流量少于 10 ml/24 h、体温正常、B 超或 CT 未见膈下明显积液后，松动拔出引流管少许，次日观察引流量及性状，若引流无增加，分 2～3 次逐步退管拔除。

（2）内镜治疗：其治疗胆瘘的方法包括鼻胆管引流术（ENBD）、胆道支架植入术及乳头括约肌切开术（EST）等。目的是缩小由 Oddi 括约肌造成的胆管与十二指肠压力梯度，降低胆道内压力，减少胆汁由非正常的瘘口流入腹腔，加速瘘口的闭合。通常患者先行胆道或瘘管造影检查，以明确胆瘘发生的部位及程度，然后决定最佳引流方法。

鼻胆管引流术可将引流管通过导丝插至出现胆瘘的胆管近端，直接引流发生胆瘘的胆管。其优点包括：无须行括约肌切开术，保留了乳头肌功能；引流效果佳；能直接观察引流情况；可重复行胆管造影监测瘘口闭合情况，不必再次行内镜检查，取出方便。但 ENBD 会引起部分患者鼻咽部不适、食管胃底静脉曲张破裂出血等。此外，鼻胆管有移位可能。因 ENBD 为胆道外引流，长期放置会引起胆汁丢失，从而导致电解质紊乱。

胆道支架植入术是将塑料胆道支架跨越 Oddi 括约肌放置于胆管内，以利于胆汁流入十二指肠。其优点：能避免胆道外引流所致胆汁流失和继发的电解质紊乱；无 ENBD 的鼻咽部不适，患者耐受好，对狭窄胆管有支撑作用。

乳头括约肌切开术能使胆道内压大幅下降，通畅胆汁引流。其可与鼻胆管引流术或胆道支架植入术联合应用。但 EST 可并发上消化道出血、十二指肠后壁穿孔、肠内容物反流，引起胆道感染等风险大大增加。

（3）手术治疗：由于胆瘘患者腹腔粘连广泛致密，炎症水肿明显，再次手术出血多，有时难以发现胆瘘部位，对胆瘘的修补亦容易失败，因此，再次手术技术难度大，手术风险高。但下列情况应考虑手术治疗：① 早期因大量胆瘘出现弥漫性胆汁性腹膜炎患者应及早剖腹探查，以免出现严重的腹腔感染。手术除充分引流腹腔液外，术中应仔细寻找瘘口，结扎或缝扎胆管残端，修补损伤，必要时行胆总管 T 管引流术，降低胆道压力。② 如胆瘘经久不愈，每日胆汁引流量多达数百毫升者，提示胆道瘘口大或胆管下端引流不畅，经非手术治疗无效者，可采用手术治疗。手术宜在腹腔炎症消退、粘连好转的情况下进行。沿着瘘管更容易发现胆瘘部位，修补后附加胆道引流术可收到较好的效果。

（4）支持治疗：肝切除术后胆瘘患者还需注意维持水、电解质平衡，积极补充能量、蛋白质、维生素等，加强营养支持及保肝治疗。引流液常规行细菌培养及药敏试验，合理使用抗生素防治感染。

在临床上，我科患者因肝切除术后并发的胆瘘大多能通过通畅引流自愈；引流管堵塞或移位多数可通过超声或 CT 引导下穿刺引流愈合。因此，对肝切除术后胆瘘的处理，我们首先推荐通畅引流。引流量少的患者通常可自愈。流量较大者尽早行胆道造影或瘘管造影，了解胆瘘部位，选择合适的治疗方法。对早期出现弥漫性胆汁性腹膜炎患者或经久不愈患者行手术治疗。由于肝切除术胆瘘可导致腹腔感染，甚至肝衰竭等严重后果，因此预防是关键。我们应特别注意术中仔细检查肝断面有无胆瘘，可靠缝扎胆瘘处（病案三图 10），可通过术中肝断面覆盖网膜或涂抹生物蛋白胶等方法尽可能减少胆汁漏出。

（金 奎 刘 翔）

参考资料

[1] Kyokane T, Nagino M, Sano T, et al. Ethanol ablation for segmental bile duct leakage after hepatobiliary resection[J].Surgery, 2002, 131(1): 111 –113.

[2] 梁锐，何勇，高振明，等. 胆漏的诊断和治疗 [J]. 肝胆外科杂志，2011, 19: 397–399.

[3] Tanaka S, Hirohashi K, Tanaka H, et al. Incidence and management of bile leakage after hepatic resection for malignant hepatic tumors[J] . J Am Coll Surg, 2002, 195(4):484–489 .

[4] Sugiyama M, Izumisato Y, Abe N, et al. Endoscopic biliary stenting for treatment of bile leakage after hepatic resection [J] . Hepatogast Roenterology , 2001 , 48(42) ： 1579–1581 .

[5] 幕内雅敏，高山忠利. 要点与盲点之肝脏外科 [M]. 2 版. 董家鸿，译. 北京：人民卫生出版社，2017.

病案四　活体肝移植术后胆道狭窄

诊断：梗阻性黄疸，成人间活体肝移植术后胆道狭窄（Bismuth Ⅱ型）
术式：开腹胆道重建，胆道支撑外引流术

提纲：患者因肝硬化失代偿、上消化道出血行成人亲属间活体肝移植，切取健康供体右半肝（带肝中静脉）行移植术。受体术后 6 个月出现梗阻性黄疸，为胆道狭窄所致，尝试行经内镜逆行胰胆管造影（ERCP）、经皮经肝胆管引流术（PTBD）法通过狭窄处，穿刺处形成胆瘘，后行剖腹探查、胆道重建、胆道支撑外引流术。术后长期随访，患者恢复良好。

第一部分　诊疗过程

前期病史

患者男性，54 岁，因"上腹间歇性胀痛 1 个月，定向力障碍 3 h"急诊入院。患者一般情况稳定，既往慢性乙型肝炎病史 7 年，曾行抗病毒治疗，大量饮酒史 20 年。 患者行入院检查，肝功能：ALB 30 g/L，ALT 148 U/L，TBIL 39.8 μmol/L，DB 20.4 μmol/L，血型 O 型；胃镜示食管中下段有静脉曲张趋势，胃多发溃疡伴活动性出血；腹部 CT：肝硬化、脾大、门脉高压、少量腹水；肝脏总体积 1 000.90 cm^3；MELD 评分 13 。入院后患者出现上消化道出血致休克 1 次，经止血、三腔二囊管压迫等对症治疗稳定后行移植手术。肝移植术前诊断：① 肝硬化失代偿期（肝炎后肝硬化）（酒精性肝硬化）；② 门脉高压症；③ 慢性乙型肝炎；④ 上消化道出血；⑤ 胃溃疡。

手术过程（成人间活体肝移植术）

1.受体手术

（1）进腹与探查：取右上腹倒"L"形切口，长约 40 cm。术中探查见大量腹水，腹腔广泛粘连，肝脏呈硬化改变。

（2）切除患肝：分离肝门，从右侧镰状韧带开始向右充分游离第二肝门，分离肝十二指肠韧带以尽量多保留肝动脉及门静脉主干，游离出肝上、肝下下腔静脉，离断肝周韧带，于肝后结扎切断肝短静脉，将肝左、肝中、肝右静脉分别与下腔静脉分离并结扎、切断。阻断肝上、肝下下腔静脉，完整保留肝后下腔静脉，摘除患肝，创面止血，开始无肝期。

（3）修肝及灌注：切除患肝同时切除供体右半肝并于修肝台以 HTK 液 1 000 ml 灌注肝静脉及门静脉，将移植肝肝右静脉和肝中静脉开口整形融合成宽大三角形开口，测量边长约 2.4 cm（病案四图 1）。

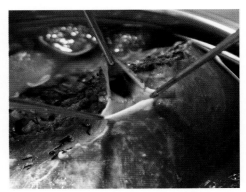

病案四图 1　移植肝肝右静脉和肝中静脉开口整形融合成宽大三角形开口

（4）肝静脉、门静脉重建：阻断下腔静脉后，术者于腔静脉前壁肝静脉开口位置剪出与移植肝相应口径的三角形开口，测量边长 2.4 cm，将前后壁连续外翻缝合完成肝静脉重建，开放下腔静脉血流，同法将供肝门静脉右支与受体门静脉残端行端端吻合，开放门脉血流，无肝期结束。重建后见肝断面上肝中静脉搏动，多普勒超声检查门静脉、肝静脉血流流速正常，吻合口通畅（病案四图 2）。

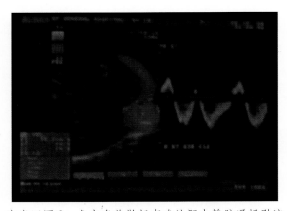

病案四图 2　术中多普勒超声确认肝中静脉通畅引流

（5）肝动脉吻合、胆道重建、关腹：由血管外科于显微镜下用9-0尼龙单纤丝线将供肝肝右动脉与受体肝右动脉吻合，结束后开放血流行多普勒超声检查，吻合口通畅。用6-0 PDS缝线采用后壁连续缝合、前壁间断缝合将供肝右肝管与受体胆总管行端端吻合，未放置T管，经胆囊管插管行胆道造影见吻合口通畅，未见胆瘘。放置引流管后关腹。

手术顺利，历时7 h，术中出血约1 500 ml，输入红细胞1400 ml、血浆3 000 ml，应用舒莱（注射用巴利昔单抗）1支、甲强龙1 000 mg。术中患者生命体征平稳，CVP控制于3～5 cmH₂O。术后病理回报：慢性乙型肝炎，弥漫性肝硬化Ⅲ期（病案四图3～病案四图4）。

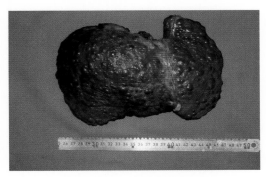

病案四图3　移植术后标本

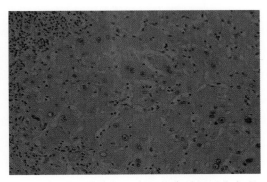

病案四图4　移植术后病理呈典型肝硬化表现

2.供体手术

（1）待受体行探查明确可进行肝移植术后，医师开始行供体手术。取右上腹长约25 cm "L" 形切口进腹，术中探查及B超了解肝动静脉、门静脉及肝内胆管情况后，决定切除含肝中静脉的右半肝作为移植物。

（2）解剖第一肝门：切除胆囊，解剖游离右肝管，行胆囊管插管，于右肝管汇合处以无损夹夹住肝门板组织做定位标记，行胆道造影，见左右肝管显示良好（病案四

图5）；确定右肝管汇合部，夹闭右肝动脉和门静脉右支，肝脏表面出现右半肝缺血界限，沿该界限切除。

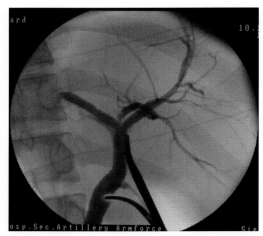

病案四图5　供体术中胆道造影示左右肝管显示良好，右前后肝管共干后与左肝管汇合

（3）游离肝周韧带，解剖第三肝门：离断镰状韧带至肝静脉汇入肝上下腔静脉处，解剖肝右静脉与肝左静脉之间的纤维组织，离断右侧冠状韧带、三角韧带，将肝右叶向左上方抬起，自下而上解剖下腔静脉与肝右叶之间的韧带及肝短静脉，直至肝右静脉，充分游离肝右静脉。

（4）离断肝实质：阻断右肝动脉及门静脉右支，确定拟切除线后，不阻断入肝血流离断肝脏，遇肝中静脉后，沿其左侧仔细剥离，剥离肝中静脉与右半肝。钳夹并切断右半肝主要管道后移除移植物。

（5）处理肝断面：再次行胆道造影见左肝管通畅无狭窄，处理断端。未放置腹腔引流管，关腹。

手术顺利，术中出血约150 ml，未输血，供体术后恢复顺利，第7天复查肝脏CT见肝体积达900 cm³，术后10天出院。

二次入院治疗经过

患者男性，54岁，因"活体肝移植术后6个月，皮肤瘙痒伴巩膜发黄5天"再次入院。患者一般情况好，精神饮食如常，大便灰白，小便深黄，量正常。全身皮肤黏膜无黄染，巩膜轻度黄染；腹围87 cm，腹软，肝脾肋下未触及，莫菲征（−），肝区叩击痛（−）。实验室检查：AFP正常。肝功能：ALB 41 g/L，ALT 148 U/L，TBIL 88.6 μmol/L，DB 64.4 μmol/L。腹部CT、B超：活体肝移植术后改变，肝内胆管扩张（病案四图6）。磁共振胰胆管成像（MRCP）：肝总管与胆总管间胆道连续性欠规整，见横行低信号且边界清楚。胆总管走行通畅，直径约 0.8 cm。胰管不扩，直径约 0.3 cm（病案四图 7）。诊断：① 梗阻性黄疸；② 活体肝移植术后胆道狭窄。

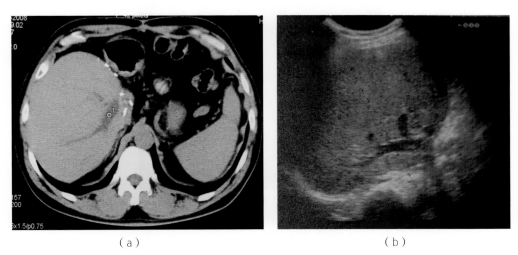

（a） （b）

病案四图 6 CT、B 超示移植肝肝内肝管扩张

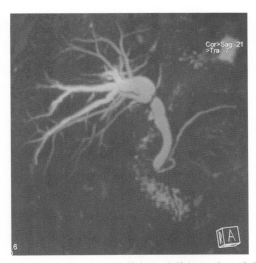

病案四图 7 MRCP 示肝总管与胆总管间胆道环形缩窄

1. 治疗经过

（1）入院后行保肝等对症支持治疗，行 ERCP，拟行胆道支架置入术。操作过程：患者取平卧位，十二指肠镜插入见乳头开口呈颗粒状，可旋转切开刀 + 黄斑马导丝插胆管成功，抽取胆汁呈黑褐色，造影见胆总管上段吻合口呈横断形狭窄，采用各种导丝（黄斑马导丝、超细黄斑马导丝、黑泥鳅导丝）反复抽插未通过狭窄段，术毕（病案四图 8）。

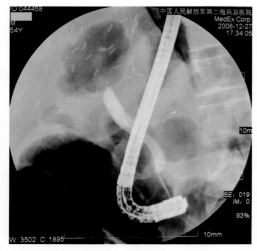

病案四图 8　尝试行 ERCP 胆道支架置入失败

（2）行经皮肝穿刺胆道引流术（PTCD），拟同时行 ERCP 对接置入胆道支架。操作过程：患者取平卧位，超声检查右肋间择点定位，18 G 经皮经肝胆管造影（PTC）针穿入肝内扩张胆管，见白色浑浊胆汁流出，放入导丝置入 4 F 多侧孔引流管，造影肝门部中断，肝外未显影，反复抽插导丝无法通过狭窄段，置入 8.5 F 6 侧孔外引流管，造影位置良好，术毕（病案四图 9）。PTCD 引流后第 3 天恢复金黄色胆汁，每日 350 ～ 500 ml，患者黄疸症状缓解，引流后 1 周复查肝功能 ALB 40 g/L，ALT 65 U/L，TB 28.6 μmol/L，DB 24.1 μmol/L。PTCD 引流 1 个月后复查 MRCP 示肝内胆管扩张缓解（病案四图 10）。

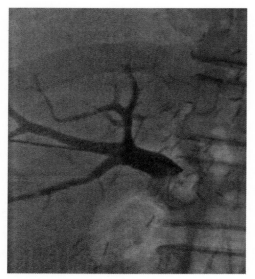

病案四图 9　介入下行 PTCD，不能通过狭窄段，行外引流

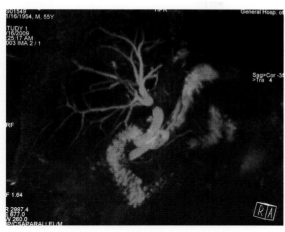

病案四图 10　PTCD 后 1 个月复查 MRCP

（3）入院后 1 个月再次行 PTCD，拟同时行 ERCP 置入胆道支架，仍无法通过狭窄段，考虑行手术处理狭窄。术中 PTCD 脱出，再次抽插导丝，未能进入窦道和胆管，患者有轻微腹痛。

（4）PTBD 管脱出第 2 天行剖腹探查术，拟行胆道重建术，备胆肠吻合术。术前诊断：① 梗阻性黄疸；② 活体肝移植术后胆道狭窄；③ PTBD 引流管脱出；④ 胆汁性腹膜炎；⑤ 右侧胸腔积液。术前准备包括：三代头孢类抗感染，止痛、解痉药物，肠道准备。

2.二次手术过程

（1）平卧位，取右上腹原"L"形切口进腹，术中探查见大网膜、移植肝无明显粘连，移植肝表面脏侧可见肝中静脉走行，左侧见残余钛夹，右侧、膈面与腹膜、膈肌粘连，内见少量包裹性胆汁。分离暴露胆管吻合部，细针穿刺入受体胆总管抽出白色透亮胆汁，远端距吻合口约 1.0 cm 处纵向切开胆管，胆道镜探查近端见吻合口完全梗阻，淡黄色絮状物充填，无法通过，远端胆道通畅。

（2）胆道成形：向上分离并纵向切开胆道至肝管分支处，完全暴露吻合口内壁，见吻合口挛缩至环形狭窄，狭窄环长约 0.5 cm，取尽絮状物，狭窄段胆管壁取极少量组织活检。胆道镜探查见肝内胆道通畅。吻合口狭窄环上下端四角以 6-0 PDS 缝线行对角缝合，8 号胆道冲洗管置入成形胆管予支撑，间断缝合胆管前壁。

（3）腹腔冲洗、关腹：分离移植肝与腹膜、膈肌粘连带，清理包裹性胆汁，腹腔冲洗，放置引流，关腹。

手术顺利，历时 2 h，术中出血约 100 ml，切取胆管部分病理回报为瘢痕组织（病案四图 11）。

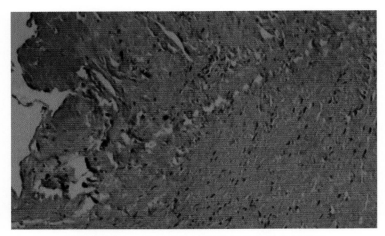

病案四图 11　取部分狭窄胆管壁病检示瘢痕组织

术后情况

　　给予患者抗感染、保肝、抗排斥等对症治疗，右侧胸腔积液予对症处理。术后 24 h 胆道支撑引流管引出约 200 ml 深黄色胆汁，术后 1 周间断夹闭胆道支撑引流管，术后 1 个月行胆道造影见吻合口通畅。术后 3 个月行 MRCP 示胆道通畅，未拔除胆道支撑管，术后 8 个月拔除胆道支撑引流管，无黄疸（病案四图 12）。术后随访 7 年，患者状态良好，无黄疸及肝功能异常，复查 MRCP 显示胆道通畅（病案四图 13）。

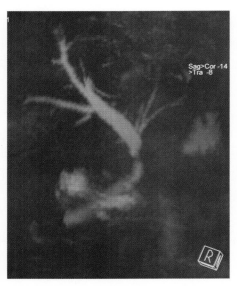

病案四图 12　术后 8 个月，拔除支撑管后 MRCP 显示胆道连续

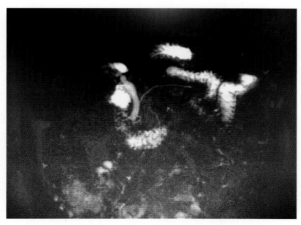

病案四图 13　术后 7 年，MRCP 示胆道通畅

第二部分　经验教训及思考

1. 本次手术的必要性

患者活体肝移植术后胆道重度狭窄合并梗阻性黄疸明确，狭窄处合并絮状物，术者尝试行内镜、介入治疗均无法通过狭窄段并出现胆瘘，吻合口瘢痕狭窄属于不可逆改变，只能手术切除瘢痕，重建胆汁引流通道。

2. 肝移植术后的胆道并发症及导致胆道狭窄的原因

肝移植术后的胆道并发症发生率为 10% ～ 20%，活体肝移植明显高于尸肝移植，其并发症主要是胆瘘和胆道狭窄。胆瘘发生较早，多由外科吻合口破裂引起，也可由肝动脉血栓形成或拔除 T 管引起。MRCP 可发现较大胆瘘，胆道造影是诊断胆瘘的金标准。胆瘘需再次手术外科修复，但开始时可尝试创伤较小的方法。如 ERCP 或经 T 管窦道放置支撑管。胆道狭窄可分为吻合口型和缺血型。吻合口型狭窄一般在移植 1 个月后出现，临床表现为黄疸、胆管炎或无症状性肝功能异常。缺血型狭窄主要局限在胆道吻合口的供肝一侧。其他原因引发的胆管狭窄发生较晚，多于移植 1 年后出现。MRCP、ERCP、PTC 等胆道显像技术是诊断和判断治疗效果的金标准。治疗方法首选通过 ERCP 或 PTC 进行胆道扩张或支撑治疗。外科修复作为后备的治疗措施。与治疗吻合口型狭窄的疗效相比，局部缺血型胆道狭窄长期开放率较低，肝动脉血栓引起的弥漫型胆管狭窄应考虑再次肝移植。

该病例移植术后无胆瘘相关表现，结合狭窄术前影像，符合典型缺血型狭窄，考虑胆管壁吻合口周围动脉缺血导致继发胆道狭窄的可能性最大。

3.胆道狭窄治疗方式的选择

对移植或非移植术后胆道损伤，轻微损伤首选内镜和介入治疗，对中重度胆管损伤、狭窄，外科手术仍是疗效最为确切的确定性治疗手段。外科手术方案有多种选择，如胆肠吻合术、胆道对端吻合或生理重建术、肝切除术、肝移植。

胆肠吻合方式以 Roux-en-Y 吻合最为常用，但该术式改变了正常的胆汁流向，可造成近端消化道生理条件的改变和消化道激素释放紊乱，导致十二指肠溃疡发生率升高，造成脂肪代谢和吸收障碍、反流性胆管炎，增加继发性胆管癌的风险，胆管十二指肠吻合可降低胆管空肠吻合术后的溃疡形成和吸收障碍，但同样会增加反流性胆管炎、吻合口再狭窄、继发胆管癌的风险。因此，胆肠吻合术不作为胆道损伤外科治疗方式的首选。

胆管对端吻合术不仅维持了正常的胆汁流向，还保留了 Oddi 括约肌的功能，可有效防治术后反流性胆管炎，是最符合人体生理的术式。但多项早期研究报道，对端吻合术后狭窄复发率高达 20% ~ 50%，因此，只有术中发现或术后早期发现的损伤，且损伤范围＜胆管周径 1/3 及在汇合部下方 2 cm 之内的损伤建议实施此术式。胆道生理整形重建可减少对胆道狭窄部位局部的激惹和瘢痕增生，扩大了胆道生理重建的适用范围，增加是对胆管对端吻合的一大改进。此患者虽有肝外胆管的中重度狭窄，但从影像学上判断狭窄段并不长，呈环形缩窄，且肝外胆管整体还存在，切除瘢痕后缺损距离短，预期可行局部整形修补。如缺损段长，可将胆管后壁拉拢缝合，前壁用自身组织瓣修复。我们可通过胆道生理重建尽量保持胆道的完整性。

部分复杂的合并二级胆道损伤或合并血管损伤的胆管损伤可能需联合肝切除术，对上述治疗无法实施或合并终末期胆病的患者，肝移植就成为其治愈的唯一手段，本病例尚无此类情况。

4.胆道损伤的外科手术时机

（1）对肝移植等各种原因引起的胆道损伤，一般除非患者在损伤后当天发现，否则均应延迟（1 ~ 3 个月）再实施确定性修复，以等待胆管扩张、局部炎症消退和损伤范围明确。该病例 PTBD 引流成功后采取等待观察 1 个月。

（2）胆道损伤确定性修复手术时存在的腹膜炎与术后再狭窄的发生显著相关，对存在胆汁外漏与胆汁性腹膜炎的胆道损伤患者，延迟修复是必要的。但对损伤局部无明显炎症的患者，越来越多的证据表明早期修复能获得与延迟修复相当的手术成功率，同时可降低围手术期并发症发生率、缩短住院时间、减少住院费用，该病例虽在修补术前有胆瘘，但胆瘘并非位于非狭窄部周围，因此适于早期修复。

（3）胆道狭窄延迟修复的手术时机可选择在局部炎症和感染有效控制后 4 ~ 6 周。

（王国经）

参考资料

[1] 范上达. 活体肝脏移植 [M]. 香港：大公报出版有限公司 , 2008.

[2] 严律南. 活体肝移植 [M]. 北京：人民卫生出版社 , 2007.

[3] 文天夫 , 严律南 , 李波 , 等 . 活体右半肝供体的安全性 [J]. 中华外科杂志 , 2006, 44: 139.

[4] 文天夫 , 严律南 . 影像学检查在活体供肝评估中的应用 [J]. 中国普外基础与临床杂志 , 2006, 13: 97.

[5] Raia S, Nery JR, Meis S. Liver transplantation from liver donor[J]. Lancet, 1989, 333: 497.

[6] Koichi, Tanaka. Living-donor Liver transplantation[J]. Prous Science, 2003, 6: 224.

[7] Surman OS. The ethics of partial-liver donation[J]. N Engl J Mde, 2002, 346(4): 1038.

[8] Rudow DL, Brown Jr RS, Emond JC, et al. One-year morbidity after donor right hepatectomy[J]. Liver Transplantation, 2004, 10(11): 1428.

[9] Lo CM. Complications and long-term outcome of living liver dinors: a survey of 1508 cases in five Asian centers[J]. Transplantation, 2003, 75(S3): S12.

[10] Nishizaki T, Ikegami T, Hiroshige S, et al. Small graft for living donor liver transplantation[J]. Annsurg, 2001, 233(4): 575.

[11] Radtke A, Nadalin S, Sotiropoulos GC , et al. Computer-assisted operative planning in adult living donor liver transplantation: a new way to resolve the dilemma of the middle hepatic vein[J]. World J Surg, 2007, 31: 175.

[12] Kim DG, Moon IS, Kim SJ, et al. Effect of middle hepatic vein reconstruction in living donor liver transplantation using right lobe[J]. Transplant Proc, 2006, 38(7): 2099.

[13] Sano K, Makuuchi M. Patency of reconstructed MHV orits tributaries in living-donor liver transplantation using right liver graft(Abstract)[J]. J Japan Surg Soc, 2006, 107(Suppl 2): 97.

[14] Asakuma M, Fujimoto Y, Bourquain H, et al. Graft selection algorithm based on congestion volume for adult living donor liver transplantation[J]. Am J Transplant, 2007, 7: 1788.

病案五　肝移植术后门静脉狭窄

诊断：肝移植术后门静脉狭窄
术式：经皮肝穿刺门静脉支架置入术

提纲：患者为原发性胆汁性肝硬化、肝硬化失代偿期，行原位经典肝移植术，术后早期恢复良好，于术后4.5个月复查腹部磁共振示门静脉吻合口显影不佳，考虑为门静脉狭窄（portal vein stenosis，PVS）。我科对其行经皮肝穿刺门静脉支架置入术，患者恢复良好。

第一部分　诊疗过程

既往病史

患者女性，41岁因原发性胆汁性肝硬化、肝硬化失代偿期行原位经典肝移植。肝移植前临床表现主要为黄疸、脾功能亢进症、难治性腹水。手术后恢复良好。于术后4.5个月复查腹部磁共振示门静脉吻合口显影不佳，考虑PVS。为进一步确诊行CT血管三维重建示狭窄约50%，合并肠系膜脂膜炎。给予患者加用甲泼尼龙琥珀酸钠4 mg，1次／日。术后半年复查磁共振血管三维重建示门静脉吻合口处狭窄进一步加重，几乎中断（病案五图1），肠系膜脂膜炎好转。同时患者有脾功能亢进表现，WBC 2.19×10^9/L，Hb 110 g/L，PLT 53×10^9/L。肝功能指标均正常。于1周后行经皮肝穿刺门静脉造影示狭窄进一步加重，遂行支架置入术。

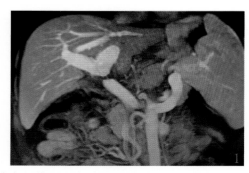

病案五图1　术后半年门静脉磁共振三维重建示门静脉吻合口处狭窄明显，几乎中断

经皮肝穿刺门静脉支架置入术：采用局麻后，经皮肝穿刺门静脉造影示狭窄较前进一步加重（病案五图2），经球囊扩张后，放置9 mm×37 mm支架（病案五图3），术程顺利。

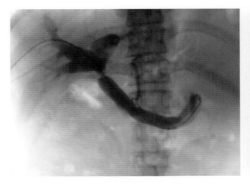 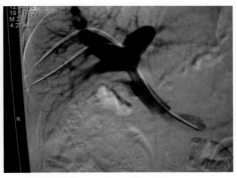

病案五图2　经皮肝穿刺门静脉造影，导丝可通过狭窄，门静脉吻合口处狭窄明显

病案五图3　经皮肝穿刺门静脉支架置入后可见门静脉吻合口处狭窄明显改善

给予患者口服抗凝药预防血栓形成，随访半年未见明确异常。

第二部分　经验教训及思考

1. 肝移植术后门静脉狭窄

PVS在成人原位肝移植中是一种不常见的并发症，通常在肝移植后数月内发现。此病例在肝移植术后4.5个月查腹部磁共振检查提示PVS。术后半年复查腹部磁共振示门静脉进一步狭窄，几乎不通。大部分门静脉并发症发生于小儿肝移植和成人活体肝移植患者。PVS并发症在成人原位肝移植中发生率小于3%，在小儿活体肝移植中发生率为7%～27%。

门静脉并发症在肝移植早期和晚期都可发生。一项纳入16人的肝移植术后门静脉并发症调查显示，成人门静脉并发症平均出现在术后5个月（范围2～10个月）。此病例恰好发生在PVS的常见时期。在小儿肝移植中有7年后发展为PVS的报道。大部分患者迟发的吻合口狭窄的病因不明，但猜测其继发于纤维化和内膜增生。

门静脉并发症的表现和症状区别很大,有的患者无任何症状,而有的则表现为肝衰竭。大部分 PVS 是没有症状的,往往在常规行术后超声、CT 或者磁共振血管成像时被发现,其确诊和治疗的介入需要通过侵入性血管造影完成。经皮肝穿刺门静脉造影(percutaneous transhepatic direct portovenography)能够测量狭窄通过的压力差。但当狭窄时间较长或较重时,部分患者会表现出门脉高压的临床表现,如腹泻、胃肠道出血、腹水、脾大,有时会表现为肝功能指标升高。延迟诊断移植后 PVS 可导致明显的并发症,包括移植物功能丧失而需再移植,偶尔会造成致死性的胃肠道出血,或导致肝肺综合征,或引起肺动脉高压,使再次移植变得困难或无法再次移植。

2. 肝移植术后门静脉狭窄的预防

肝移植后门静脉并发症主要见于门静脉细小,移植物蒂短,供、受体尺寸不匹配,用补片,移植物类型和移植前门体分流术等。已经存在的受体门静脉肉眼改变、先前行脾切除术等成为成人原位肝移植门静脉并发症的独立危险因素。移植医师判断的门静脉大体改变与门静脉并发症相关。先前有过脾切除术的患者,其门静脉并发症的发生率从普通人的 2.2% 提高到 10.5%。Schneider N 等有关于成人尸体肝脏移植 PVS 病例术前行门静脉床放疗后发生 PVS 的报道,可见胆管癌患者在肝移植术前行新辅助放疗能够增加血管并发症的发生率。为防止术后门静脉狭窄我们应尽量避免上述情况。

3. 肝移植术后门静脉狭窄的治疗及本次手术的必要性

门静脉并发症的治疗取决于门静脉病变的性质和程度。在过去,PVS 患者经常采用外科重建,如静脉重建或门腔分流,手术较为复杂,常因为有严重的粘连和瘢痕而导致死亡率较高,如移植物衰竭采用再次移植。自从 1990 年 Olcott 等首次报道用门静脉成形术或支架置入术后,经皮肝穿刺介入越来越被广泛采用。Orons 等报道对 5 例 PVS 成功进行门静脉球囊扩张治疗的病例,其跨狭窄压差从术前的 9 mmHg 下降到术后的 1.5 mmHg,随访 7 ~ 10 个月未出现任何症状。刘煜等认为介入治疗具有创伤小、并发症少、成功率高和恢复快的优点,已在全球范围内广泛使用。但球囊扩张后再次狭窄的发生率高,故我们多主张放置支架。对复发性狭窄,经皮血管内支架置入被大部分学者推荐。本例患者狭窄较重,为防止复发狭窄,我们采用了经皮肝穿刺血管内支架置入术。术后常规给予患者抗凝药物口服,随访见门静脉情况良好。

(王 进 李朝阳)

参考资料

[1] Settmacher U, Nüssler NC, Glanemann M, et al. Venous complications after orthotopic liver transplantation[J]. Clin Transplant, 2000, 14(3): 235–241.

[2] Millis JM, Seaman DS, Piper JB, et al. Portal vein thrombosis and stenosis in pediatric liver transplantation[J]. Transplantation, 1996 , 62(6): 748–754.

[3] Marujo WC, Langnas AN, Wood RP, et al. Vascular complications following orthotopic liver transplantation: outcome and the role of urgent revascularization[J]. Transplant Proc, 1991, 23(1 Pt 2): 1484–1486.

[4] Ueda M, Egawa H, Ogawa K, et al. Portal vein complications in the long-term course after pediatric living donor liver transplantation[J]. Transplant Proc, 2005, 37(2): 1138–1140.

[5] Ko GY, Sung KB, Yoon HK, et al. Early post transplantation portal vein stenosis following living donor liver transplantation: percutaneous transhepatic primary stent placement[J]. Liver Transpl, 2007, 13(4): 530–536.

[6] Park KB, Choo SW, DO YS, et al. Percutaneous angioplasty of portal vein stenosis that complicates liver transplantation: the mid-term therapeutic results[J]. Korean J Radiol, 2005, 6(3): 161–166.

[7] Wei B, Zhai R, Wang J, et al. Percutaneous portal venoplasty and stenting for anastomotic stenosis after liver transplantation[J]. World J Gastroenterol, 2009, 15(15): 1880–1885.

[8] Zajko AB, Sheng R, Bron K, et al. Percutaneous transluminal angioplasty of venous anastomotic stenoses complicating liver transplantation[J]. J Vasc Interv Radiol, 1994, 5(1): 121–126.

[9] Buell JF, Funaki B, Cronin DC, et al. Long-term venous complications after full-size and segmental pediatric liver transplantation[J]. Ann Surg, 2002, 236(5): 658–666.

[10] Schneider N, Scanga A, Stokes L, et al. Portal vein stenosis: a rare yet clinically important cause of delayed-onset ascites after adult deceased donor liver transplantation: two case reports[J]. Transplant Proc, 2011, 43(10): 3829–3834.

[11] Mantel HT, Rosen CB, Heimbach JK, et al. Vascular complications after orthotopic liver transplantation after neoadjuvant therapy for hilar cholangiocarcinoma[J]. Liver Transpl, 2007, 13(10): 1372–1381.

[12] Orons PD, Zajko AB. Angiography and interventional procedures in liver transplantation[J]. Radiol Clin North Am, 1995, 33(3): 541–558.

[13] 刘煜, 牛玉坚, 任秀昀, 等. LT后门静脉供血障碍的诊断和治疗[J]. 中华器官移植杂志, 2006, 27: 619–620.

[14] Raby N, Karani J, Thomas S, et al. Stenoses of vascular anastomoses after hepatic transplantation: treatment with balloon angioplasty[J]. AJR Am J Roentgenol, 1991, 157(1): 167–171.

[15] Park KB, Choo SW, Do YS, et al. Percutaneous angioplasty of portal vein stenosis that complicates liver transplantation: the mid-term therapeutic results[J]. Korean J Radiol, 2005, 6(3): 161–166.

病案六 肝移植术后胆总管狭窄

诊断：肝移植术后胆总管狭窄
术式：开腹胆总管－空肠吻合术

提纲：乙型肝炎肝硬化、慢加急性肝衰竭行肝移植手术治疗，术后发生胆总管狭窄，患者出现黄疸，行 PTCD 胆道穿刺外引流效果欠佳，出现胆道逆行感染。患者入我院行开腹胆总管空肠吻合术。

第一部分 诊疗过程

既往病史

患者男性，50 岁。因诊断为"乙型肝炎肝硬化失代偿期、慢加急性肝衰竭"行原位经典肝移植手术，术后恢复顺利。患者于术后 1 年 3 个月出现皮肤、巩膜黄染，MRCP 提示胆总管狭窄（病案六图 1）；在 DSA 下行 PTCD，术中无法通过胆道狭窄，遂行外引流术，患者恢复顺利，出院。此后不久患者出现反复寒战、发热，于术后 1 年 4 个月来我院就诊，行腹部 CT 检查提示肝内外胆管未见扩张，肝内可见高密度引流管通出腹腔外（病案六图 2 ~病案六图 3），行经 PTCD 造影兼肝内外胆管扩张，造影剂无法通过胆道狭窄。考虑诊断为：肝移植术后胆道狭窄、胆道逆行感染。因胆道狭窄完全闭塞，遂于术后 1 年 5 个月行胆总管空肠吻合术。

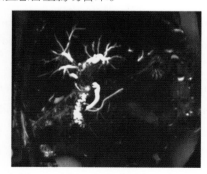

病案六图 1 MRCP：胆总管狭窄，充盈缺损

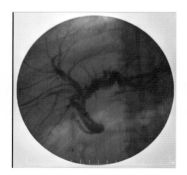

病案六图 2 行 PTCD 后造影

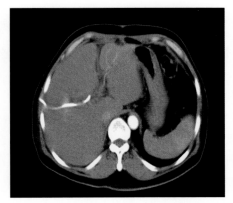

病案六图 3　PTCD 穿刺引流后腹部平扫

手术过程

（1）体位及腹壁切口选择：① 平卧位；② 患者原腹壁切口为双侧肋缘下"人"字形切口，为减少腹壁创伤，此次手术在原切口基础上行右侧肋缘下斜行切口；③ 逐层进腹，原切口处粘连较致密，精细分离腹壁下粘连的肠管。肝门部粘连严重，仔细分离胆总管。

（2）距 Treitz 韧带约 15 cm 处切割闭合器离断空肠。于横结肠后方将远端空肠断端上提，距该断端 5 cm 处系膜对侧做长轴向切口，以 4-0 胆道缝合线无张力下行胆管空肠前后壁全层连续吻合。吻合完毕后检查胆肠吻合口未见胆汁漏出。距胆肠吻合口约 40 cm 处空肠与空肠起始端以 3-0 可吸收线行侧侧吻合术。

术后管理

（1）术后用药：① 控制感染，患者为肝移植术后，自身免疫力弱，加之术前存在胆道感染，术后应加强抗生素使用，可使用三代头孢类抗生素；② 抗排异药物使用不应过强，将他克莫司血药浓度维持在较低水平，但要密切关注患者肝功能情况，以免发生排异反应；③ 维持水电解质平衡；④ 补充人血白蛋白，静脉营养支持，增加组织愈合能力。

（2）术后饮食：① 禁食 48 h，减少胆汁分泌，减轻切口张力；② 48 h 后拔除胃管，开始进水，并逐步进清淡流食；③ 术后 1 周内以清淡饮食为主，1 周后逐步恢复正常饮食。

（3）腹腔引流管的管理：进食后无胆汁外漏可拔除腹腔引流管，拔除时间一般在术后 1 周左右。

第二部分　经验教训及思考

1. 肝移植术后胆道狭窄

肝移植术后胆道并发症发生率高，后果严重。其发生率高达 10% ~ 40%，其中 6% ~ 13% 需再次肝移植，病死率高达 19%，故胆道并发症是影响肝移植术后长期生存的最主要原因，被称为肝移植术的"阿喀琉斯之踵"。其中最常见的是胆管狭窄。胆管狭窄包括：① 胆管端端吻合口狭窄；② 胆肠吻合口狭窄；③ 肝门部胆管狭窄；④ 肝动脉相关性胆管狭窄。其中以胆管端端吻合口狭窄最为常见，肝移植术后患者胆管端端吻合口狭窄发病率为 8.7% ~ 18.2%。

外科技术相关的胆管狭窄主要包括胆管端端吻合口狭窄、胆肠吻合口狭窄、肝门部胆管狭窄，而因肝动脉供血不足或动脉血栓引起的移植肝脏缺血性胆管狭窄，由于与外科血管重建密切相关，也应列入外科技术相关行列。非外科技术相关型胆管狭窄主要包括缺血型胆道病变（ITBL）、免疫性胆管损伤和感染性胆管损伤。此外，供体的冷保存－再灌注损伤也是一个非常重要的因素。

2. 肝移植术后胆管狭窄的预防

肝移植术后胆道并发症是影响肝移植疗效的主要原因之一，提高对胆道并发症特别是胆道狭窄的认识，并能最大限度地加以预防和预处理，其意义和效果要远胜于胆道并发症发生后的处理，且这种预防应贯穿于整个肝移植围手术期。

为防止胆道狭窄，胆道重建技术应遵循以下原则：①保证胆道血供；②胆道端吻合是胆道重建的首选方式；③避免胆管过长造成术后胆管成角或扭曲；④无张力缝合；⑤选用合适的胆道吻合线，如 PDS 线；⑥缝合针距和边距适当。

3. 肝移植术后胆管狭窄的治疗及本次手术的必要性

对肝移植术后胆管狭窄的患者，内镜治疗和经皮胆管穿刺介入术被认为是目前的一线治疗，但内镜和介入治疗要求较高，其不但操作时间长，且通常需要反复进行，在有些病例中甚至需要放置 2 ~ 3 个支架才有效。内镜治疗无法用于胆肠吻合的患者，肝移植术后胆肠吻合口狭窄患者首选经皮胆管介入术和经皮肝胆管穿刺胆管造影术治疗。PTCD 在重度肝功能损害、凝血机制紊乱的患者中应用也受到限制，且容易造成顽固性胆道感染。

该患者行 PTCD 引流后胆红素水平有所下降，但迟迟未降至正常水平，且发生了严重的胆道感染，长此以往，胆道的逆行感染会进一步加重胆道损害，严重的甚至会影响整个肝脏的功能，造成移植失败。所以，胆总管空肠吻合术为该患者目前最佳的治疗方案。

4.手术方式的选择

对胆道良性狭窄的病例，在手术方案上可考虑切除狭窄部位，切除后如果上下端胆管缺损距离 1 ~ 2 cm，可以将后壁拉拢缝合，前壁用自身组织瓣修复，这样可以保留胆道的完整性，但该患者狭窄位置较长，选择上述方法会使胆管端端吻合口张力过大，术后发生吻合口处胆瘘的可能性极大；如行胆总管空肠吻合则会改变胆道的生理解剖，且术后仍存在肠液反流引起胆道感染的风险。综合以上考虑，该患者无法行胆道修复，而适合行胆肠吻合术。

（王　进　于德磊）

参考资料

[1] 董家鸿.胆道并发症：肝移植的"阿喀琉斯之踵"[J].中华普通外科杂志, 2005, 20(8): 465-466.

[2] Lee SH, Ryu JK, Woo SM, et al. Optimal interventional treatment and long-term outcomes for biliary stricture after liver transplantation[J]. Clin Transplant, 2008, 22(4) : 484-493.

[3] Racadio JM, Kukreja K. Pediatric biliary interventions[J]. Tech Vasc Interv Radiol, 2010, 13(4) : 244-249.

病案七　右半肝联合尾状叶切除术后肝衰竭

诊断：S5 段肝胆管细胞腺癌侵犯第一肝门
术式：右半肝联合尾状叶切除术

提纲：肝切除术后较高的病死率及并发症发生率与术后肝衰竭密切相关。本例患者因"上腹部胀痛不适伴皮肤巩膜黄染 3 个月"入院，入院后完善相关检查，考虑肝胆管细胞癌累及肝门，术中行右半肝联合 S4b 切除术，术后发生肝衰竭。对围手术期可能导致术后肝衰竭发生的因素进行预防和合理的辅助治疗，能够进一步改善患者的预后和长期生存率。

第一部分　诊疗过程

既往病史

　　患者主因"上腹部胀痛不适伴皮肤、巩膜黄染 3 个月"入院。自 2018 年 10 月患者无明显诱因出现上腹部胀痛，皮肤、巩膜轻度黄染，伴瘙痒，小便变黄，大便发白，并进行性加重。2018 年 11 月中旬患者就诊于当地医院行磁共振检查示肝门部胆管癌，给予保肝、退黄、营养补液等对症治疗，并给予介入引导下胆道外引流术，后患者出院。出院 1 周引流管不慎脱落，现患者为求进一步手术治疗就诊于我院。查体：全身皮肤及巩膜轻度黄染，肝脏肋缘下未触及，肝区叩击痛（＋），墨菲征（＋），移动性浊音（－）。实验室检查：未见明显异常。

见病案七图1～病案七图4。

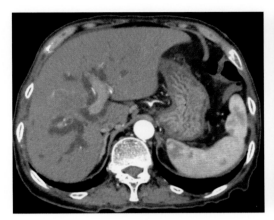

病案七图1　增强CT动脉期：肝门部团块状稍低密度影，范围3.6 cm×3.5 cm，伴肝内胆管扩张

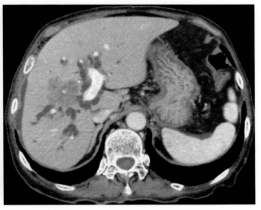

病案七图2　静脉期持续增强，但较周围肝组织密度低，边界尚清

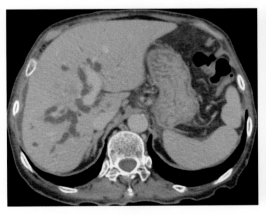

病案七图3　延迟期肿瘤密度较周围肝组织稍有降低。综上考虑胆管来源肿瘤可能性大，且累及肝门肝外胆管

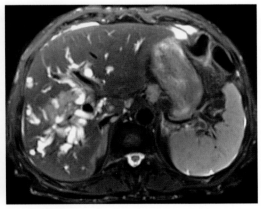

病案七图4　MRCP：肝脏S5段及肝门区占位，伴肝内胆管扩张，考虑肿瘤

术前 3D 规划

见病案七图 5 ～病案七图 12。

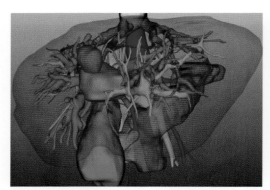

病案七图 5　3D 图像：全肝脏体积 1122 ml，肿瘤总体积（黄色）41 ml

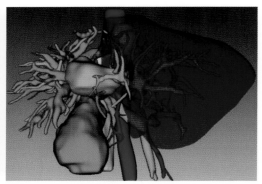

病案七图 6　剩余左肝（蓝色）体积 588 ml，切除后剩余肝脏及管道如蓝色区域显示

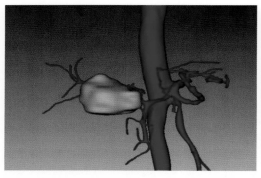

病案七图 7　肿瘤（黄色）与动脉位置毗邻关系

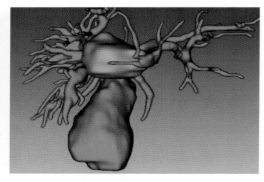

病案七图 8　肿瘤（黄色）与胆道（绿色）位置毗邻关系

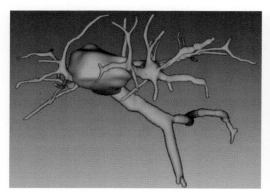

病案七图 9　肿瘤（黄色）与门静脉（青色）位置毗邻关系

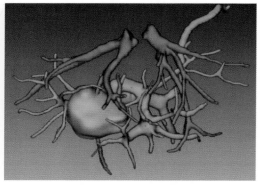

病案七图 10　肿瘤（黄色）、门静脉（青色）、肝静脉（蓝色）位置毗邻关系

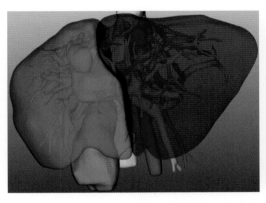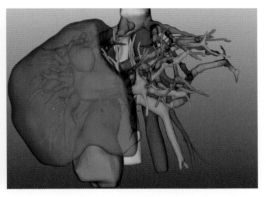

病案七图11　肝脏手术预切除方案：肝切除断面如图显示。右肝体积（绿色）535 ml，左肝体积（蓝色）588 ml

病案七图12　肝脏手术预切除方案显示右肝体积（绿色）535 ml。预切除肝脏及分离管道

术中所见

患者于2019年1月25日行右半肝联同S4b段切除、胆管空肠Roux-en-Y吻合术。见病案七图13～病案七图22。

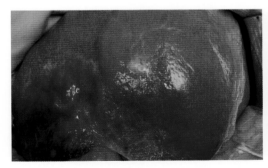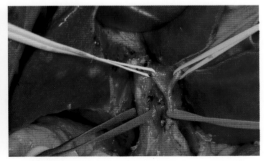

病案七图13　右肝叶表面可见一4 cm×5 cm大小不规则凹陷质硬组织，肝表面左右肝呈"阴阳脸"表现

病案七图14　解剖肝十二指肠韧带，暴露肝动脉左右分支、门脉左右支及胆管、下腔静脉，分别给予悬吊

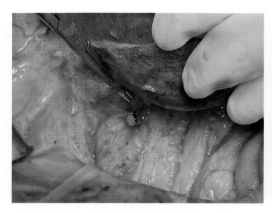

病案七图 15　分离并缝扎肝短静脉，共约 8 支

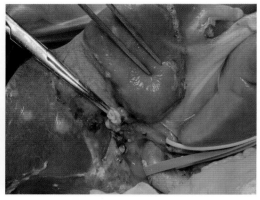

病案七图 16　距胆囊管下端 1 cm 处切断胆总管，远端丝线缝扎，向上分离至左肝总管。切断右侧肝动脉、门静脉

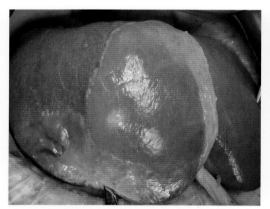

病案七图 17　肝缺血线界限分明

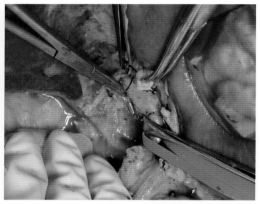

病案七图 18　结扎尾状叶分支血管

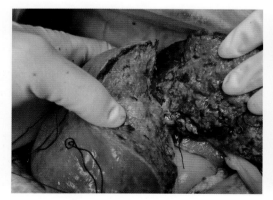

病案七图 19　控制中心静脉压力至 3 cmH₂O 左右，阻断左动脉、门脉，沿缺血面使用超声吸引装置（CUSA）离断肝脏

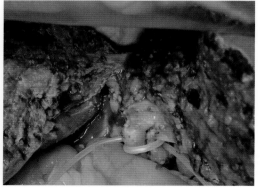

病案七图 20　离断右肝静脉

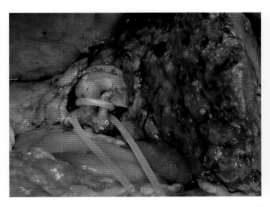 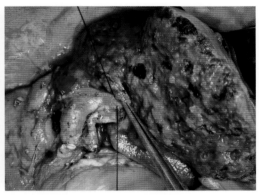

病案七图 21　移除右肝及肿瘤标本，残肝及创面

病案七图 22　移除标本，悬吊左侧肝管行胆肠吻合

术后病理

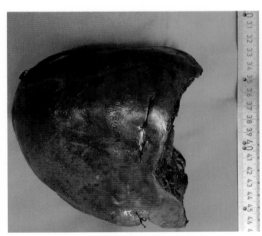 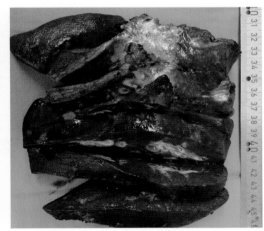

病案七图 23　　　　　　　　　　　　　病案七图 24

术后病理（病案七图 23 ~ 病案七图 24）：（右肝、S4b 段及胆囊）肝内胆管腺癌，肿瘤大小约 4.2 cm×4 cm×4 cm，癌组织侵犯肝脏，周围肝组织轻 - 中度淤胆，淋巴结（1/2）[第 8 组（0/1）、第 12 组（1/1）] 可见转移癌；慢性胆囊炎。免疫组化：CK（+），CK7（+），CK18（+），CK19（+），CK20（+），CDX-2（-），Villin（-），CD34（-），Cyclin D1（-），P53（-），CEA（+），Ki-67（25% ~ 50%+），HEP（-），GPC3（-）。

术后情况

　　嘱患者卧床，给予吸氧、心电监护、升温及监测体温。静脉补充足够的液体和维生素，每日供能在 1800 kcal 以上。给予支链氨基酸 500 ml/d 积极纠正低蛋白血症，补充白蛋白每次 20 ～ 40 g，纠正电解质及酸碱平衡紊乱，特别是注意纠正低钠、低氯、低钾血症及预防碱中毒，还原型谷胱甘肽 1.8 g/d。抑酸治疗同时给予鼻饲乳果糖，以减少肠道细菌易位或脓毒血症。保肝治疗：异甘草酸镁注射液 40 ml/d，定期复查血氨，预防肝性脑病。术后患者每日腹水量在 1 000 ml 左右，给予血浆及蛋白后，呈递减趋势。患者 2019 年 1 月 26 日肝功能示总胆红素 262 μmol/L，2019 年 2 月 2 日总胆红素 159 μmol/L，但 2019 年 2 月 5 日后胆红素呈增高趋势，且腹水量加大，腹胀明显，我们首先考虑腹腔感染导致胆红素增高可能，肝内血栓导致胆红素增高及腹水量加大可能，2019 年 2 月 11 日查超声示肝内血供正常，血流速正常，腹水透声清亮，遂于盆腔最低位放置引流管 1 根，当日引流腹水约 1 600 ml，并行腹水培养 2 次，血培养 3 次，均未培养出细菌。2019 年 2 月 15 日胆红素持续增高，总胆红素 401 μmol/L，给予左肝管 PTCD 穿刺外引流，但胆红素下降缓慢，目前总胆红素 253 μmol/L，胆汁培养未培养出细菌。患者低蛋白血症，凝血功能差，每日给予新鲜血浆 400 ml、人血白蛋白 40 g 输注，同时给予利尿保肝治疗后，仍有大量腹水，一般情况差，无好转，考虑慢性肝衰竭。由于人工肝费用较高，家属暂不考虑，详细与患者家属交流病情后，患者家属要求转入当地医院输注新鲜血浆及对症支持治疗，症状稍有改善，最终患者于 2019 年 3 月 20 日去世。

第二部分　经验教训及思考

　　1. 肝切除术后肝衰竭的定义

　　肝切除术后较高的病死率以及并发症发生率与术后肝衰竭密切相关。2011 年，国际肝脏外科学组（ISGLS）对肝切除术后肝衰竭制定了全新的定义：肝切除术后肝脏受到额外获得性损伤，肝细胞大量坏死，无法执行其正常的合成、分泌及解毒功能，术后 5 天或以后出现高胆红素血症及 INR 升高。基于实验室检查、临床症状以及是否需要临床干预等，ISGLS 将术后肝衰竭分为三级：A 级，实验室指标异常且达到术后肝衰竭的诊断标准，但不需要特殊处理；B 级，患者需要药物或其他非侵入性的常规治疗；C 级，除常规非侵入性治疗外，尚需要其他侵入性治疗。

　　2. 肝切除术后肝衰竭的影响因素

　　多种因素可影响肝癌患者术后肝衰竭的发生。

　　（1）患者情况，如年龄、性别、营养状态。年龄一般被认为是影响预后的危险因素，高龄患者的肝再生能力降低，抵抗外界损伤的能力较差，术后更易发生肝衰竭。营养状态与术后免疫系统的关系紧密，而免疫系统与肝功能又紧密相关。患者的营养状态越差则免疫功能越差，术后出现肝损伤的可能性越大。

（2）并发症情况，包括非酒精性脂肪性肝病、肝纤维化和肝硬化、胆汁淤积。非酒精性脂肪性肝病是导致术后肝功能减退的重要危险因素。肝纤维化导致的肝再生能力下降增加了术后肝衰竭的风险。

（3）手术情况：术中出血量、输血量及术式的选择。术中输血可增加预后不良的风险，术式的选择对术后最小残余肝体积（RVL）至关重要。既往报道提示，肝癌切除术后肝衰竭发生率与患者本身情况和术后 RVL 有关，因此选择术式时应考虑在切除肿瘤的基础上尽可能保留肝体积。

3. 肝切除术后肝衰竭的预防

为了预防肝癌术后肝衰竭的发生，我们建议从以下几方面准备。

（1）术前准备：术前准备特别针对合并有其他肝病（如肝硬化、脂肪变性、胆道淤积等）的患者。术前的针对性治疗十分必要，术前一段时间的低脂饮食有助于改善肝脂肪变性。

（2）扩大术后 RVL：术后 RVL 是影响肝癌切除术后肝衰竭的独立危险因素。目前，门静脉栓塞技术被广泛应用，它能够将 RVL 扩大至 35% ～ 40%，从而可以提高 20% 的肝癌切除成功率，使可以接受手术的患者范围更广。

（3）调整肝血流动力学失衡：肝血流动力学失衡是由门静脉血流和压力增加所致。

（4）优化围手术期：治疗手术相关感染、缺血再灌注损伤、术中失血均可能导致肝癌切除术后肝衰竭。

4. 本次手术的经验与总结

患者于手术当日探查见腹腔内约 800 ml 腹水（但术前 1 周 CT 未显示腹水迹象），考虑患者黄疸时间较长，肝脏储备功能差，向患者家属讲明术中探查情况，行右半肝联同 S4b 段切除、胆管空肠 Roux-en-Y 吻合术，术后患者每日腹水量在 1 000 ml 左右，总胆红素大于 150 μmol/L 且逐渐升高，腹水量加大腹胀明显。考虑：① 腹腔感染导致胆红素增高可能；② 肝内静脉系统血栓导致胆红素增高，引起腹水量加大可能。随后患者复查腹部超声示肝内血供正常，血流速正常，排除门静脉及肝静脉血栓相关疾病。于患者盆腔最低处放置引流管，并行腹水培养、血培养，均无菌培养出。虽行 PTCD 穿刺左肝管外引流，每日外引流褐色胆汁约 300 ml，但患者胆红素总体下降缓慢，最终出现慢性肝衰竭。

患者术前经减黄后实验室检查示：谷丙转氨酶 97.7 U/L，白蛋白 31.9 g/L，总胆红素 53.78 μmol//L，直接胆红素 45.88 μmol//L，凝血检查未见明显异常，既往无肝炎病史，入院腹部 CT 未提示腹腔明确腹水，ICG15 为 15.8%，理论可切除肝体积为 60%。术前 3D 重建影像示：总肝体积 1 123 ml，右肝体积 535 ml（48%），左肝体积

588 ml（52%）。术前预估行右半肝肝切除后残肝剩余体积仍大于 40%。术中实施手术方案同术前规划，手术总历时约 5 h，术中出血量约 600 ml。该病例通过围手术期积极保肝、减黄，降低影响术后肝脏恢复的危险因素；术前腹部 CT、肝功能储备检查、3D 影像重建评估等精准评估切除的肝脏体积与残余的肝脏体积；术中精细操作，精准止血，避免副损伤、术中肝脏缺血及再灌注损伤，但术后依然发生了不可逆转的肝衰竭，提示我们思考残留肝脏体积与残肝功能之间的关系。肝切除术后残肝体积与残肝功能间并非对等关系，利用残肝体积评估肝功能是有一定局限性的，对受肝炎、肝脂肪变性、药物性肝损害、肝纤维化、肝硬化等肝脏基础疾病的影响而肝功能呈不均一性分布的患者，残肝的体积并不能直接等量地反映残肝储备功能。

目前临床多利用 CT 三维成像技术计算未来残余肝（future remnant liver，FRL）体积及标准肝脏体积，来评估术后风险，其对肝脏切除的决策发挥着巨大作用。然而该方法的核心是基于肝脏体积的测算，其建立在同等大小的肝脏体积且具备相同的肝储备功能上。但在合并脂肪肝、肝硬化或既往行门静脉栓塞术（portal vein embolization，PVE）、联合肝脏离断门静脉分支结扎分步肝切除术（ALPPS）的患者中，其肝脏发生了脂肪变性或微血管改变，较大的 FRL 仍可能存在较差的肝功能储备，单纯基于体积测算的肝容积法已不能准确反映肝脏功能。多项研究评估了 PVE 后 FRL 功能的增加，发现 FRL 功能的增加超过 FRL 体积的增加，意味着 PVE 后，肝储备功能的实际增加超过传统肝容积法分析的预期。与之相反的是，在 ALPPS 患者中，CT 容积法则高估了肝功能，FRL 实际功能的增加低于 FRL 体积的增加。

目前，临床常规应用的肝脏储备功能评估方法包括肝功能血清生化指标、Child-Pugh 评分系统、吲哚菁绿清除试验、影像学肝脏体积测算等，但这些方法多指示肝脏的整体功能，对于肝脏区段的肝功能评估，尤其是肝切除术后残肝区段的肝功能评估是不够准确的。目前，临床尚缺乏方便快捷的分区段精确评估肝脏功能的方法来预防肝切除术后发生肝衰竭风险及满足精准评估术后残余肝脏储备功能的需求。

临床上肝切除术后肝衰竭一旦发生，会在很大程度增加患者病死率。临床工作中应完善围手术期处理方案，重视术前肝功能测定及手术耐受性评估，术中精细操作、缩短手术时间、控制出血量，尽可能多地保留功能性肝组织，术后给予吸氧、保肝、止血、补液及相应营养支持等治疗，采取围手术期肝脏功能的保护措施，必要时行 PVE 增加残肝体积，以预防术后可能发生的肝衰竭，对围手术期可能发生的影响因素进行预防和合理的辅助治疗，能够进一步改善患者的预后和长期生存率。

（谢 于 张东坡）

参考资料

[1] 曾柏强，吴祥，冉义洪，等. 大范围肝切除术后肝衰竭危险因素分析 [J]. 中华肝脏外科

手术学电子杂志 , 2018, 7(2): 143–146.

[2] Rahbari NN, Garden OJ, Padbury R, et al. Post hepatectomy liver failure: a definition and grading by the International Study Group of Liver Surgery (ISGLS). Surgery, 2011, 149(5): 724.

[3] 唐德胜 , 李福军 . 肝癌切除术后肝衰竭的研究现状 [J]. 临床肝胆病杂志 , 2018, 34(5): 1123–1127.

[4] 许晓磊 , 王志鑫 , 周瀛 , 等 . 对肝癌术后肝衰竭的再认识 [J]. 临床肝胆病杂志 , 2018, 34(9): 2008–2011.

[5] 尹天圣 , 易亚阳 , 毛熙贤 , 等 . 肝癌肝切除术后肝衰竭危险因素的 Meta 分析 [J]. 临床肝胆病杂志 , 2014, 30(10): 1009–1014.

病案八 肝门部胆管癌左半肝切除术后出血

诊断： 肝门部胆管癌 Bismuth Ⅲ b 型

术式： 左半肝联合尾状叶切除 + 肝外胆管部分切除 + 血管骨骼化 + 右肝管空肠 Roux-en-Y 胆管支撑外引流术

提纲： 患者因梗阻性黄疸入院，术前外院给予 PTCD 引流，完善影像学检查考虑肝门部胆管癌。患者老龄、卧床、纳差、乏力，给予营养补液，充分引流 21 天，至总胆红素降至 120 μmol/L，在满足手术条件后手术。遂行左半肝联合尾状叶切除、胆管空肠 Roux-en-Y 胆管支撑外引流，术后第 4 天肠蠕动恢复，给予拔除腹腔引流管，进流质饮食，体质恢复。术后第 6 天患者出现便血，有 800 ml 血便，呈休克状态，腹部 CT 超声检查未提供明确诊断信息，遂急诊介入肠系膜上动脉造影、栓塞，考虑小肠血管畸形引起小肠出血，介入术后第 9 天出院。

第一部分 诊疗过程

既往病史

患者女性,81 岁,因"皮肤、巩膜黄染 2 个月,PTCD 引流术后 1 天。"入院。查体：乏力卧床，皮肤、巩膜重度黄染。既往："2 型糖尿病"史 7 年余。实验室检查：TBIL 300 μmol/L，DBIL 269 μmol/L，r-GT 127I U/L，AST 120 U/L，CA19-9 84.5 U/L。凝血功能正常，癌胚抗原 4.75 ng/ml，糖基抗原 199>1 000 U/ml。

入院影像见病案八图 1 ～病案图 2。

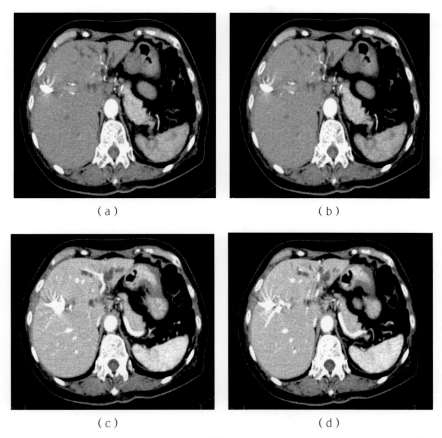

（a）　　　　　　　　　　　　（b）

（c）　　　　　　　　　　　　（d）

病案八图 1　腹部增强 CT：肝内胆管扩张，肝左叶萎缩，肝右叶引流管置管

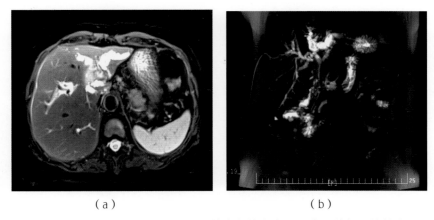

（a）　　　　　　　　　　　　（b）

病案八图 2　腹部 MRI：肝门区胆管占位性病变，肝内胆管梗阻性扩张

治疗经过

从术前影像看，肝门部胆管癌的诊断是成立的。患者入院前外院行右肝管 PTBD 引流，入院后查总胆红素 300 μmol/L，对大范围切除有风险，患者老龄，长期卧床，纳差严重，乏力。给予营养补液，充分引流 21 天至总胆红素降至 120 μmol/L，在满足手术条件后手术。

手术过程

左半肝联合尾状叶切除＋肝外胆管部分切除＋血管骨骼化＋胆管空肠 Roux-en-Y 胆管支撑引流术（病案八图 3 ～病案八图 10）。

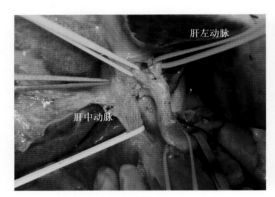

病案八图 3

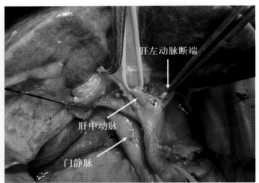

病案八图 4

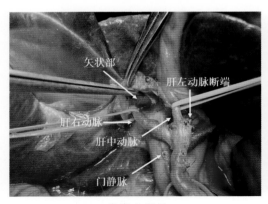

病案八图 5

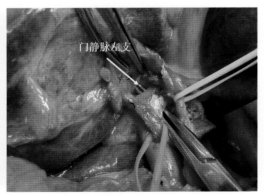

病案八图 6

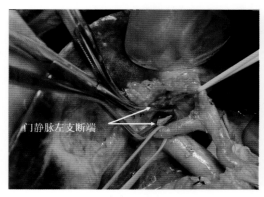

病案八图 7

病案八图 8

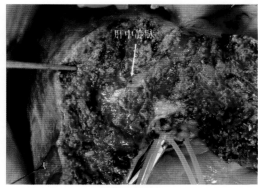

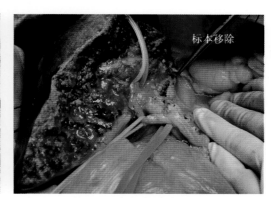

病案八图 9

病案八图 10

术后病理

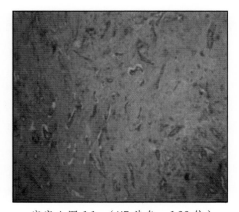

病案八图 11　（HE 染色，100 倍）

术后病理检查显示：中分化胆管腺癌，肝脏实质萎缩，肝细胞淤胆，肝胆管扩张明显，伴小胆管广泛增生（病案八图11）。

术后管理

术后给予患者全肠外营养，胰岛素控制血糖，第4天肠蠕动恢复，遂拔除腹腔引流管，进流质饮食，体质恢复。术后第6天患者出现便血，有800 ml血便，呈休克状态。急查腹部超声及全腹部CT未提示有价值的信息协助诊治。

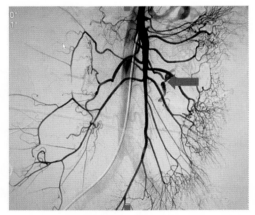

病案八图12　图示红箭头标注出血管迂曲畸形成团，考虑小肠血管畸形

急诊介入肠系膜上动脉造影、栓塞，经DSA检查无大血管损伤出血（病案八图12），术后诊断为小肠畸形引起肠道出血，DSA下栓塞畸形血管。经输血、输液止血药等保守治疗出血停止，介入术后第9天痊愈出院。

第二部分　经验教训及思考

1. 小肠动脉畸形引起肠道出血的经验总结

小肠血管畸形（arteriovenous malformation，AVM）是引起急、慢性消化道出血的重要原因之一，常无特殊的临床症状和体征。其病因复杂，有先天性因素，亦有后天性因素。唯一的临床表现是胃肠道出血，一般为反复间断便血，量中等。少数病例因出血量大可发生休克。症状可呈持续，也可呈间歇性或阶段性。

本病例术后1周左右出现消化道出血，常规首先考虑以下几种情况：腹腔动静脉结扎线脱落，残肝创面广泛渗血，合并上消化道应激性溃疡致胃肠道出血伴休克；胆肠吻合口或肠肠吻合口吻合欠妥，或吻合口结扎线脱落导致出血；以上两种情况同时出现。便血后复查腹部超声及腹部CT为提示明确肝周、腹腔积液及其他有价值的诊断信息。遂急诊行DSA下腹腔血管造影，造影中发现小肠动静脉血管畸形，给予栓塞止血后观察生命体征逐渐趋于稳定。此病例特殊之处在于，肠道血管畸形破裂出血导致失血性休克病例在临床中较少见，患者出现血便时已经合并休克表现，留给临床诊治的时间、空间少，常不作为首选术后并发症考虑，临床诊治较困难。

该患者老龄（81岁），长期卧床，纳差严重，乏力。高龄手术：根据年龄大小，老年患者手术风险大致可按由弱到强分为三个等级，即60～70岁、70～80岁、80岁以上，其中80岁被认为是手术难度跨越的一个分水岭。老年人和青壮年相比，心肺、肝肾功能都差，常患有多种慢性病。患者有糖尿病病史，糖尿病可导致全身代谢障碍，抗感染能力降低，容易发生血管病变而导致微循环障碍，组织修复力降低，麻醉的诱导及苏醒过程中机体血流动力学变化、手术创伤刺激易诱发或加重原有疾病。这些都是促使该病例肠道血管畸形破裂出血的诱因。

本病例患者年老体弱，基础疾病多，再次开腹手术创伤大、风险大，综合考虑后优先选择介入手术，开腹手术探查作为备选方案，经选择性动脉造影确定出血部位，发现小肠血管畸形，微导管进入肠系膜上动脉超选择性畸形血管栓塞，注入栓塞剂治疗，术后辅助输血、止血药物维持，生命体征逐渐稳定，消化道出血停止，介入术后第9天痊愈出院。小肠出血的病因较复杂，临床上常表现为原因不明的消化道出血，诊断比较困难。目前常用的诊断方法有纤维内镜、气钡双重对比造影、选择性动脉造影、核素显像和螺旋CT等。双气囊小肠镜、胶囊内镜的应用为小肠出血的诊断提供了新的手段。尽管有如此多的先进检查方法，但一些病例仍不能明确病因，需要做腹腔镜检查或剖腹探查。

（谢　于）

参考资料

[1] Nagino M, Kamiya J, Uesaka K, et al. Complications of hepatectomy for hilar cholangiocarcinoma[J]. World J Surg, 2001, 25 (10): 1277-1283.

[2] 董家鸿. 精准肝脏外科的现代理念与临床实践 [J]. 中华消化外科杂志, 2012, 11(1): 8-10.

[3] Launois B, Terblanche J, Lakehal M, et al. Proximal bileduct cancer: high resectability rate and 5-year survival[J]. Ann Surg, 1999, 230(2): 266-275.

[4] Grootkoer Kamp B, Fong Y. Outcomes in biliary malignancy[J]. J Surg Oncol, 2014, 110(5): 585-591.

[5] Fang Shichang, Hu Huaye, Qiu Peilin, et al. Prevention of anastomotic leakage after anterior resection for rectal cancer using stapling device [J]. J Pract Oncol, 1996, 11(5) : 214-215.

[6] Zhao Guang-fa, Shi Ying-qiang, Mo Shan-jing. Risk factor analysis and strategy for anastomotic leakage after total mesorectal excision[J]. Tumor, 2004, 24(6) : 595-597.

病案九　肝内胆管结石术后并发胆管 – 支气管胸膜瘘、腐蚀性腹腔出血

诊断： 肝内胆管结石术后并发胆管 – 支气管胸膜瘘、腐蚀性腹腔出血

术式： 膈下穿刺引流，DSA 止血术

提纲： 患者因复杂肝内胆管结石及 S9 段炎性假瘤行右肝后叶（S6、S7 段）及 S9 段切除＋胆道探查取石 T 管引流术，术后行 5 次经 T 管窦道胆道镜取石，后并发膈下积液及胆管 – 支气管瘘，行膈下穿刺引流效果不佳，出现腐蚀性出血，行 DSA 栓塞止血，有效。

第一部分　诊疗过程

既往病史

　　患者男性，40 岁。于 2017 年 7 月 20 日因"中上腹胀痛伴发热、黄疸 3 周，发现肝占位性病变 1 周"入院。体温最高 40℃，发热前无明显畏寒。外院 MRCP 及 CT 示肝右叶近尾状叶占位，考虑恶性可能，左右肝内胆管扩张伴多发结石，胆总管结石，脾大；腹膜后淋巴结多发肿大（病案九图 1 ～病案九图 2）。幼年时有肝炎史，后愈。幼年时有肠道蛔虫病史。2000 年患者在当地医院曾行"胆囊切除术＋胆总管探查取石术"，术后反复出现上腹不适，伴发热、黄疸，保守治疗后缓解。入院后查 HBSAg 阴性，AFP 3.5 μg/L，CA19-9 44.2 U/ml，TBIL 31.2 μmol/L，DBIL 22.8 μmol/L，ALT 85 U/L，Hb 129 g/L。术前诊断：肝右尾状叶占位——肝癌？；Caroli 病，肝内外胆管结石，急性梗阻性胆管炎缓解期；胆道术后。术前考虑患者为 Caroli 病，没有肝门部胆管狭窄，这种病最好的治疗是肝移植。由于患者为安徽农村人，没有经济来源。所以我们这次只解决肿瘤问题。患者于 2016 年 7 月 25 日在全麻下行右肝肿瘤（S6、S7、S9 段）切除＋胆道探查取石 T 管引流术＋复杂粘连松解。术中探查：结肠上区粘连严重，分离粘连后见肝脏左叶肥大，右叶相对萎缩，肝脏表面扪及质硬结石，游离肝脏右叶后扪及右后叶（S6、S7 段）多发结石，右叶尾叶 S9 段质硬肿块约 5 cm×3.5 cm。术

后病理示右肝尾状叶炎性假瘤，右肝内胆管结石伴慢性胆管炎。手术顺利，手术时间约 250 min，术中出血 1 000 ml，输血红细胞悬液 4 U，血浆 4 U。术中阻断肝门 1 次，约 20 min。

围手术期抗感染治疗为舒普深 3 g，2 次／日，甲硝唑 0.5 g，2 次／日。术后予以 PN 支持、抑酸、保肝等治疗。术中胆汁培养为嗜水气单胞菌。术后出现反复发热，血培养示嗜水气单胞菌，根据药敏结果改抗生素为哌拉西林舒巴坦，后体温渐平，术后第 14 天好转出院。出院时患者无明显发热、腹痛腹胀，无明显咳嗽、咳痰等症状。

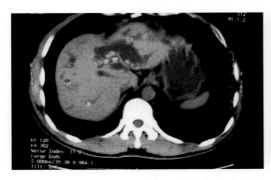 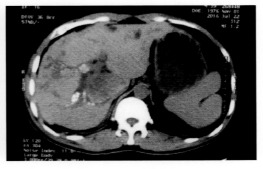

病案九图 1　CT：左右肝内胆管扩张伴多发结石，胆总管结石

病案九图 2　CT：肝右叶近尾状叶占位，考虑恶性可能，左右肝内胆管扩张伴多发结石，胆总管结石，脾大；腹膜后淋巴结多发肿大

患者术后 3 个月在我院门诊先后行 5 次胆道镜取石术，后拔除 T 管。术后 7 个月出现反复咳嗽咳痰，初为白黄痰，术后 9 个月出现痰中带血丝，1 个月后转为血痰，为暗红色。在外院就诊考虑膈下积液及胆管－支气管瘘可能。2017 年 6 月 16 日在我院门诊行右膈下穿刺，引出暗血性积液。遂于 2017 年 7 月 20 日再次收入院。入院后查 AFP 2.0 μg/L，CA19-9 44.2 U/ml，TBIL 34.1 μmol/L，DBIL 22.1 μmol/L，ALT 33 U/L，GGT 587 U/L，AKP 813 U/L，Hb 100 g/L。增强 CT 示肝右叶巨大团块状高低密度混杂密度灶，大小约 11 cm×9 cm，增强后边缘及分隔强化。考虑肝炎性假瘤术后，术区感染灶？肝内胆管多发结石，肝硬化、脾大。MRCP 示肝右叶 T_1 见巨大团块状高低混杂信号，大小约 11 cm×9 cm，T_2 呈混杂较高信号，考虑肝右叶感染灶，肝内胆管多发结石，肝门部胆管狭窄；肝硬化、脾大。膈下引流液培养（2017 年 7 月 24 日）见瓦氏葡萄球菌、粪肠球菌，血培养（2017 年 8 月 8 日）见粪肠球菌。期间行右膈下引流管反复甲硝唑冲洗，并先后予以右侧胸腔穿刺引流（淡黄色清亮胸液，培养阴性）、下腹部穿刺引流（淡黄色稍浑浊腹液，培养为粪肠球菌）及 PTCD 穿刺引流（黄色胆汁，培养为产气肠杆菌及肺炎克雷白杆菌）。予以抗感染（舒普深＋甲硝唑）、保肝、施他宁及特利加压素止血、PN 及白蛋白支持，间断输血等治疗。因"进行性血红蛋白下

降，由入院时的 100 g/L 下降至 58 g/L"，于 2017 年 8 月 22 日在局麻下行 DSA 止血术，造影见肝右叶膈顶处团块状絮状紊乱血管，伴造影剂外渗，予以明胶海绵颗粒注入止血，再次造影见栓塞效果良好。DSA 后经反复少量输血，患者血红蛋白依然维持在 60 ~ 80 g/L。

治疗结果

由于患者第二次住院期间一般情况差，因此经肠外营养支持后依然无明显改善。经反复诊疗后，患者病情始终仍无明显好转，后自动出院。

第二部分　经验教训及思考

肝内胆管结石在我国是常见病和难以治愈的胆道疾病。在东亚地区，肝内胆管结石在所有胆道结石中的发病率为 10% ~ 20%。随着人民群众生活水平及卫生水平的明显改善，近年来肝内胆管结石发病率明显下降，但由于胆管结石疾病的复杂性，短时间在临床上依然是肝胆疾病的主要病种之一。手术治疗仍是目前肝内胆管结石的主要治疗方式，肝内胆管结石的外科治疗依然遵循黄志强院士的原则：取净结石，解除梗阻，去除病灶，通畅引流。肝内胆管结石疾病的复杂性常导致患者经历多次手术治疗，并时常伴随多种手术并发症。本病案介绍了一例肝内胆管多发结石手术及术后并发症处理的过程，希望读者能从中汲取经验教训。

肝内胆管结石合并肝内胆管癌的发病率为 2% ~ 10%，国内报道为 0.36% ~ 10%。肝内胆管结石合并肝内胆管癌的术前诊断率为 6.7% ~ 31%。本例患者术前发现肝右尾状叶占位，术前增强 CT 示肝占位动脉期有强化，考虑恶性占位可能，予以手术治疗。尽管术后病理显示为肝脏炎性假瘤，但手术依旧是必要的。

本例患者在术后 7 个月出现反复咳嗽、咳血痰，一度为黄绿色痰（门诊期间）。再次入院后反复膈下积液穿刺及胸腔穿刺均未发现明显胆瘘存在，但不除外支气管胸膜瘘可能。患者再次入院的主要矛盾在于肝内胆管结石所致的膈下感染无法完全控制，并致局部感染导致的肝创面反复出血。尽管 DSA 止血治疗暂时控制住，但此后膈下引流液依然为暗血性，经反复少量输血治疗，血红蛋白始终无法稳定恢复至正常。

胆管 - 支气管瘘（bronchobiliary fitula，BBF）是胆道系统与支气管树之间的病理性交通，胆汁可经该通道咯出体外。临床上发病率极低（约 0.1%），极易出现漏诊。国内外报道的胆管 - 支气管瘘常见病因有四种：① 胆道梗阻；② 肝包虫病或阿米巴肝脓肿；③ 创伤，如胸腹联合伤；④ 先天性胆道支气管异常。胆管 - 支气管瘘原则上均需手术治疗，无自愈可能。本例患者在院内讨论中有专家建议待患者感染及出血情况稳定后行剖腹探查及膈肌修补的手术治疗，但由于患者情况始终无法好转，错过了手术机会。

　　本病例的教训在于，Caroli 病的治本是肝移植，而切肝和取石仅仅是治表。术后 1 年出现支气管胸膜瘘也与其治表有关。

（李爱军　吴　斌）

病案十　右半肝及右尾状叶巨大肝血管瘤切除术后术区渗血

诊断：右半肝及右尾状叶巨大肝血管瘤切除术后术区渗血
术式：剖腹探查肝创面填塞止血术

　　提纲：患者因右半肝及尾状叶巨大血管瘤行血管瘤连同部分右半肝、全尾状叶切除术，术后腹腔出血，再次手术行肝创面填塞止血术。

第一部分　诊疗过程

> 既往病史

　　患者女性，47岁，因"体检发现肝占位性病变14年"入院。14年前患者体检查B超提示"右肝占位性病变，考虑肝血管瘤可能，直径约2.5 cm"，患者随后定期复查随访，发现右肝血管瘤有缓慢增大趋势，而近1年来增大速度较快，入院前20天复查CT提示"肝右叶及右尾状叶占位，大小约12 cm×11 cm×10cm，增强扫描可见动脉期周边强化，门脉期及延迟期强化向肿瘤中间延伸"（病案十图1）。根据肿瘤CT表现，肝血管瘤的诊断基本明确，考虑肿瘤明显增大，故考虑行手术切除。患者术前检查提示凝血酶原时间10.6秒，部分凝血酶原时间27.7 s，血红蛋白134.0 g/L，肝功能良好，肿瘤指标包括AFP、CEA、CA19-9均阴性。心电图、肺功能、胸片均正常。术前从CT片上看，血管瘤已累及右半肝大部及右状尾叶，紧邻下腔静脉。考虑术中可能出血较多，术前已给予充分备血。术中打开腹腔，发现肝血管瘤位置与CT相符，主要位于右肝5、6段脏面，累及部分7、8段和右尾叶。术中首先分离肝周韧带，分离时小心离断结扎数支肝短静脉，充分暴露右肝术区，阻断第一肝门，沿血管瘤左侧缘钳夹法离断肝组织，直至将右半肝大部及右尾状叶切除，肝门阻断时间20 min。切除后见下腔静脉右侧暴露，余肝创面及后腹膜创面较多渗血，给予创面"8"字缝合止血，肝创面给予部分对拢缝合。余肝部分创面紧邻下腔静脉，此处缝合止血不易，多次缝合后仍有少量渗血，术中给予此处喷洒止血粉并覆盖止血纱布，观察后见渗血停止。

反复检查肝脏创面及后腹膜创面后，于右膈下放置腹腔双套引流管 1 根，肝创面放置腹腔单腔引流管 1 根，予关腹。手术时长 3.5 h，术中出血约 900 ml，输注红细胞悬液 4 U、血浆 4 U。术后 6 h 患者双套管内引流腹液较多，颜色鲜艳，量约 700 ml，心率 110 次 / 分，血压 126/83 mmHg。急查血红蛋白 126 g/L，腹液血红蛋白 114 g/L。虽然患者生命体征尚稳定，但应用凝血酶原、纤维蛋白酶原、冷沉淀等止血药物后观察患者腹腔引流速度仍然较快，血红蛋白较术前明显下降，腹液血红蛋白基本与血液中浓度相同，考虑腹腔内出血速度快，当即决定二次手术剖腹探查止血。

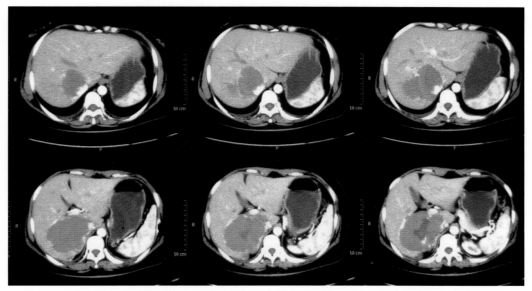

病案十图 1　增强 CT：肝右叶及右尾状叶占位，大小约 12 cm×11 cm×10 cm，增强扫描可见动脉期周边强化，门脉期及延迟期强化向肿瘤中间延伸

手术过程

原切口进入腹腔，观察到右膈下陈旧性积血约 300 ml，下腹部血性腹液约 200 ml，证实腹腔出血诊断。清理腹腔内血凝块及血性腹液后反复寻找并未找到明确活动性出血点，只是观察到肝脏创面及紧邻下腔静脉右侧后腹膜处少量渗血，给予缝合止血，但因组织脆、易碎，缝合止血效果并不明显。因肝组织脆弱，不敢轻易打开部分对拢缝合的肝创面进行止血。故于肝创面内塞入 6 块即溶止血纱布，创面外再填塞一般棉质纱布 2 块，由切口引出体外，右膈下分别放置双套管及单腔管引流管各一。术中输注红细胞悬液 4 U、血浆 4 U。

术后管理

术后患者生命体征平稳，至第 2 天早晨 7 点，腹腔引流共引出血性腹液 150 ml。术后第 1 天、第 2 天、第 3 天腹腔引流量为 400 ml、250 ml、300 ml，查血红蛋白维持在 110 g/L 左右无下降趋势。因病情平稳，于术后第 3 天拔除填塞纱布，完全关闭腹部切口。至术后第 5 天，患者腹腔引流已无腹液引出，查腹部 B 超未见明确腹腔积液。

治疗结果

患者恢复良好，于术后第 10 天痊愈出院。

第二部分　经验教训及思考

肝脏海绵状血管瘤是最常见的肝脏良性肿瘤，目前来说大多无须手术切除，嘱患者密切随访即可。但有两种情况应建议患者手术治疗，一是发现血管瘤后密切随访观察过程中，血管瘤有不停生长的趋势；二是患者得知自己患有肝血管瘤，虽无身体症状，但有强烈的、害怕疾病的心理问题，甚至影响日常的工作、学习、生活。肝脏血管瘤手术由于瘤体周围血管增生，正常肝组织脆弱导致手术创面止血处理难度增大，尤其是巨大肝脏血管瘤紧邻肝门、下腔静脉等重要管道，因而术中、术后出血风险大大增加。良性疾病出现术后大出血甚至生命危险，患者家属一般难以承受，这无疑给术者增加了压力。

此病案患者肝脏血管瘤占据右半肝大部及右尾状叶，本身手术难度较大，手术后肝脏创面大，出血风险增加。加之患者正常肝脏肝组织脆弱易碎，创面处理就更加困难，我们的经验是应用连针线行"8"字缝合止血，连针线针尾截面直径小，对针道影响较小。肝脏创面及后腹膜创面均应仔细查找每处出血点，确保缝合。此例部分肝脏创面因紧邻下腔静脉，无法完全对拢缝合，故部分渗血无法通过压迫止血，更应仔细处理。此类手术术后观察、监测相当重要，我们对右侧肝脏的手术常规放置双套管及单腔管各一根，双套管放置于右膈下起主要引流作用，单腔管放置于肝脏创面上方，因为如果只放置右膈下引流，肝脏术后复查 B 超经常探及肝前积液，并造成感染、发热。术后的腹腔出血早期表现于引流管中腹液的流量及血红蛋白浓度。此例患者肝脏正常，术后本不应产生大量腹水，但其术后 6 h 引流量已达到 700 ml，流速快，腹液血红蛋白浓度与血液中血红蛋白浓度相似，虽然患者生命体征尚平稳，但此时已可基本判断腹腔出血。因为患者肝功能良好，凝血机制没有问题，所以即使应用了凝血酶原复合物、冷沉淀等止血活性药物，腹腔出血也未必有停止迹象。此时作为主诊医师，应当机立断行二次开腹探查，不要等到生命体征波动、血压下降再行手术。一旦血流动力学指标波动再行手术，往往对患者术后恢复不利，若拖延时间过久，会导致患者失血量过大、输血量过大，甚至会造成凝血功能紊乱、DIC 等严重并发症，更严重的甚至无法挽回患者的生命。第二次手术进入腹腔后因为血凝块、积血、组织水肿等原因，无法明确找到活动出血点，此时不应盲目翻找，尤其是已经缝合的组织不应过多翻动，一旦造成组织碎裂，则会造成无法控制的出血。对这类情况，我们的经验是先用连针线小心缝合加固渗血处，对拢缝合的肝创面内空隙，塞入止血活性材料，再用纱布填塞压迫止血。这样内外压迫，止血效果明显，由于患者凝血功能完好，即使出现新的渗血也会因纱布填塞而停止。填塞纱布一般于术后 3～4 天拔除，视腹腔引流量及患者全身情况而定，因二次手术时腹腔已预留缝合线，拔除后预留缝合线打结关闭腹腔即可，无须再次缝合切口。我们已多次采用纱布填塞法处理创面渗血问题，均取得良好效果，且无一例出现腹腔或切口的感染问题。

　　总结此例患者术后腹腔出血的处理，术后我们应仔细观察，及时发现问题，一旦出现问题，应判断是腹腔单纯渗血还是不可控制的出血，这应结合患者病史、腹腔引流速度、腹液浓度判断。一旦判断为后者，应立即剖腹探查止血，不应继续等待而失去最好的手术止血时机。二次手术打开腹腔后若无法明确出血点，可采用纱布填塞法止血，不可过多翻动水肿脆弱的组织，以免造成不可控制的出血及损伤。对肝脏血管瘤，特别是大血管瘤紧邻重要血管的手术，术中应仔细处理分离创面及肝脏创面，确保止血，尽量避免术后再出血。

（李爱军）

二、胆 道

病案十一　肝门部胆管癌术后出血

诊断：肝门部胆管癌，Bismuth Ⅳ 型

术式：肝门部胆管癌行围肝门切除，术后腹腔出血，三次手术

提纲：患者为老年男性，腹痛、腹胀 2 个月，巩膜黄染 20 天入院。入院后行腹部 CT 及磁共振检查诊断为肝门部胆管癌，考虑为 Bismuth Ⅳ 型。既往有"酒精性肝病"病史，入院后减黄效果欠佳。2018 年 4 月 28 日为患者行围肝门切除、胆肠吻合，但术后当日晚即有腹腔出血，遂再次剖腹探查，发现肝总动脉根部一分支动脉裸化出血，止血成功。次日一早再次出现腹腔出血，遂再一次进腹止血，术后仍间断出血，家属遂放弃治疗。

第一部分　诊疗过程

既往病史

患者老年男性，因腹痛、腹胀 2 个月，巩膜黄染 20 天入院，入院后做腹部 CT 检查，提示肝门部胆管癌 Bismuth Ⅳ 型（病案十一图 1 ～病案十一图 4）。

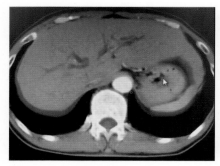 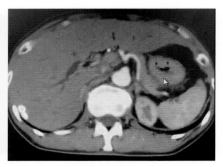

病案十一图 1　　　　　　　　　病案十一图 2

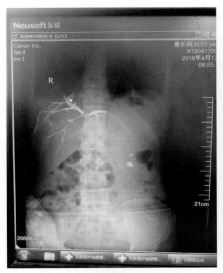 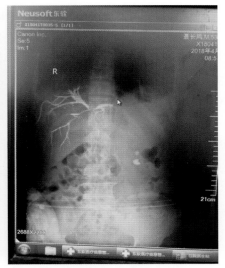

病案十一图3　　　　　　　　　　　病案十一图4

　　患者入院后行 PTCD 引流，但减黄效果欠佳。鉴于其肿瘤位于肝门部，为 Bismuth Ⅳ型，如果想达到相对彻底的 R0 切除，通常需要做右三叶切除或扩大右半肝切除，同时联合尾状叶切除。此术式要求患者肝功能几乎接近正常，但此例患者既往有"酒精性肝病"，入院后减黄效果不理想。因此，如果既要减少肝切除体积，又要达到相对干净的 R0 切除，围肝门切除可以作为患者的一个选择。

手术过程

1. 第一次手术过程

　　患者平卧位，取右侧倒"L"形切口进腹腔，探查见腹腔内无腹水，无转移结节，肝脏呈重度淤胆改变。肝十二指肠韧带内有少许肿大淋巴结，肿瘤位于肝门部，侵及左右肝管。鉴于患者总胆红素水平较高，做半肝切除加尾状叶切除术后出现肝衰竭的风险较大，因此决定行围肝门切除。在胰腺上缘游离肝总动脉，沿肝总动脉向肝门方向进行解剖，游离出左肝动脉、中肝动脉及右肝动脉，将中肝动脉结扎切断。在胆管下端游离胆总管，在胰腺段将胆管结扎离断，远端缝扎，近端向上提拉进行分离，同时注意不要损伤后方的门静脉，分离至左右肝管汇合处停止。此时，将左肝动脉、右肝动脉、门静脉左支、门静脉右支分别游离牵拉悬吊起来，在镰状韧带右侧及胆囊窝右侧缘肝脏表面分别以电刀划线，作为围肝门切除的左右边界，距离肝脏前方边缘 5 cm 处为头侧界限，以电刀划线，标注清楚后，阻断肝门，以钳子压榨法进行解剖分离。在肝门处显露左右两侧肝管，此时，向左侧分离至左侧 2、3 段胆管汇合处，即 U 点，右侧胆管分离至右前右后的 5、6、7、8 段胆管汇合处，即 P 点，在这两处分别将左侧肝管及右侧肝管离断，此时，将左侧尾状叶和右侧舌状突分别离断，连同肝脏及左右肝管一同移出体外。Treitz 韧带下方 15 cm 处将空肠离断，远端封闭，结肠向后上提，在肝门处将左侧肝管及右侧肝管分别成形后，与空肠进行胆肠吻合。于吻合口下方 50 cm 处将近端空肠和远端空肠再次进行端侧吻合。检查腹腔无胆瘘、无出血，摆放引流管后，逐层关腹（病案十一图 5 ~病案十一图 6）。

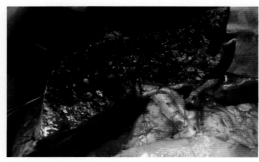 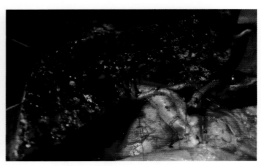

病案十一图 5 病案十一图 6

2. 第二次手术过程

患者平卧位，经原切口打开腹腔，见腹腔新鲜不凝血约 800 ml，血块约 400 ml。吸净血液，逐步探查腹腔。见肝总动脉根部一分支动脉裸化出血。4 号丝线结扎，继续探查，见吻合口牢固。肝脏创面无活动性出血。腹腔无异常，肠系膜根部血肿。考虑凝血功能较差所致。余未见异常。冲洗腹腔，探查无出血后，于脾窝处摆放一枚胶管引流，吻合口上下各摆一根胶管引流。术毕，逐层关腹，患者送 ICU 观察。

3. 第三次手术过程

麻醉满意，沿原切口进入腹腔，探查见新鲜不凝血约 1 100 ml。吸净腹腔血液。探查见胰头部有一小静脉出血，缝扎止血。探查肝脏创面及吻合口均无活动性出血，冲洗腹腔，观察 15 min，见腹腔约 80 ml 新鲜血，洗净，再次探查见腹壁缝合针眼少量渗出，考虑患者凝血功能较差，术中给予红细胞悬浮液 1 600 ml、冰冻血浆 800 ml、血小板两个治疗单位，继续观察，未见明显活动性出血，于胆肠吻合口周围、肝脏创面、右侧膈下、左侧脾窝分别以止血纱布、明胶海绵填塞止血，再次冲洗腹腔，无明显血性渗出，摆放各处引流，固定，缝合切口。术毕，送 ICU。

术后管理

术后短时间内腹腔反复出血，并进手术室止血，最终因凝血障碍患者家属放弃治疗。

第二部分　经验教训及思考

　　肝门部胆管癌（hilar cholangiocarcinoma，HCC）是指发生于肝总管上段、左右肝管及其分叉处的胆管黏膜上皮癌，属于围肝门区恶性肿瘤，由 Klatskin 首次撰文描述其特性后引起广泛关注，又称为 Klatskin 瘤。HCC 是胆管癌最常见的一种类型，占全部胆管癌的 50%～60%。由于其毗邻肝门区重要组织结构且具有横向蔓延和纵行侵犯的生物学特性，因此 HCC 的手术难度大、切除率低、复发率高及生存期短。根治性切除是可能治愈 HCC 的主要方式，然而其根治性切除率仅为所有患者的 1/3，术后 5 年生存率仅为 20%～42%，因此其治疗仍然是肝胆外科医师面对的巨大难题。近年来，随着影像学技术的发展、手术技巧的提高及对 HCC 生物学行为的不断认识，其预后得到明显的改善，但对不同 Bismuth 分型的 HCC 其肝切除程度仍然存在争议。

　　围肝门外科技术是通过术前精准的影像学评估，采用最合理的外科路径与技术手段处理发生在第一肝门及其周围外科疾病的一门技术。围肝门胆道外科是胆道外科的难点与焦点领域，汇聚了多种胆道外科疑难复杂病症，如肝门胆管癌、肝门胆管癌栓、肝门胆管狭窄、肝门胆管囊肿、肝门胆管结石、侵犯肝门的胆囊癌等。无论是良性肝门部胆道疾病还是恶性肝门部胆道疾病，都具有手术难度大、术中易出血、术后并发症多、复发率高和死亡率高的特点，如肝门胆管狭窄、胆肠 Roux-en-Y 吻合术后再狭窄率超过 10%。肝门部恶性肿瘤还有根治性切除率低的特点，目前肝门胆管癌切除率仅为 45%～66%，其中Ⅳ型肝门胆管癌一度被认为是手术的禁区，且术后极易复发。围肝门外科技术的应用建立在对围肝门解剖学精细认识的基础之上，其核心是肝门显露、病灶切除及肝门胆道的重建。将精准外科理念引入围肝门外科疾病的处理，能大大提高手术的成功率，应用正确的围肝门外科技术能大大提高复杂疑难胆道疾病的治愈率。

　　综合运用围肝门解剖技术能提高肝门胆管癌的根治性切除率，提高手术安全性，并减少术后并发症。肝门血管受侵犯是肝门胆管癌切除率低、手术风险及难度上升的主要原因。对 Bismuth Ⅰ型、Ⅱ型的患者，凡符合以下 4 点：① 肿瘤侵袭范围于 P 点和 U 点之间；② 受累血管可以切除重建；③ 肝叶无萎缩；④ 肝内无转移，都可行单独的围肝门切除，以最大限度保留肝脏组织，增加残肝体积。对 Bismuth Ⅲ型、Ⅳ型患者，若存在以下 3 点：① 肿瘤侵袭范围单侧超过 P 点或 U 点；② 单侧存在不能切除重建的血管侵犯；③ 单侧肝内转移，则可行围肝门切除联合肝叶切除。Ⅳ型肝门胆管癌过去一直被认为不能行根治性切除，仅适合肝脏移植。然而，随着 CUSA 刀精准肝切除技术及围肝门解剖技术的应用，对 Bismuth Ⅳ型患者，即使肿瘤侵袭范围单侧超过 P 点和 U 点或合并单侧血管侵犯，仍可通过围肝门切除联合肝叶切除达到根治目的。

　　本例手术中通过围肝门切除技术，将左侧、右侧受累的胆管一级分支及部分二级分支联同全尾状叶整体切除，同时该肿瘤淋巴结浸润范围较广（病案十一图7～病案十一图8），可见肿瘤淋巴结侵犯肝十二指肠韧带并向下延伸，腹腔干周围也有相应的肿瘤浸润。因此，在完成肝内外胆管及部分肝脏及尾状叶切除后，彻底将肝十二指肠韧带及腹腔干骨骼化清扫。

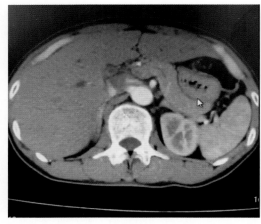 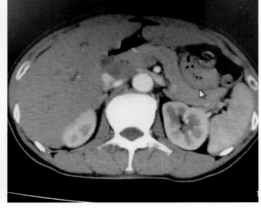

病案十一图7   病案十一图8

术后当日下午患者即出现腹腔内活动性出血，判断为结扎线头脱落造成，遂再次进入手术室剖腹探查，见肝总动脉根部一个分支动脉裸化出血，予以结扎。同时见肠系膜根部血肿，肝脏创面无活动出血及渗血，遂关腹，夜间平稳。

次日早上，该患者血压再次下降，同时腹腔引流管有活动性出血，再一次剖腹探查，见胰头部有一小静脉出血，缝扎止血，肝脏剖面及缝合口等均无活动性出血，但腹壁一直有少量渗血。遂在右侧膈下、左侧脾窝处以止血纱布、明胶海绵填塞后关腹。术后引流管仍间断有鲜红色血液引出，凝血功能指标持续恶化，家属最终放弃治疗。

结合上述过程分析，围肝门切除技术的掌握相对要困难一些，其技术要求高，手术风险大。但它的好处在于切除肝脏体积小，术后肝衰竭风险少。本例患者术后多次出血，我们考虑有以下可能：

① 止血不够彻底，对一些骨骼化清扫时遇到的小动脉、小静脉没有高度重视，此时应彻底缝扎止血才可靠。

② 多次剖腹探查，检查不够全面，第一次手术时没有进一步明确肠系膜血肿出现的原因，忽略了小静脉出血的可能。

③ 患者整体凝血功能较差也是一个重要原因，其术前有比较严重的黄疸，经PTCD引流效果差，同时合并胆道感染，对肝功能又进一步产生不利影响。加之第一次手术切除部分肝脏，第二次剖腹探查中有大量出血，消耗了大量凝血因子，在凝血因子产生较少而消耗增加的前提下，第三次手术中已经出现了腹壁切口渗血的情况，

这往往是凝血功能严重障碍，接近 DIC 的状况了。此时外科方面可以在彻底止血的前提下，必要时使用碘仿纱条压迫止血，待 5 ~ 7 天平稳后，逐次拔除；内科方面应用新鲜血浆、凝血酶及纤维蛋白原。只有双管齐下才有可能在这种危急情况下转危为安，否则，不正确的处理将使患者丧失这一最后的机会，最终死亡。

（段伟宏　刘军桂　刘国红）

参考资料

[1] 崔云甫, 康鹏程. 运用精准外科理念合理诊治肝门部胆管癌 [J]. 国际外科学杂志, 2014, 41(5): 298–299.

[2] Khan SA, Davidson BR, Goldin RD, et a1. Guidelines for the diagnosis and treatment of cholaiigioiiarcinoma: an update[J]. Gut, 2012, 61(12): 1657–1669.

[3] 洪德飞, 沈国操, 张远标, 等. 经皮微波消融肝实质分隔联合门静脉栓塞计划性肝切除治疗肝门部胆管癌 [J]. 中华普通外科杂志, 2016, 31(9): 750–753.

[4] Selvakumar E, Rajendran S, Balachandar TG, et al. Long–term outcome of gastric access loop in hepaticojejunostomy[J]. hepatobiliary Pancreat Dis Int, 2008, 7(2): 152–155.

[5] 郑英键. 再谈提高肝门胆管癌切除率有关的手术策略与技术问题 [J]. 中国普通外科杂志, 2006, 15(3): 161–162.

[6] 董家鸿, 项灿宏. 肝门部胆管癌的精准外科手术治疗 [J]. 中华消化外科杂志, 2013, 12(3): 170–173.

病案十二　胆囊癌肝胰十二指肠切除
术后肺动脉栓塞

诊断： 胆囊癌 $T_3N_1M_0$，Ⅲ B 期

术式： 肝胰十二指肠联合切除术（HPD 手术）

　　提纲： 患者老年女性，因上腹部胀闷伴发现皮肤、巩膜黄染 20 天入院，入院行 CT 检查，提示"胆囊癌，伴有肝内外胆管扩张"，遂先行 PTBD 减黄，待总胆红素降至 60 μmol/L 以下时，行肝胰十二指肠联合切除术，术后 12 天因并发症（肺动脉栓塞？）死亡。

第一部分　诊疗过程

> 既往病史

　　患者老年女性，因上腹部胀闷伴皮肤、巩膜黄染 20 天入院，入院后行 CT 检查提示"胆囊癌，侵犯胆囊颈部为主，但肝内外胆管扩张，胆囊肿大"（病案十二图 1），同时测胆红素为 239 μmol/L，经过术前检查无全身远处转移，遂决定性肝胰十二指肠联合切除（HPD）。由于术中需要进行扩大右半肝切除，因此建议当地医院先行 PTBD 减黄引流，待总胆红素 ≤ 60 μmol/L 后再行手术治疗，以减少术后发生肝功能衰竭的风险。

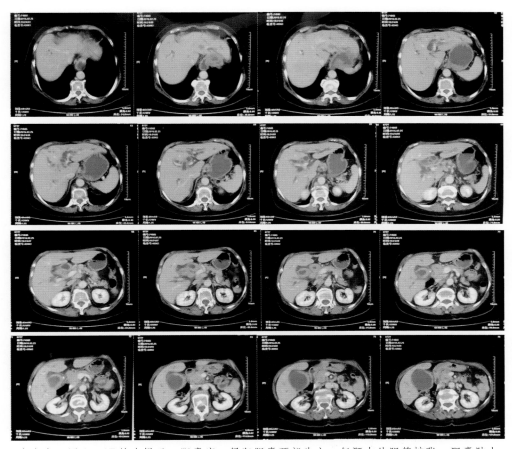

病案十二图 1　CT 检查提示：胆囊癌，侵犯胆囊颈部为主，但肝内外胆管扩张，胆囊肿大

手术过程

　　患者取平卧位，经右上腹倒"L"形切口入腹腔，探查见腹腔内无腹膜转移结节，胆囊肿大明显，其右肝 S5 段表面有两个小的转移结节（病案十二图 2），决定行肝胰十二指肠联合切除。

　　首先离断胃（病案十二图 3），之后离断胰腺颈部（病案十二图 4），再离断 Treitz 韧带下方 15 cm 处空肠（病案十二图 5），离断胰腺钩突（病案十二图 6），再分别离断门静脉右前支（病案十二图 7）及右后支（病案十二图 8），之后再开始切除肝脏（右半肝 + S4b）（病案十二图 9），移除标本后骨骼化肝十二指肠韧带（病案十二图 9），然后按照 Child 法进行消化道重建，至此手术结束，标本完整切除（病案十二图 10）。

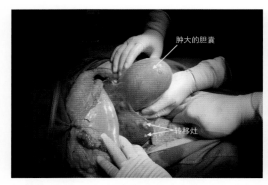

病案十二图 2 开腹所见，准备行 HPD 手术

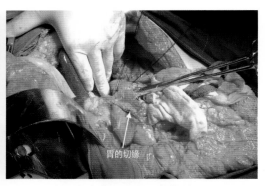

病案十二图 3 离断胃

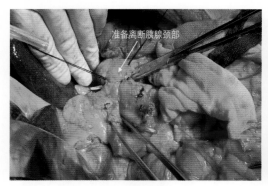

病案十二图 4 离断胰腺颈部

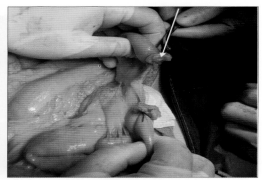

病案十二图 5 离断 Treitz 韧带下方 15cm 处空肠

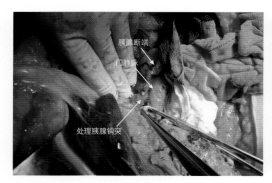

病案十二图 6 离断胰腺钩突

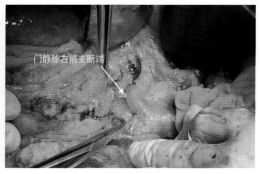

病案十二图 7 离断门静脉右前支

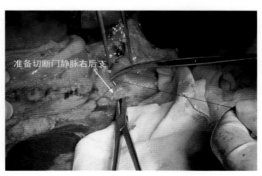

病案十二图 8　离断门静脉右后支

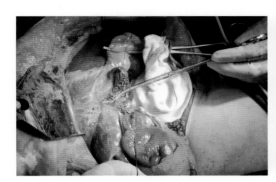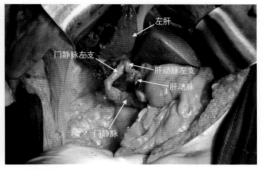

病案十二图 9　切除肝脏（右半肝＋S4b），移除标本后骨骼化肝十二指肠韧带

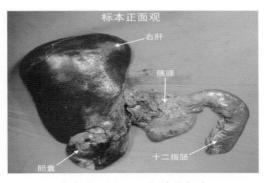

病案十二图 10　切除的标本

术后管理

（1）由于术前有黄疸，术后 3～5 天不建议使用脂肪制剂，以免加重肝脏负担，热量的补充以葡萄糖为主。

（2）及时检查有无胆瘘、胰瘘表现，如果有，应及时发现、及时冲洗引流。

（3）适当应用血浆白蛋白，同时由于肝脏体积减小，注意既不能补液量偏少，引起肾前性肾功能不全，也不能补液量过大，加重肝脏心脏负担。

（4）此患者术后第3天出现胆瘘，间断冲洗，效果尚可，术后7～8天停止，但仍有间断发热，说明有感染并且引流不到位，继而引起肺部感染，肺部感染及腹腔感染加重了肝脏功能的恶化。此时，由于肝脏切除超过标准肝体积的60%，感染对其影响很大。

治疗结果

术后11天患者自觉气促，D-二聚体较高，转入ICU，行胸部平片检查见毛玻璃样改变，考虑肺部炎症？术后第12天，拍背咳痰后，突发胸闷、气促，呼吸停止，死亡。因未行尸检，无法确定是否死于肺部栓塞。

第二部分　经验教训及思考

肝胰十二指肠联合切除（HPD）最早由一名法国医师完成，但是由日本高崎健教授在1980年第一次系统报道了这一手术方式，由于巨大的手术创伤，报道的5例患者中有3例在围手术期死亡，因此，它的手术风险是非常巨大的，最早仅用于胆囊癌手术。随着认识的深入，它逐渐被用于胆管癌、胆管细胞型肝癌等，是外科临床中的一个挑战性手术。

日本学者在这方面做的数量最多且研究最深，手术方式也相对比较先进（病案十二图11）。生存率方面的统计说明这样的R0切除是有效的（病案十二图12）。同时，国内的学者也进行了胆囊癌不同分期的生存时间分析，证明分期和预后的相关性很大（病案十二图13）。

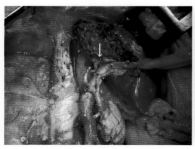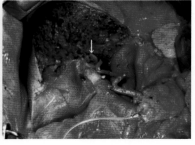

病案十二图11　肝脏左/右三叶切除＋胰十二指肠联合切除

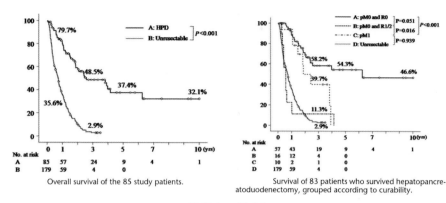

病案十二图 12

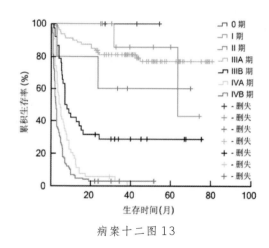

病案十二图 13

对其手术适应证，我们中心是这样进行控制的：

① TNM 分期为 III 期或 Nevin 分型为 Nevin IV 型的胆囊癌，即肿瘤侵犯胆囊全层，且侵犯周围脏器（肝脏、胆管、十二指肠、胃窦、结肠等），但未出现远处转移（肺转移、骨转移、腹膜转移），亦即局部晚期。

②左肝动脉可从肿瘤中剥离，左侧门静脉少许受侵，但仍可切除再吻合（因为我们要切除右肝，需要保留左侧入肝血流）。

③无黄疸，或经 PTCD/ENBD 引流后总胆红素 ≤ 60 μmol/L。

④残余肝脏体积≥正常肝体积 40%。

⑤第 16 组淋巴结阴性。

⑥无心肺严重疾患。

由于 HPD 手术需要切除超过 50% 以上的肝脏，因此术前功能评估至关重要，我们常依据以下指标对手术前肝功能进行评估。

（1）明确以下检测指标：

① 通常在 CT 或超声下进行肝脏体积的测定，之后再进行准备切除的肝脏体积测定、预留肝脏体积测定。预留肝脏体积（FRLV）与标准肝脏体积（SLV）之比能够初步判断肝脏切除的安全性。合并慢性肝病者，通常 FRLV/SLV ≥ 40% 是安全的，而肝功能正常者 FRLV/SLV ≥ 25% ~ 30% 是安全的。

② 体表面积（m^2）= 0.006 1× 身高（cm）+ 0.012 8× 体质量（kg）− 0.152 9。

③ 残留肝体积（术前 CT 测得全肝体积与术中切除肝脏体积之差）。

④ 标准残肝体积 = 残肝体积/患者体表面积 =（CT 测全肝体积 − 实测肝切除体积）/ 患者体表面积。

⑤ 标准肝体积（SLV）= 11.5× 体质量（kg）+ 334。

⑥ 测量肝脏体积，测量肿瘤体积，计算肝切除体积，再计算肝切除率。

$$肝切除率 = \frac{肝切除体积 − 肿瘤体积}{全肝体积 − 肿瘤体积} \times 100\%$$

⑦ 肝硬化患者肝体积为 931 ± 30 cm^3，正常人肝脏为 1070 ± 412 cm^3。美国及欧洲的一些团体使用肝脏体积与体表面积（BSA）的公式计算肝脏体积（LV）：LV（ml）= 706.2×BSA（m^2）+ 162.8。

（2）利用高崎健教授设计的 ICG 15 min 滞留率与切除肝体积图表（病案十二图 14）进行评估。

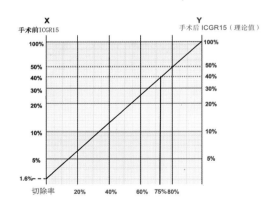

病案十二图 14　残余肝功能简单图表

（3）综合评估：

① 对右半肝切除，务必在术前进行准确评估。

② 肝脏储备功能不足、残余肝体积较小、黄疸较重、腹水较多的情况都需要提前处理。

③ 通常情况下，我们希望 Child-Pugh 评分为 A 级（个别 B 级）、无腹水，黄疸情况下最好减黄至总胆红素 ≤ 60 μmol/L，按照高崎健教授的 ICG 评估曲线，无肝炎肝硬化者残肝体积≥标准肝体积 30%。

④ 有肝炎、肝硬化者残肝体积≥标准肝体积 50%，符合这样的标准，术后无肝衰竭的概率会高一些。

根据我们完成的 HPD 手术，我们将手术方式分为以下几类，并针对性地对这些手术方式产生的严重并发症进行分析。

（1）HPD 手术方式：① S5、S6、S7 切除 + PD；② S4、S5、S6、S7、S8 切除（合并右侧 PVE）+ PD；③ S4、S5、S8 切除 + PD（泰姬陵式手术）；④ S4b、S5 切除 + PD；⑤ S4b、S5、S6、S7、S8 切除 + PD。

（2）并发症发生的原因。① 近期并发症（术后 5 天之内）：创面渗血、凝血障碍、出血（结扎线头脱落等）、胆瘘、休克、DIC。② 中期并发症（术后 5 天至 2 周）：胰瘘、肺部感染、肺不张、胸腔积液、胰瘘出血、发热、腹腔感染、胆瘘、肝功能障碍等。③ 远期并发症（术后 2 周以上）：腹水、凝血障碍导致瘀斑、肝功能不全直至衰竭、反复发热（反流性胆管炎）、黄疸、疼痛、复发转移、肺栓塞猝死。

（3）并发症的分析及处理。我们将 HPD 手术并发症分为以上早、中、晚三个时期，每个时期的并发症有各自的侧重点。

近期并发症：主要是切除手术后的共性问题，如出血，多是因为创面大、止血不彻底或结扎线头脱落。个别病例是因为肝功能基础不好，加之切肝导致凝血障碍加重，引起广泛渗血，处理不当会引起休克、DIC。还有些病例因胆管结扎处理不到位引起胆瘘。针对这些并发症，我们多数采取引流、冲洗、补液、止血、输入新鲜血浆、补充白蛋白等方法，多可以纠正。个别出血采取保守治疗效果不好的患者可以再次剖腹探查，必要时碘仿纱条填塞止血，做好损伤控制，7 ~ 10 天再拔除纱条。

中期并发症（术后 5 天至 2 周）：大多数与 PD 有关，PD 术后引起的胰瘘、胆瘘可以引起腹腔感染，继发全身感染、发热，导致肺部感染、肺不张、胸腔积液，此时的低氧血症造成红细胞破坏增加、胆红素生成过多而引起溶血性黄疸，肺性缺氧时肝细胞可出现严重受损，谷丙转氨酶、谷草转氨酶显著升高。二氧化碳潴留合并代谢性酸中毒等因素均可加重肝细胞损害和导致红细胞脆性增加而发生溶解，进而发生肝功能障碍，引起转氨酶、直接胆红素升高或居高不下，最严重的是腐蚀血管，引起大出血。此期的处理要点是保持、保证腹腔引流管位置摆放到位，引流可靠，必要时冲洗引流。针对血培养及引流液培养结果选择合适的抗生素，注意保护肝功能，避免服用严重损害肝功能的药物，此期的处理至关重要，引流管的有效、充分引流是保障安全的前提。没有胰瘘、胆瘘引起的感染，肝脏负担将不会加重，患者会平稳度过该时期。我们中心采用胰肠吻合口周围上、下、前、后四边法放置冲洗引流管，可以多角度全方位引流，效果较理想。

远期并发症（术后 2 周以上）：主要原因在于残余肝脏功能不足以支持全身代谢，引起小肝综合征或肝功能不全（衰竭），究其原因，主要有以下几点：

① 术前评估不充分，按照名古屋大学标准：当预留肝脏符合以下公式，即 FLR/TV×ICGK > 0.05 时［其中 FLR 为剩余肝体积（ml），TV 为全肝体积（ml），ICGK 为吲哚氰绿血浆清除率，ICGK 可通过特定仪器测定］，肝脏切除体积相对安全，因此，当预留肝脏体积不足时很容易发生肝功能不全。

② 术前黄疸引流不充分（通常认为血总胆红素 ≤ 200 μmol/L 即可，但我们认为血总胆红素 ≤ 60 μmol/L 安全）。

③ 术中切除肝体积较多，或功能区域剩余较少（因为肝静脉回流障碍等）。

④ 术后由于胆胰瘘引起肺不张、缺氧，不利于肝功能恢复。

⑤ 全身感染使肝功能受累，肝功能降低。

⑥ 肝硬化较重使其增生能力下降。

以上这些都会导致肝功能障碍或不全，引起腹水增多、蛋白丢失、凝血功能障碍，导致全身瘀斑、黄疸，甚至肝衰竭、死亡。除此之外，晚期并发症还有疼痛（与清扫不彻底有关）、局部复发或全身转移，个别患者出现肺栓塞猝死。针对此期以肝脏功能不全为主的并发症，一定要尽量输入新鲜血浆、白蛋白，同时避免应用损伤肝脏的药物，尽量延长恢复时间，给肝脏增生创造条件和时间。当凝血机制紊乱和肝功能下降，达到肝衰竭早期表现时，我们可以果断应用人工肝支持系统。但是，当上述措施效果不佳时，患者的预后往往不乐观。

此例患者术后早期即出现胆瘘，冲洗引流后好转，但间断有发热，说明腹腔仍有感染，腹腔的感染此时对肝功能的影响是比较大的，同时极易引起肺部感染，导致肺不张，这些因素也使患者不能早期下地活动，术后第 11 ~ 12 天出现胸闷、气促、D-二聚体升高，说明已有肺栓塞的可能，如果有条件，在监测血气分析前提下根据 PO_2、PCO_2 情况决定是否经鼻气管插管，并使用糖皮质激素、抗生素，如栓塞面积较小，应该可以恢复，但如果栓塞范围较大，则恢复可能性较小。

因此，胆囊癌 HPD 手术作为胆囊癌根治手术的一种，对达到 R0 切除有很大的意义，但它带来的较高的复杂精细操作要求、较高的并发症发生率及病死率也同样不容小觑，只有做好术前认真的评估，术中仔细的操作，术后严谨的管理，才有可能达到较理想的结果。

（段伟宏　王仲文）

参考资料

[1] Takasaki K，Kobayashi S，Mutoh H，et al. Our experiences（5 cases）of extended right lobectomy combined with pancreato-duodenectomy for the carcinoma of the gall bladder（in

Japanese）[J]. Tan to Sui，1980，1：923–932.

[2] Tomoki Ebata, Yukihiro Yokoyama, Tsuyoshi Igami. Hepatopancreatoduodenectomy for cholangiocarcinoma：a single-center review of 85 consective patients[J]. Annals of Surgery, 2012, 256(2): 297–305.

[3] 李杰，徐心，唐楷杰，等.胆囊癌 453 例患者临床分析 [J]. 山西医科大学学报，2016, 47（2）：164–166.

[4] 段伟宏，来运钢，刘军桂，等.胆囊癌肝胰十二指肠联合切除严重并发症分析与处理 [J]. 腹部外科，2016, 29（5）：339–342

[5] 陈华，舒雅仙.慢性阻塞性肺疾病 88 例医院感染临床分析 [J]. 实用老年医学，2006, 20: 53–54.

[6] 罗慰慈.现代呼吸病学 [M]. 2 版.北京：人民军医出版社，1998: 196–199.

[7] Seemungal TA, Donaldson GC, Bhowmik A, et al. Time course and recovery of exacerbations in patients with chronic obstructive pulmonary disease[J]. Am J Respir Crit Care Med, 2000, 161: 1608–1613.

[8] 杜烨玮，张健，孙仁宇，等.衰老大鼠急性肺损伤诱导肝脏受损的研究 [J]. 中华结核和呼吸杂志，2002, 25: 744–747.

[9] 欧敏，徐武，顾珏，等.老年肺心病并发多脏器功能不全综合征 71 例临床分析 [J]. 实用老年医学，2005, 19: 246–247.

[10] Sakamoto Y, Nara S, Kishi Y, et al. Is extended hemihepateco myplus pancreaticoduodenectomy justified for advanced bile duct cancer and gallbladder cancer？ [J].Surgery, 2013, 153: 794–800.

[11] Nakashima A, Yamaguchi H, Shibasaki SI, et al. Resected or remnant liver volume and standard liver volume ratio in patients with major hepatectomy[J]. Acta Medica Nagasakiensia, 2003, 48: 125–128.

[12] 董家鸿，郑树森，陈孝平，等.肝切除术前肝脏储备功能评估的专家共识 (2011 版)[J]. 中华消化外科杂志，2011, 10: 20–25.

[13] Mjredhead S. The value of residual liver volume as a predictor of hepatic dysfunction and infection after major liver resection[J]. Gut, 2005, 54: 289–296.

[14] Guo K, Ren J, Wang G, et al. Early liver dysfunction in patients with intraabdominal infections[J]. Medicine, 2015, 94: 1555–1559.

[15] Malham M, Jorgensen SP, Ott P, et al. Vitamin D deficiency in cirrhosis relates to liver dysfunction rather than aetiology[J]. Word J Gastroenterol, 2011, 17: 922–925.

病案十三　腹腔镜胆囊切除术后胆道损伤

诊断： 腹腔镜胆囊切除术后胆道损伤，Bismuth Ⅱ型

术式： 第一次手术方式为达·芬奇机器人下 T 管置入左右肝管外引流术；第二次手术方式为高位胆管成形，胆管空肠 Roux-en-Y 式引流术

提纲： 患者为中年女性，在当地医院以"胆囊炎，胆囊结石"行腹腔镜胆囊切除术，术后出现胆瘘并经检查诊断为胆管损伤，为进一步治疗入院。入院后先后行两次手术，第一次为达·芬奇机器人下微创 T 管外引流术，第二次为开放下行高位胆管空肠 Roux-en-Y 引流术，术后恢复良好。

第一部分　诊疗过程

既往病史

患者女性，49 岁，因上腹部疼痛 1 周入院。诊断为"胆囊炎，胆囊结石"。2009 年 12 月 1 日在当地医院行腹腔镜下胆囊切除术。术中见胆囊肿大、高度水肿。切除胆囊后见肝总管有一 0.8 cm×0.3 cm 破口，给予腹腔镜下修补缝合，放置腹腔引流管。术后腹腔引流管持续引流出清亮金黄色胆汁，平均引流量约 500 ml/d（400 ~ 600 ml/d）。其后两次行 MRCP 检查，提示肝门部胆管 2 ~ 3 cm 缺损。患者自胆囊手术以来，无发热、黄疸、腹痛等不适，精神、饮食和二便正常，无白陶土样大便改变，体重下降约 5 kg。入院后完善各项检查，诊断"胆瘘、医源性胆道损伤"。 2010 年 1 月 6 日在全麻下行达·芬奇机器人辅助下腹腔探查，术中见局部粘连，水肿明显，无法行一期胆道修复手术。遂找到左右肝管汇合处，在此处置入一根 T 管。分别插入左右肝管直接行 T 管外引流（病案十三图 1 ~ 病案十三图 4）。术后给予抗炎、保肝、抑酸、补液等相关治疗。

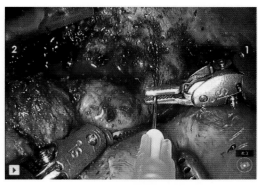

病案十三图 1

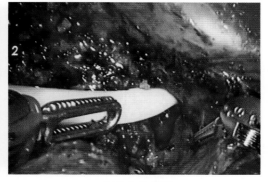

病案十三图 2

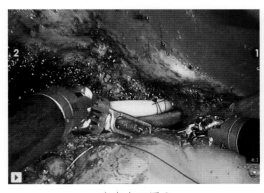

病案十三图 3

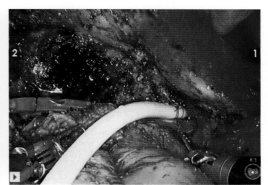

病案十三图 4

患者出院后精神饮食好，无寒战发热及皮肤、巩膜黄染，24 h T 管可引流出 800 ~ 1 000 ml 清亮金黄的胆汁，并每日口服之。术后 4 个月行第二次手术治疗。术前检查提示：胆管缺损约 4.5 cm，缺损段较长，遂在 2018 年 5 月 21 日夹闭引流管使其左右肝管扩张，夹闭前左右肝管直径约为 0.5 cm。夹闭胆道引流管 11 h 后见肝内胆管扩张，约 0.9 cm。5 月 25 日患者出现皮肤瘙痒。2018 年 6 月 3 日在开腹手术下行粘连松解，左右肝管汇合部肝管空肠 Roux-en-Y 吻合。术后给予抗炎、抑酸、补液治疗。2018 年 6 月 9 日拔除腹腔引流管。术后至今未出现寒战发热，恢复情况良好。

手术过程

1. 第一次手术过程

全麻成功后，仰卧位头侧抬高 30°，常规消毒铺巾，脐左上侧 3 cm，切开皮肤 1 cm，Veress 针腹腔建立 CO_2 气腹（腹内压维持 14 mmHg），放置 12 mm Trocar 后放入腹腔镜头，直视下于脐右上侧 2 cm、左右腋前线肋下 5 cm 处分别放置 12 mm、8 mm Trocar。探查腹腔：腹腔内无腹水及异常结节，腹壁可见少量网膜粘连，肝门部网膜致密粘连；腹腔引流管近腹壁处裸露未见包裹；肝脏外观色泽和形态正常，安装机器人操作臂操作器械。先分离腹壁粘连后再仔细分离肝门部粘连：胃小弯侧及十二指肠球部和肝门部粘连严重，分离过程中注意避免损伤胃肠道。循腹腔引流管窦道向近侧仔细分离，在窦道末端处可见较多金黄色胆汁溢出；在肝十二指肠韧带左侧仔细钝性分离，见肝总管左后侧壁一枚金属钛夹，肝总管后方有一约 4 cm×3 cm 胆汁瘤样改变，周围为感染坏死组织、坏死的胆管壁和陈旧肉芽。用 8 F 尿管探查证实局部为左右肝管汇合部，并经左右肝管插管术中造影证实；右后肝管亦在该处显影。考虑局部感染、坏死，无法同期行胆道重建术。向家属交代病情后于局部放置 14 F T 管，两臂分别置入左、右肝管内，用 4/0 可吸收线固定 T 管。T 管下方放置一根剪有侧孔的细硅胶引流管。冲洗腹腔后，T 管从右上腹另戳孔引出固定，引流管从原腹腔引流管口引出固定。卸除机器人器械，逐层缝闭 Trocar 孔切口，皮肤皮内缝合。术毕患者清醒后拔除气管插管，安返病房。

2. 第二次手术过程

患者仰卧位，原位保留胆道引流管，常规消毒铺巾。取右上腹正中反"L"形切口，长约 25 cm，逐层入腹。保护切口后探查腹腔，腹腔内无腹水、脓肿，肝脏体积形态正常，外观呈轻度淤胆改变；胆囊缺如，肝门部可见致密粘连，原位 Trocar 位置可见少量网膜粘连，余无明显异常。沿胆道引流管剪开窦道，向近端逐渐游离至肝门部，拔除胆道引流管后见左、右肝管汇合部扩张，内径约 9 mm，左、右肝管略扩张，内径约为 5 mm，流出金黄色胆汁通畅，内无结石、狭窄等异常。修剪取出胆管汇合部瘢痕组织，见保留光滑内膜面胆管断端作为胆肠吻合口。取距 Treitz 韧带 12 cm 处横断空肠，近端缝闭后经横结肠后方上提至肝门部备胆肠吻合用；远断端于距胆肠吻合口 50 cm 处行肠肠端侧吻合术。于近端 3 cm 处系膜对侧剪开肠壁 8 mm，用 4-0 可吸收线与长管汇合部行后壁连续、前壁间断胆肠吻合术。胆管内未放置引流管。冲洗腹腔，检查创面无活动性渗血和胆汁漏出，于胆肠吻合口后方放置 2 根剪有侧孔的硅胶引流管，经右肝下从右上腹原胆道引流管皮肤窦道引出、固定。

术后管理

（1）术后常规抗感染、补液，早期 1 周内可以口服地塞米松，以减轻组织炎性水肿。

（2）第一次手术行肝管外引流术，若引流管内胆汁量 ≥ 800 ~ 900 ml/24 h，说明有感染可能。可适当用抗感染药物控制，并在胆汁性状正常情况下将胆汁口服以利消化功能恢复。

（3）肝功能状态较差时饮食以清淡为主，随着肝功能的改善逐渐进普食。

第二部分　经验教训及思考

1.本病案特点

此例患者在外院的第一次手术是腹腔镜胆囊切除术，手术是在炎症急性期完成的，这时胆囊及周围组织水肿、粘连，容易造成医源性胆道损伤，尤其对经验不足的医师更是如此。

2.胆总管下段解剖生理特点

汤朝晖指出，随着人体胚胎的发育完善，胆总管、胰腺、十二指肠等器官聚生成一个整体，并被部分结缔组织固定于上腹深部，组成特殊的解剖结构，也就是大家所说的胆胰肠结合部。胆总管下段分为胰腺段及十二指肠壁内段（病案十三图1），胰腺段位于胰头和十二指肠之间，部分或全部埋藏在胰头的实质内，或部分位于胰头、十二指肠降部的后方，此段胆管在进入十二指肠前以一定的角度向右后下倾斜，与十二指肠间形成一倾斜夹角，通常角度为 $40.5° \pm 4.6°$。角度的大小可直接影响胆总管十二指肠壁内段长度，角度愈大，则壁内段愈短，反之愈长。在此段胆管进入十二指肠前，仅被少量结缔组织所覆盖，并无胰腺组织，其长度亦与胆总管十二指肠间角度有异，一般为 1.67 ± 0.52 cm，厚度为 $0.20 \sim 0.35$ cm。由于这段胆管具有在走向上发生变化、与十二指肠间形成夹角、无胰腺组织覆盖、管壁相对薄弱等解剖特点，胆道探查时最容易发生胆管损伤，可合并胰腺、十二指肠损伤。同时由于其与下腔静脉之间也仅有少量结缔组织分隔，严重时甚至合并下腔静脉损伤。胆总管斜行穿入十二指肠形成胆总管十二指肠壁内段，长 $0.8 \sim 2.4$ cm，最终开口于十二指肠降部中下段后内侧，但也有少数人开口位置发生变异，开口于十二指肠第三段。此段胆总管在进入十二指肠壁行程中，后壁或后内侧壁与主胰管汇合，形成膨大的长 $0.3 \sim 1.5$ cm 共同通道，管腔括约肌向十二指肠腔突出而使肠黏膜隆起，形成十二指肠乳头。对外科医师和内镜医师来说，术前了解胆总管十二指肠壁内段长度是十分有益的。在对胆总管下端狭窄的病例进行治疗时，若要完全解除括约肌的功能，就需切开并延长到胆总管十二指肠壁内段的全长，切口的顶端应到达十二指肠壁外，即胆总管刚进入十二指肠处，任何较短的切开都不能完全解除括约肌的收缩功能。若切开在 0.8 cm 以下，则胆总管下端括约肌功能尚可保留，临床上一般不发生肠液反流，尤其适用于十二指肠乳头狭窄，若切开超过 2.5 cm，则十二指肠瘘、出血等并发症发生率明显增加。

3.胆总管下段损伤的原因

胆道探查过程中，经常使用金属探条探查扩张胆总管下段、使用取石钳取石等操作可导致胆总管下段损伤，常见原因有：① 患者肥胖与麻醉不满意导致术中暴露不佳；② 基础疾病所引起的胆总管下段狭窄或闭塞变形；③ 胆总管壁炎性水肿，壁脆；④ 金属探条使用时用力不当，行走方向不准确，操作粗暴；⑤ 无或不使用胆道镜。其中因术者不熟悉胆总管下段解剖特点、操作粗暴等原因造成的医源性损伤尤为常见。胆道探查中容易损伤的部位为胰腺段胆管向十二指肠壁内段移行处，究其原因与此处解剖特点有关，胰腺段胆管走行较直，到此处后走向开始转为右后下方，与十二指肠形成夹角，并且此段胆管仅有少量结缔组织覆盖，管壁较薄，前方胆管管腔较细、管壁具有较多括约肌，探条等较硬器械在遇到阻力后容易从此处穿透造成损伤。

4. 医源性胆道损伤原因分析

林先盛在其文章中指出：医源性胆道损伤最常见于胆囊切除手术，随着腹腔镜技术的普及，越来越多的医源性胆道损伤见于腹腔镜胆囊切除患者，仔细分析，导致胆道损伤的主要因素有以下几点。

（1）解剖性因素。胆道系统变异尤其常见，常见的变异有：① 胆囊、胆囊管及左右肝管解剖变异，包括胆囊管过长、过短，胆囊管开口于右肝管，胆囊管与胆总管并行等。② 副肝管、迷走胆管解剖变异，副肝管变异的出现率在 10% ~ 20%，以右侧多见，它的开口接近胆囊管开口时，很容易被损伤。迷走胆管多开口在胆囊床部位，切除胆囊过程中如果剥离过深很容易损伤迷走胆管。③ 胆囊动脉和肝动脉的变异，胆囊动脉起源于右肝动脉，但亦有起源于肝总动脉及左肝动脉，亦有胆囊动脉较短，很容易损伤右肝动脉。如果手术中不能够辨认变异的解剖，出血时在血泊中解剖胆囊三角时就很容易导致胆管损伤。

（2）病理因素。因病理因素导致局部解剖不清，很容易导致医源性胆道损伤，如急性化脓性坏疽性胆囊炎、慢性胆囊炎反复发作、Mirizzi 综合征等疾病，其胆囊三角周围组织充血、水肿，局部严重粘连，正常的解剖关系难以辨认，容易发生胆道损伤。十二指肠溃疡反复发作会引起周围组织炎症粘连，导致肝十二指肠韧带解剖变异，行胃大部切除术时可能损伤胆管及其血管。

（3）技术因素。术者的经验技术以及术中心态亦是手术是否成功的一个很重要因素。很多医源性胆道损伤病例发生在基层医院，且通常是在刚开始开展腹腔镜胆囊切除时发生，究其原因，主要是技术不过关，很多医师没有经过严格、正规的培训，仅仅参观学习后很短时间就开展手术，对器械不熟悉，不能适应腹腔镜下操作，手术动作不协调。腹腔镜是二维摄像系统，手术操作仅靠器械完成，术者缺乏体会，此时很容易导致胆道损伤。初学腹腔镜胆囊切除时，过分追求速度、出血时盲目钳夹、分离三角时大束分离均易导致胆道损伤。我们行腹腔镜胆囊切除时，要求仔细分离胆囊前后三角，尽量先处理胆囊动脉，看清胆囊管和肝总管后离断胆囊管，在此过程中不宜过度牵拉胆囊，以免将胆总管误认为胆囊管。另外，LC 术后延迟性高位胆管狭窄也时有发生，与电凝的使用造成肝外胆管的热损伤有关。此外，术中麻醉不满意、腔镜器械清晰度不佳、患者肥胖暴露不佳等因素均都是影响手术成功的因素。

5.医源性胆道损伤的分类

目前国内外对医源性胆道损伤的分类方法较多，尚无统一的标准。这些分类方法多数是根据损伤程度和损伤部位分类的。目前，国际上最常用的是 Bismuth 分类法和 Strasberg 分类法。

（1）Bismuth 分类法。Ⅰ型：左侧右侧肝管汇合部以下胆管的残端长度≥2 cm；Ⅱ型：左侧右侧肝管汇合部以下肝管残端的长度 <2 cm；Ⅲ型：左右肝管相连续，肝管汇合部的顶端完整；Ⅳ型：左、右肝管不连通，左、右肝管汇合部的顶端受损；Ⅴ型：Ⅰ型、Ⅱ型或Ⅲ型 + 右副肝管梗阻。

（2）Strasberg 分类法。Bismuth 分类法主要用于开腹胆囊切除术时期，只能对胆管狭窄进行分型，不包括胆管壁撕裂、胆管横断等其他复杂类型的胆道损伤，随着 LC 等新术式的盛行，医源性胆道损伤（IBDI）的形式更加多样性和复杂性，所以有必要进一步修订 Bismuth 分类，Strasberg 分类法是对 Bismuth 分类法的修订，将胆管损伤分为 A ～ E 五型，其中又将 E 型按 Bismuth 分类法进一步分为五型，具体如下。

A 型：胆囊管残端瘘或肝床小胆管瘘；B 型：右副肝管夹闭；C 型：右副肝管横断但没有被夹闭；D 型：主胆管侧壁损伤；E 型：又分为 E1 ～ E5 型，分别与 Bismuth Ⅰ ～ Ⅴ型相对应。

（3）刘允怡分类法。与上述分类方法相比，这种分类方法不仅易记，还将血管损伤包括在内，由于此类血管损伤多与重度胆道损伤并存，因此将其加以考虑对治疗方法有一定的指导意义，其分类为：① 胆囊管残端瘘或胆囊床部位的细小胆管损伤；② 肝总管或胆总管的部分有损伤；③ 肝总管或胆总管切断；④ 左 / 右肝管或肝区胆管损伤；⑤ 胆道损伤合并肝血管损伤。

（4）中华医学会外科学分会胆道外科学组 2013 年发布的胆管损伤的诊断和治疗指南：此分类方法根据胆管树损伤的解剖部位、致伤因素、病变特征和防治策略全面涵盖、准确概括各种胆管损伤的病理特征，对各类胆管损伤的防治和预后评估具有指导意义，其将胆管损伤分为 3 型 4 类。

Ⅰ型损伤（胰十二指肠区胆管损伤）：根据胆管损伤部位以及是否合并胰腺和（或）十二指肠损伤可分为 3 个亚型。Ⅰ1 型，远段胆管单纯损伤；Ⅰ2 型，远段胆管损伤合并胰腺和（或）十二指肠损伤；Ⅰ3 型，胆胰肠结合部损伤。

Ⅱ型损伤（肝外胆管损伤）：指位于肝脏和胰十二指肠之间的肝外胆管损伤，依据损伤的解剖平面将Ⅱ型损伤分为 4 个亚型。Ⅱ1 型，汇合部以下至十二指肠上缘的肝外胆管损伤；Ⅱ2 型，左、右肝管汇合部损伤；Ⅱ3 型，一级肝管损伤 [左和（或）右肝管]；Ⅱ4 型，二级肝管损伤。

Ⅲ型损伤（肝内胆管损伤）：指三级和三级以上肝管的损伤，包括在肝实质外异位汇入肝外胆管的副肝管和变异的三级肝管损伤，以及来源于胆囊床的迷走肝管损伤。

依据胆道损伤的病变特征将其分为 4 类：a 类，非破裂伤（胆道管壁保持完整的损伤，包括胆管挫伤以及因缝扎、钛夹夹闭或其他原因造成的原发性损伤性胆管狭窄）；b 类，裂伤；c 类，组织缺损；d 类，瘢痕性狭窄（指胆管损伤后因管壁纤维化而形成的继发性胆管狭窄）。

患者的具体分型可由以上分型、分类组合确定，如 II 2c 型为汇合部胆管损伤伴组织缺损，Bismuth I 型和 II 型胆管损伤均属 II 1d 型。

黄志强院士把胆管损伤的部位和损伤程度结合在一起进行分类，根据胆道损伤部位分为 3 级：I 级，肝内胆管系统损伤，在 2 级肝管分支及以上平面；II 级，围肝门区域胆管损伤，在肝总管与胆囊管汇合部以上，包括 1 级肝管；III 级，胆总管或肝外胆管损伤。根据胆管伤程度分为 4 级：A 级为部分损伤，B 级为横断伤，C 级为横断合并缺损，D 为狭窄。

6. 如何进行胆道损伤的修复

胆管损伤外科修复方法包括胆管修补术、胆管对端吻合术、替代组织修复术、胆管结扎术、胆肠吻合术（胆管空肠 Roux-en-Y 吻合和胆管十二指肠吻合等）、肝切除术和肝移植等。胆管壁小的破损可用可吸收线缝合，同时置 T 管支撑。胆管壁损伤范围较大或被结扎、切断时，应将毁损段胆管切除，用 5-0 或 6-0 可吸收线将新鲜、健康的胆道断端行对端吻合修复，同时适当游离两断端以确保吻合口无张力，并保证胆管血供良好，在吻合口上或下方正常胆管处另开口置 T 管支撑吻合处，T 管留置 6 个月至 1 年后拔管。如胆管壁缺损段较长，勉强行对端吻合可能会因血供差或者张力大而失败，此时胆肠 Roux-en-Y 吻合较为安全。胆管空肠吻合应注意切除炎性瘢痕胆管，用正常的胆管吻合，注意保护胆管的血供，确保吻合口无张力，应该选择可吸收线间断吻合，充分显露肝门部胆管，对胆管损伤位置较高已深入一侧肝内二级分支以上的高位胆管狭窄，勉强行高位胆肠吻合远期再次发生胆管狭窄的机会较高，可行肝方叶切除或者肝正中裂劈开，充分暴露肝门部胆管，在胆管成形后行胆管空肠吻合。如果损伤胆管引流区域较小而且胆管极细，可以将损伤胆管区域肝脏切除。

7. 如何避免胆道损伤

医源性胆道损伤一旦发生，其后果极其严重，如何减少和避免胆道损伤的出现，应该从以下几方面做起。① 手术医师要熟悉胆道解剖，尤其要掌握变异的解剖。很多医源性胆道损伤的发生是由于术者对胆道系统的解剖结构认识不够清。行胆囊切除术时，解剖要精细，不能大束结扎，术中要反复确认胆囊管、肝总管和胆总管的关系，确定无误后再离断胆囊管，在行腹腔镜胆囊切除时，一定要将胆囊前后三角仔细解剖并掏空，分离出胆囊动脉、胆囊管，尽量先处理胆囊动脉再处理胆囊管，因为处理过胆囊动脉后胆囊三角解剖关系更清晰，当解剖结构辨认不清时可行术中胆道造影检查以辨认胆道结构。② 腹腔镜医师要有准入制度，只有进行了正规培训的医师才能行腹腔镜手术，腹腔镜是二维摄像系统，手术操作仅靠器械完成，只有进行了正规训练，了解腹腔镜手术操作特点，操作才能熟练，才不会出现副损伤。③ 手术操作方面：解剖胆囊三角时不要过度牵拉胆囊，因为过度牵拉胆囊会导致胆道解剖变形，可能会把胆总管误认为胆囊管而切断；使用电凝钩时不要长时间持续电凝，否则会因热效应损伤胆道，尽量不要在靠近肝门部电凝胆囊床；尽量保持手术视野清晰，术中一旦发生出血，不要盲目钳夹，因为盲目钳夹很容易损伤胆管和血管，可予以纱布压迫或者按住肝十二指肠韧带，找到出血点后止血；过分追求速度、出血时盲目钳夹、分离三角时大束分离均易导致胆道损伤。④ 手术态度：胆囊切除术不是小手术，一定要认真，不能粗心大意，腹腔镜胆囊切除当病情复杂、很难在腔镜下处理时，应立即中转开腹手术。⑤ 手术器械：腹腔镜胆囊切除时尽量选择高清的腹腔镜器械，这样能够有效地避免胆道损伤的发生。

7. 本病例分析

本例手术在胆道损伤后进行了两次手术，第一次手术时可见腹腔内粘连严重，尚有引流不畅造成的炎性水肿。此时胆管带修复或吻合的区段并未扩张，由于吻合口狭窄及周边炎性环境的存在，贸然进行再吻合或修复未来必定会导致再次狭窄，影响远期生活质量。而单纯为改善局部环境放置引流管行开放手术对刚刚经历了一次手术创伤的患者而言也有诸多不利，因此周宁新教授为其采用了达·芬奇机器人下肝管内置T 形管外引流术。术后经历 4 个多月的引流，待局部炎性环境彻底改善，同时可随时夹此管，使肝内胆管随之增宽，较宽的胆管与空肠吻合后，远期才不会引起吻合口狭窄。患者在经历胆道损伤后再次经历两次手术，术后恢复良好，未再出现寒战、高热及黄疸。目前已健康生活 10 年，随诊一般情况好，肝功能各项指标均正常。

胆道损伤给医患双方都会带来巨大的负面影响，明确胆道先天生理功能及解剖形态，仔细施行手术，在造成胆道损伤后采取及时正确的治疗方式，只有这样才能最大限度避免可能出现的胆汁淤积性肝硬化等严重并发症。

（段伟宏 陈军周）

参 考 资 料

[1] 汤朝晖, 黑振宇, 翁明哲, 等. 胆总管下段解剖生理特点与损伤分型的关系 [J]. 中国实用外科杂志, 2013, 33(5): 357-360.

[2] 孟翔凌, 张宗耀. 胆总管下段解剖与外科临床 [J]. 普外基础与临床杂志, 1988, 4(4): 228-229.

[3] Bismuth H, Majno PE. Biliary strictures: classification based on the principles of surgical treatment[J]. World J Surg, 2001, 25 (10) : 1241-1244.

[4] 林先盛. 医源性胆道损伤的原因分析及处理原则 [D]. 安徽: 安徽医科大学, 2014.

[5] Strasberg SM, Hertl M, Soper NJ. An analysis of the problem of biliary injury during laparoscopic cholecystectomy[J]. J Am Coll Surg, 1995, 180: 101-125.

[6] 刘允怡 . 医源性胆道损伤的分类 [J]. 中华肝胆外科杂志 , 2005, 11(3): 941–942.

[7] 中华医学会外科学分会胆道外科学组 . 胆管损伤的诊断和治疗指南 (2013 版) [J]. 中华肝胆外科杂志 , 2013, 12(2): 81–95.

[8] 黄志强 . 胆管损伤 : 肝胆外科永久的议题 [J]. 中华普通外科志 , 2001, 16(6): 371–373.

[9] 丁家增 , 彭承宏 , 严佶祺 , 等 . 胆道损伤行胆管空肠 Roux-en-Y 吻合术后胆道再次狭窄的处理 [J]. 中国实用外科杂志 , 2007, 27(10): 816–818.

[10] Alexis Laurent, Aain S, Olivier F, et al. Major hepatectomy for the treatment of complex bile duct injury[J]. Annals of Surgery, 2008, 248(1): 77–83.

[11] 黄志强 . 微创外科时代的胆道外科——胆囊切除术尚非平安无事 [J]. 中国实用外科杂志 , 2011, 31(1): 1–3.

[12] 蔡秀军 , 陈继达 , 周振旭 , 等 . 腹腔镜胆囊切除术胆管损伤的危险因素分析 [J]. 中华普通外科杂志 , 2005, 20(6): 347–349.

[13] 董家鸿 . 医源性胆道损伤及损伤性胆道狭窄的现代外科处理 [J]. 中华消化外科杂志 , 2008, 7(1): 6–8.

病案十四　胆囊切除术致胆管损伤 – 胆肠吻合

诊断： 胆囊切除术致胆管损伤（Bismuth Ⅱ型）

术式： 第一次手术腹腔镜胆囊切除术，第二次手术行肝总管空肠 Y 式吻合，第三次手术行肝门板沉降、左右肝管汇合处肝管与空肠 Y 式吻合术、T 管引流术

提纲： 患者为中年男性，在当地医院行腹腔镜胆囊切除术，术后第 1 天发现腹腔引流管内有胆汁样引流液，伴腹痛、发热，证实为胆管损伤，遂于术后第 3 天第二次手术，行胆总管空肠 Roux-en-Y 吻合术；术后间断发热，并有胆瘘表现，遂于术后 3.5 个月再次行第三次手术，术中将肝门板沉降，行左右肝管汇合处肝管空肠 Y 式吻合，置 T 管引流。

第一部分　诊疗过程

既往病史

　　患者男性，38 岁，因间断右上腹痛 4 天，加重 10 h 入当地医院。初步诊断为急性胆囊炎、胆囊结石。于 2018 年 8 月 14 日在全麻下行腹腔镜胆囊切除手术，术后 3 天患者腹部憋胀疼痛不适，行 MRCP 检查后考虑腹腔积液，不除外胆道出血及胆道损伤之可能。于 2018 年 8 月 17 日在全麻下第二次行剖腹探查 + 胆肠吻合手术，术中情况详见后续手术记录。术后给予抗炎、抑酸、保肝、营养支持治疗。患者于 2018 年 10 月 29 日无明显诱因出现高热，皮肤、巩膜黄染，腹腔引流管少量胆汁性液体引出。给予抗炎、保肝治疗上述症状可缓解，其后间断出现。于 2018 年 12 月 24 日第三次行剖腹探查 + 肠粘连松解 + 胆肠吻合口重建手术（病案十四图 1 ～病案十四图 8）。

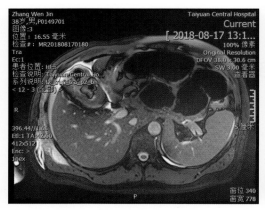

病案十四图 1

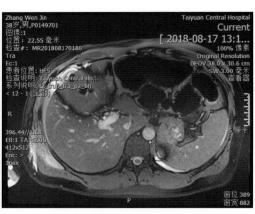

病案十四图 2

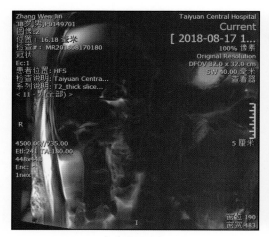

病案十四图 3

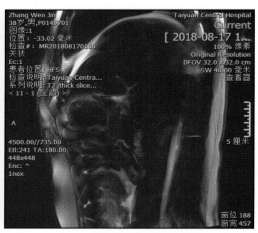

病案十四图 4

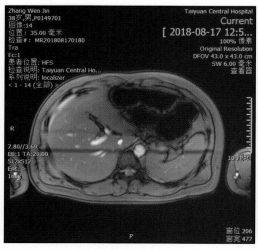

病案十四图 5

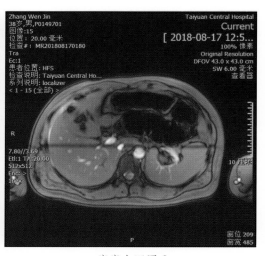

病案十四图 6

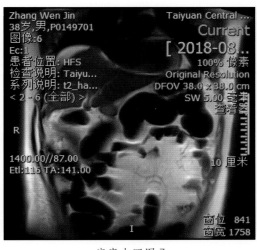
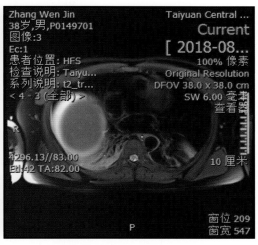

病案十四图 7 　　　　　　　　　　　病案十四图 8

> 手术过程

1. 当地医院第二次手术过程

入腹后探查见腹腔内有褐色胆汁约 800 ml，吸尽胆汁后，显露胆囊三角区，分解三角区粘连，纵向打开肝十二指肠韧带后明确暴露肝总管及胆总管，见肝总管与胆囊管生物夹交汇处有一长约 0.8 cm 焦痂已脱落，可见有胆汁流出，去除生物夹，游离并修剪焦痂处肝总管，距胆总管上段缺损长约 1.2 cm，温盐水冲洗腹腔，考虑胆总管缺损较长，无法行 T 管引流，遂术中决定行胆肠吻合，自左右肝管汇合下方约 3 cm 处横断胆管，以 4 号丝线结扎关闭远端胆管；牵起上段空肠，于 Treitz 韧带约 15 cm 处切断肠管，游离系膜至根部，远端肠管断端闭合后上拉至肝门处，于肠管系膜对侧切一约 0.5 cm 小口，胆总管断端成斜面，与空肠行吻合，先将空肠后壁与胆管近侧端后壁以 4-0 可吸收线间断缝合 4 针，继续予 4-0 可吸收线间断缝合，关闭胆肠吻合口前壁。近端空肠与吻合口远端空肠（距吻合口约 50 cm）行端侧吻合。留置两根引流管于吻合口周围，自右侧腹壁另戳口引出腹外并缝合固定，盆底留置一根引流管自右侧腹壁引出缝合固定。

2. 参与当地医院行第三次手术过程

患者平卧位，取右侧倒 "L" 形切口入腹腔。探查见腹腔内无腹水，肠道与腹壁轻度粘连，肝脏下缘与结肠等脏器粘连紧密，给予松解。于肝门处见原胆肠吻合口右侧有一腹腔引流管穿出，周围窦道形成完整。将胆肠吻合口拆开，见吻合口重度狭窄，为 0.1 ～ 0.2 cm，近端胆管扩张不明显。此时沿胆囊板、肝门板进行肝脏与胆管之间分离，使肝门板沉降，并希望在此处解剖出相对正常状态的胆管。在左、右肝管汇合处解剖出肝总管上缘，此时胆管形态相对正常，宽 1.1 ～ 1.2 cm。将其前后壁切开，胆管远端相连的部分空肠予以继续解剖分离。在原胆肠吻合口右侧 3 cm 处切断闭合空肠，其近端原盲袢部分空肠予以切除。在新闭合端右侧 5 cm 处重新切开空肠对系膜侧肠壁约 1.0 cm，与肝总管行胆管–空肠吻合术。为避免吻合口因炎性反应狭窄，置入 14 号 T 管支撑管。同时将原空肠 Y 式吻合口拆除，在距离新胆肠吻合口 80 cm 处与空肠行空肠空肠 Y 式吻合术，以避免未来可能的反流性胆管炎，术毕，放置引流管后逐层关腹。

术后管理

术前患者有梗阻性黄疸表现，同时有胆道感染的迹象，因此术后要注意：

（1）适当保持较多的液体，入液量不足会导致梗阻性黄疸，引起肾功能不全加重的表现。

（2）应用对肝、肾损害较小，同时效力较强的抗生素。

（3）适当应用糖皮质激素以减轻术后炎性反应，通常我们用 10 mg 地塞米松静脉滴注，每日 1～2 次。

（4）T 管引流持续开放，1～2 个月后可以尝试夹闭引流管，使胆汁全部流入肠道内，6 个月左右建议拔除 T 管。

治疗结果

术后恢复顺利，胆红素在术后当日即出现下降，术后第 10 天胆红素正常，AKP 及 γ–GT 逐渐下降并接近正常。患者未出现寒战、高热等反流性胆管炎表现（病案十四图 9）。

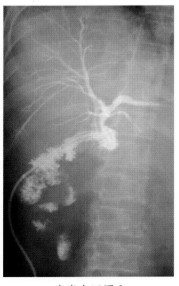

病案十四图 9

第二部分　经验教训及思考

1. 关于胆管损伤的分类

国内黄志强院士曾进行分类：不论开腹手术、腹腔镜胆囊切除术、其他种类手术所造成的胆管损伤，其结果不外是部分性伤、横断性伤、胆管缺失、纤维化及狭窄（无明确的损伤史）；损伤部位可能发生在胆管树的不同平面，它与治疗方法的选择有关。因此，从实际需要出发，可将胆管损伤和狭窄的分类简化。

胆树平面：Ⅰ，肝内胆管系统（一般为二级肝管分支及以上平面）；Ⅱ，围肝门区胆管（一般为胆囊管与肝总管汇合部以上，包括一级肝管）；Ⅲ，肝外胆管或胆总管（一般指胆总管，胆总管下端壶腹部伤作为特殊部位损伤）。

根据损伤的程度，可分为：A 部分性伤；B 横断性伤；C 横断性伤并部分胆管组织缺失（根据手术治疗特点，可以再分为① 肝管汇合部完整和② 肝管汇合部缺失）；D 狭窄（如缝合、钛夹使用不当和缺血或炎症的结果，无明显损伤史）。

分类举例如下。

Ⅰ A：如见于肝断面、胆囊床的胆汁渗漏，多可以自行闭合。

Ⅱ C：肝门部胆管损伤伴胆管缺失，如见于 Davidoff 描述的典型的 LC 胆管伤或 Stewart-Way 分类的第Ⅲ型，亦最常见。

Ⅱ C：肝门部胆管损伤伴肝管汇合部缺失。胆囊管夹闭不全的胆汁渗漏，属于 LC 手术胆道并发症，但不属于胆管损伤范畴。

国际上也有相应的分类方法，如下。

（1）Bismuth 分类法。

Ⅰ型：左、右肝管汇合部下方肝总管或胆管残端长度 ≥ 2 cm；Ⅱ型：左、右肝管汇合部下方肝总管残端长度 <2 cm；Ⅲ型：左、右肝管汇合部顶端完整，左、右肝管系统相连通；Ⅳ型：左、右肝管汇合部顶端受损，左、右肝管系统不连通；Ⅴ型：Ⅰ型、Ⅱ型或Ⅲ型 + 右侧副肝管狭窄，右侧副肝管狭窄。

Bismuth 分类法的应用较为广泛，建立于开腹胆囊切除术盛行的时期，其最初仅用于胆管狭窄的分型，不包括撕裂、横断等其他急性胆管损伤，旨在指导外科医师选择合适的修补部位。后来人们将其广泛用于急性胆管损伤的分类中。但需要指出的是，其用于急性胆管损伤的分类时，同一类型的损伤程度要较评估胆管狭窄时的损伤程度低，因为胆管狭窄往往伴有狭窄平面以上胆管的代偿性缩短和扩张。

（2）Strasberg 分类法。随着腹部外科的不断发展以及 LC 等新术式的盛行，IBDI 的模式也越加多样和复杂，使修订现有 IBDI 分类方法成为一种必然。Strasberg 分类法系对 Bismuth 分类法的改进，其将胆管损伤分为 A ~ E 五型，其中又将 E 型按 Bismuth

分类法进一步分为五型，以便更好地描述 LC 术中所致的胆管损伤模式，具体如下。 A 型：胆囊管残端瘘或肝床小胆管瘘；B 型：右副肝管闭塞；C 型：右副肝管横断且未结扎；D 型：主胆管侧方损伤；E 型：分为 E1 型～ E5 型，分别与 Bismuth Ⅰ～ Ⅴ 型相对应。

（3）刘允怡分类法。此分类方法相对简单易记，具体如下：① 胆囊床处的小胆管损伤或胆囊管残端胆瘘；② 胆总管或肝总管部分损伤（包括有①或没有②胆管组织损伤）；③ 胆总管或肝总管切断（包括有①或没有②胆管组织损伤）；④ 右 / 左肝管或肝区管损伤（部分损伤或切断，包括有①或没有②胆管组织损伤）；⑤ 胆管损伤复合肝血管损伤。与早期的分类方法相比，这种分类方法除简单易记外，还将血管损伤涵盖其中。由于此类血管损伤往往与胆管损伤的高发病率密切相关，且多与重度胆管损伤并存，因此将其加以考虑具有重要意义。该方法临床较为适用，并且对治疗方法有一定的指导价值。

（4）国内外许多学者还提出来其他分类方法，以期能够用来描述所有可能的胆管损伤模式。例如，刘永雄依据胆管损伤的原因、部位、缺损程度及修复特点等提出的分类法，Way 等依据损伤部位和机制提出 Stewart-Way 分类法，黄志强依据损伤性质和部位提出的简化分类法，等等。

需要说明的是，虽然当前胆管损伤的分类方法较多，但均未尽完美，每种分类方法都存在自身的局限性。以临床上最常用的 Bismuth 分类法和 Strasberg 分类法为例，两者均未纳入关键的临床资料，诸如患者的状态、局部血供、损伤发现的时间、有无败血症等，而这些信息对制定损伤处理策略及相应疗效均有较大影响。

2.胆道损伤的修复方法

姜洪池教授在一篇文献中总结了胆道损伤后的处理方法。对 IBDI 的患者一经确诊，应有计划、有步骤地采取合理的治疗程序。总的来说，应遵循"因人而异，因伤而异，因时而异"的原则，全面考虑患者的综合状态，包括性别、年龄、体质、伴发疾病、心理状态等，权衡利弊，选择适宜的治疗策略。应根据胆管损伤的不同类型、不同程度，循证地选择补救措施。手段上既不能过大也不能过小；时机上既不盲动，也不怠慢，稳妥从容。具体的治疗措施包括术中及术后两方面。

（1）术中处理。胆管损伤发现越早，患者的病理生理变化越小，处理也越容易，效果越好。术中如能及时发现，且周围炎症反应不重，组织条件良好时，可考虑 Ⅰ 期修补。对内径 >5 mm 的胆管小裂伤（<5 mm），仅行缺损缝合修补，可不置 T 管引流，但必须引流 Winslow 孔；超过此限度的撕裂甚至横断伤，胆管缺损较大时，可利用自身带蒂组织，如胃壁、空肠壁或游离的肝圆韧带、脐静脉等修补，同时放置内支撑以防狭窄。胆管横断且缺损不大，血运良好，两端无张力，可行对端吻合，内置 T 管引流 6 ～ 12 个月。为降低张力，可另加 Kocher 切口，向上推移胰头和十二指肠降部，最大远离 4 cm 的胆管缺损仍有望端端吻合，胆管壁不宜剥离过多，以保证良好血运。 一般端端吻合只限于术

中及时发现的病例，应符合如下条件：胆管下端通畅；血运良好；直径 >8 mm 损伤部位在左、右肝管汇合部以下。对缺损大无法修补或对端吻合者，采用胆管空肠吻合是较为理想的术式，可适当纵向切开胆管近端以扩大吻合口；如果局部条件很差，则只好充分引流，留待 Ⅱ 期处理。需要强调的是，不论胆管对端吻合还是胆管空肠 Roux-en-Y 吻合，必须保证吻合口无张力，黏膜对黏膜，合理地修剪整形后对端全周吻合，并放置 T 管支撑和引流，以防止术后吻合口狭窄。胆管损伤后首次治疗得当与否，对患者预后及再次手术的困难程度影响极大，应十分慎重，严格掌握首次治疗的原则和时机，防止再狭窄及严重并发症的发生。首次手术如果技术条件不具备或缺乏经验，不要冒险，及时转院处理是上策。

（2）术后处理

①术后早期损伤的处理：如果术后早期出现胆管损伤征象，患者一般状态好，局部炎症不重，在围手术期支持疗法和抗生素应用的情况下，仍可做 Ⅰ 期修补或胆肠 Roux-en-Y 吻合术。关键在于"早期"的期限，各家报道不一，短者 48 h，长者甚至 1 周。笔者认为应严守"因人而异"的原则。如果患者状态不佳，或胆瘘发现较晚，局部条件差，则应首先充分引流胆管和腹腔，4 ～ 6 周以后炎症消退再考虑胆管重建。国外也有学者认为，等待 6 周以上会使损伤区域形成致密的粘连，从而为修复手术增加难度，因此主张只要腹腔感染得以解决即可行修复手术。

②后期胆管狭窄的处理：术后完全性胆管梗阻胆管重建的手术时机也存在争议。过早，梗阻以上胆管径细、壁薄，重建后易发生狭窄；过晚，严重损害肝功能，影响愈合。这里肝功能是决定是否手术的"砝码"，一般认为损伤 4 周后，待 B 超或 CT 提示胆管扩张 ≥ 15 mm 时再行重建比较合适，可以保证吻合口足够大，避免吻合口狭窄的发生。不完全性胆管梗阻常合并严重的胆管感染，应在胆管炎发作间期选择适宜的手术时机。术前应尽可能采用一切手段来确定胆管损伤的程度及局部胆管解剖关系。Roux-en-Y 胆管空肠吻合术是最常用、疗效最为肯定的重建手术。与胆管重建手术失败有关的因素很多，较重要的有：胆管损伤后胆管炎，狭窄位于左、右肝管汇合之上等，此外胆管血运的破坏亦是不可忽视的因素。新近的一项研究表明，应用肝段切除＋肝内胆管空肠吻合术治疗 IBDI，避免了胆管血运破坏的影响，疗效好于肝外胆管空肠吻合。专业人员重建成功率很高，但也受以前再修补次数的影响，因此做好首次重建至关重要。

近年来，随着内镜、影像、介入等技术设备的发展和完善，给 IBDI 的处理提供了新的举措和希望。如应用鼻胆管引流（NBD）闭合胆囊管残端瘘、内镜或 X 线下置入导管、球囊扩张术治疗胆管损伤性狭窄，等等。当今的肝胆外科医师在处理 IBDI 时，必须能够将这些治疗方法与外科治疗手段加以整合，以期制定出合理的综合治疗方案，但要始终牢记做好预防才是应对 IBDI 的上策。正如刘永雄总结的：强调千方百计把避免和预防措施落实在胆管损伤发生之前；一旦发生损伤，把有效及时的处理完成在并发症发生之前；在并发症发生后，把必要的再次手术完成在损伤性胆管狭窄的形成之前；在损伤性胆管狭窄形成后，把确定性处理完成在患者发生不可逆的肝脏损害形成之前。

3.本例患者第二次手术失败原因分析

（1）笔者认为：第二次手术时正是术后第 3 天，局部有炎性反应，但应该不是非常严重。虽然有专家介绍说早期吻合失败比例较高，但此时炎性反应还不是特别严重。术中发现胆管离断距离约 1.5 cm，此时有两种可以采取避免废弃 Oddi 括约肌的胆管对端吻合的手术方式施行。

第一种：将肝镰状韧带游离，肝脏向下拉，同时将 Kocher 切口游离，将十二指肠向上提，尽量缩短缺损区域距离。待两者能够对拢时，可置入 T 管。间断对端缝合两侧胆管，保持胆道连续性，保留 Oddi 括约肌功能。

第二种：局部缺损距离较远，难以对拢缝合，此时可以采用周围带蒂瓣膜进行修补，如肝圆韧带、胃瓣等。目的也是尽可能保留 Oddi 括约肌，避免未来反复出现的反流性胆管炎表现。

（2）如果不能进行上述两种手术方式，加之术中肝总管没有扩张，管径非常细，此时强行进行胆肠吻合，且无法有效放置可起支撑作用的 T 管，则未来的胆肠吻合口一定会变细。该病例第二次术后 1 个月左右即开始出现梗阻性黄疸表现，伴有发热，完全印证了此病理生理过程。

（3）如果为避免此时肝总管空肠吻合引起的未来吻合口狭窄发生，可以采用下述两种方法。

第一种：将肝总管尽量向肝门部游离，直至左、右肝管汇合处，通常此处胆管较宽，为 0.8～1.0 cm。妥善缝合后置入 T 管支撑，半年后拔除，可能远期效果会好。

第二种：由于早期吻合失败比例较高，因此第二次手术只是为将来彻底的第三次手术做准备。具体来说就是找到胆总管断端，远端缝扎，近端置入管径接近的白色尿管，荷包缝合收紧，将尿管引出体外。术后 10 天无胆汁外渗后可逐渐间断夹闭白色尿管，使胆管内径逐渐加大。待术后 3 个左右，炎症反应消失，管径扩张至 1.0 cm 以上时，可第三次手术，行胆肠吻合，一劳永逸地解决问题（病案十四图 10～病案十四图 11）。

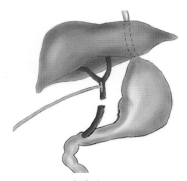

病案十四图 10

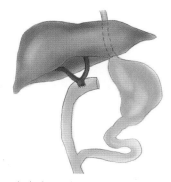

病案十四图 11

4.如何进行肝门板沉降

肝脏通过门板系统与胆囊、胆管相连，肝门处门板系统共有四个部分：① 胆囊板，将胆囊与肝脏相连；② 肝板，将肝脏与胆道相连；③ 脐板，将肝脏与肝圆韧带相连；④ Arantian 板，将肝脏与 Arantius 管道相连（病案十四图 12 ～病案十四图 24）。

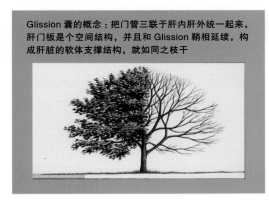

病案十四图 12

病案十四图 13　肝门板的构成

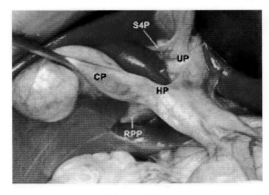

病案十四图 14

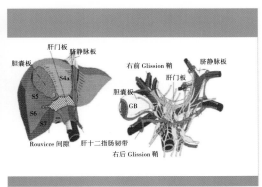

病案十四图 15　肝门板与各管道的关系

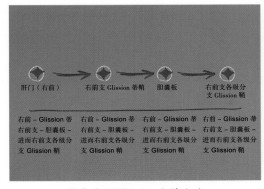

病案十四图 16　右前方向

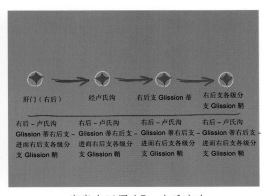

病案十四图 17　右后方向

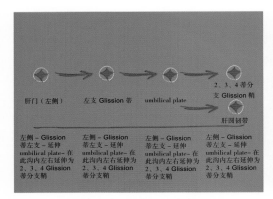

病案十四图 18　左侧

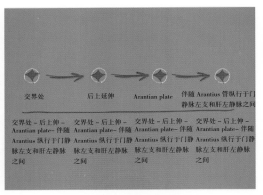

病案十四图 19　右侧

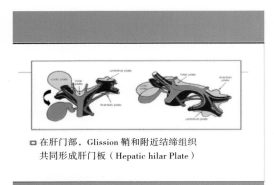

病案十四图 20　肝门板的定义

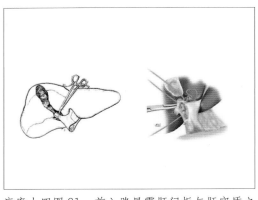

病案十四图 21　前入路显露肝门板与肝实质之间的潜在间隙是暴露左右肝蒂的解剖基础，是 Glisson 蒂断法的核心解剖所在，胆囊板的根部是右前支的标志引导

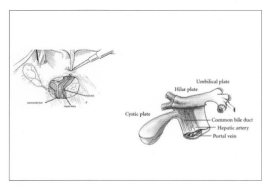

病案十四图 22　因病情或术中情况不能有效降低肝门板时，可把部分 S4 切除，显露左肝蒂

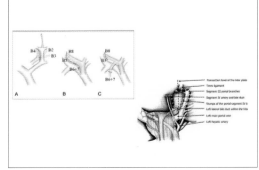

病案十四图 23　解剖 umbilical plate 要注意脐裂内动脉、胆道及门静脉的解剖及与肝左动脉的关系

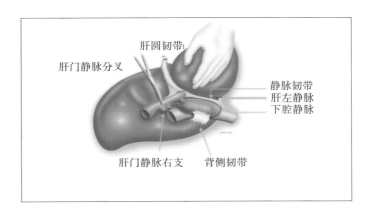

病案十四图 24　肝左叶切除时，循 Arantian plate 断 Arantius 管有助于游离暴露左半肝。同时有助于肝左静脉或肝左、肝中静脉共干的游离

因此，通过反思本例手术经过，我们可以在未来工作中正常理解和认识胆道损伤再处理的时机、方式，避免多次手术给患者带来伤害。

（段伟宏　刘军桂　马　煜）

参考资料

[1] 黄志强 . 关于胆管损伤的分类 [J]. 中国微创外科杂志 , 2004, 4(6): 449–449.

[2] 刘允怡 . 医源性胆道损伤的分类 [J]. 中华肝胆外科杂志 , 2005, (3): 149–150.

[3] Bismuth H, Majno PE. Biliary strictures: classification based on the principles of surgical treatment[J]. World Journal of Surgery: Official Journal of the Societe Internationale de Chirurgie, Collegium Internationale Chirurgiae Digestivae, and of the International Association of Endocrine Surgeons, 2001, 10(10): 1241–1244.

[4] Strasberg SM, Hertl M, Soper NJ. An analysis of the problem of biliary injury during laparoscopic cholecystectomy[J]. J AM Coll Surg,1995, 180101–125.

[5] Alves A, Farges O, Nicolet J. Incidence and consequence of an hepatic artery injury in patients with postcholecystectomy bile duct strictures[J]. Ann Surg, 2003, 238(1): 93–96.

[6] Mcpartland KJ, Pomposelli JJ. Latrogenic biliary injuries: classification, identification, and management[J]. Surg Clin North AM, 2008, 88(6): 1329–1343.

[7] 姜洪池 , 高越 . 医源性胆道损伤的不可忽视性及其防治策略 [J]. 中华肝胆外科杂志 , 2005, (3): 152–154.

[8] 石景森 . 胆管损伤早期发现的重要意义 [J]. 中国微创外科杂志 , 2004, (6): 455–456.

[9] Mercado MA, Chan C, Salgado-Nesme N. Intrahepatic reair of bile duct injuries.A comparative study[J]. J Gastrointest Surg, 2008, 12(2): 304–368.

[10] 黄永辉. 胆管损伤性胆管狭窄和胆漏的内镜治疗 [J]. 中国消化内镜，2007, 1(08): 33–37.

[11] Gary CV, Tin CT, Brian RD, et al. Endoscopic management of postcholecystectomy bile duct strictures[J]. Journal of the American College of Surgeons, 2008, 5(5): 918–925.

[12] 刘永雄. 医源性胆道损伤的再手术 [J]. 腹部外科, 2003, (3): 136–137.

病案十五　外伤胆道损伤后生理重建 - 胆囊瓣修补

诊断： 外伤性胆道损伤后狭窄（Bismuth Ⅱ 型）伴狭窄上端胆管结石

术式： 开腹胆道重建，自身胆囊瓣修补胆道前壁缺损，胆道支撑外引流术

提纲： 腹部刀刺伤，伤及肝脏，外院首次急诊探查手术行肝破裂修补，术后大量胆瘘，为肝外胆管损伤遗漏所致，经腹腔穿刺引流、ERCP 胆道支架置入治疗，胆瘘愈合，但形成伤处胆管瘢痕性狭窄并狭窄上端结石，此次我院行胆道重建、自身胆囊瓣修补胆道前壁缺损、胆道支撑外引流术。

第一部分　诊疗过程

既往病史

　　患者男性，25 岁。2012 年 4 月锐器扎伤右上腹，术中（外院）发现肝破裂行修补术，未发现肝外胆管破裂，术后胆瘘（病案十五图 1），次日（外院）B 超引导下行腹腔穿刺引流，2012 年 5 月（外院）ERCP 胆总管支架置入术（病案十五图 2）；2012 年 8 月（外院）ERCP 取出胆总管支架，此后不久患者出现反复寒战，发热，右上腹痛，皮肤、巩膜黄染，大便呈陶土色；2012 年 9 月来我院就诊，行磁共振检查提示：肝外胆管狭窄，并狭窄上端胆管结石；下端胆总管仍存在（病案十五图 3）。诊断：胆道损伤后狭窄 Bismuth Ⅱ 型，胆道结石。

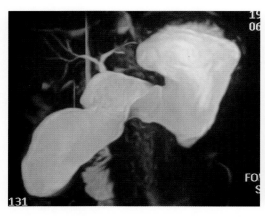

病案十五图 1　MRI：腹腔内胆管外大量胆汁积聚，形成胆汁湖

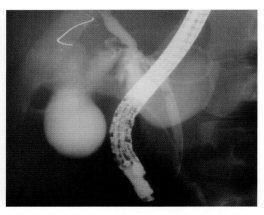

病案十五图 2　ERCP造影：肝外胆管狭窄，同时置入支架

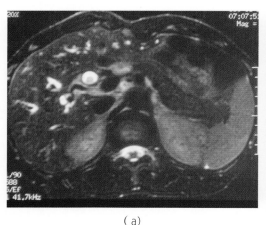

（a）

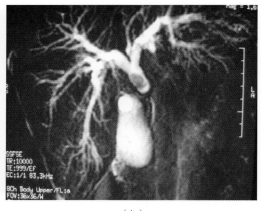

（b）

病案十五图 3　MRI：肝外胆管狭窄，并狭窄上段胆管结石；下端胆总管仍存在

手术过程

（1）体位及腹壁切口选择：① 平卧位；② 患者原腹壁切口为右上腹经腹直肌探查切口（病案十五图 4），此次手术选择右肋缘下倒"L"形，以便肝门的显露（病案十五图 5）；③ 逐层进腹，原切口处粘连较致密，在切开皮肤、皮下、深筋膜、腹部肌肉前鞘、腹部肌肉层以后，选择在切口两头粘连不致密的部位进腹，辨清腹壁下粘连的肠管和网膜组织，再处理原切口致密粘连。

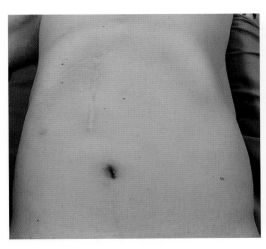

病案十五图 4　原手术切口

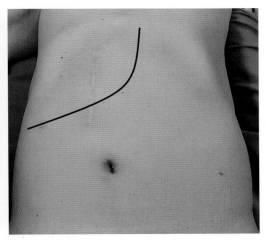

病案十五图 5　此次手术选择右肋缘下倒"L"形切口，以便充分显露肝门

　　（2）游离粘连，解剖狭窄处上下端胆管，修剪胆囊瓣：① 游离腹壁粘连，显露肝脏前缘；② 沿肝脏面向下方游离，将胃、十二指肠自肝面分离，显露肝门部结构；③ 仔细解剖肝十二指肠韧带，找到肝外胆管，左肝管及右前后肝管均在狭窄上方且开口正常，取出结石，下端胆总管通畅，导尿管顺利进入十二指肠（病案十五图 6）；④ 上下端胆管前壁分别纵向剪开约 0.5 cm，以 4-0 可吸收胆道缝合线间断缝合拉拢作为重建胆道的后壁，将残留胆囊行大部切除，保留带胆囊动脉的壶腹部，剖开作为自身组织瓣，以备修补前壁的缺损（病案十五图 7）。

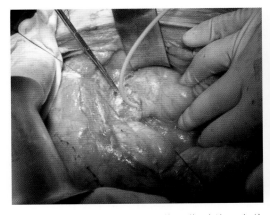

病案十五图 6　狭窄上端胆管已找到并取出结石，找到并探查胆总管下端通畅

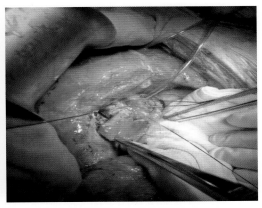

病案十五图 7　间断缝合胆道后壁，留取带血管蒂胆囊瓣

　　（3）胆囊瓣修补胆道前壁缺损，完成重建：① 将胆囊瓣左侧与胆管前壁缺损面的

右侧壁缝合，以 4-0 可吸收胆道缝合线间断缝合，线结打在吻合口外面（病案十五图8）；② 留置 10 F 支撑管，上端置入肝右后叶胆管，下端自吻合口远端胆总管戳孔引出，支撑在吻合口内（病案十五图8）；③ 将胆囊瓣向左侧翻转盖在胆管壁缺损上，胆囊瓣右侧壁与胆管前壁缺损面的左侧壁缝合，以 4-0 可吸收胆道缝合线间断缝合，线结打在吻合口外面（病案十五图9）；④ 放置腹腔引流管，与胆道支撑管分别自腹壁戳孔引出体外，逐层关腹。

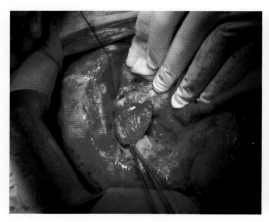

病案十五图8　将胆囊瓣的左侧与胆管前壁缺损面的右侧壁缝合，内置支撑管

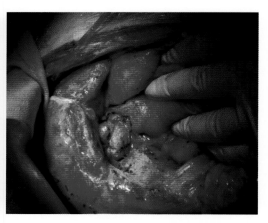

病案十五图9　将胆囊瓣向左侧翻转扣在胆管壁缺损上，其游离缘与胆管前壁缺损面的左侧壁缝合

术后管理

（1）术后用药：① 基本用药与常规肝胆开腹手术相同：抗生素、水、电解质等；② 术后 3 天每天补充人血白蛋白 20 g，增加组织愈合能力；③ 建议术后 3 天每天静脉壶入地塞米松 10 mg，增加术后应激能力，减少术区炎症反应。

（2）术后饮食：① 禁食 48 h，减少胆汁分泌，减轻切口张力；② 48 h 后拔除胃管，开始进水，并逐步进清淡流食；③ 术后 1 周内以清淡饮食为主，1 周后逐步恢复正常饮食。

（3）腹腔引流管的管理：进食后无胆汁外漏，术后 5 天拔除腹腔引流管。

（4）胆道支撑管的管理：① 胆道支撑管建议留置 3 ～ 6 个月；② 1 个月后开始逐步夹闭支撑管，使胆汁自行排入十二指肠，一方面帮助食物消化，另一方面增加胆管内胆汁的流通量，锻炼胆管的缩张功能，有利于改善吻合口的柔韧性，减少狭窄概率；③ 3 个月内务必稳妥保护支撑管，避免过早脱落而增加吻合口狭窄概率；④ 3 ～ 6 个月，部分患者支撑管有可能自行脱落，无须特殊处理；⑤ 6 个月后造影，如胆道通畅无狭窄，可拔出支撑管。

治疗结果

术后恢复良好，无胆瘘，48 h 进流质饮食，5 天拔除腹腔引流管，9 天拆线出院，胆道支撑引流管 6 个月造影后拔除，已随访 7 年，无不适。

第二部分 经验教训及思考

1. 胆道损伤的概念

（1）胆道损伤主要指肝外胆管的损伤，包括医源性胆道损伤和外伤性胆道损伤。医源性胆道损伤主要见于胆道手术尤其胆囊切除术，此外行胃大部切除术、肝破裂修补术、肝切除术时也可发生。外伤性胆道损伤比较少见。

（2）不论是医源性还是外伤性胆道损伤，如果处理及时、方法合理，术后不会发生严重并发症；若处理不及时、选择手术方法不合适或术中操作不合理，则会造成术后严重并发症，有的患者反复经历多次手术，甚至危及生命，主要原因为：① 胆道的唯一性；② 胆道的不可替代性，目前为止尚无适合的人造胆管；③ 胆道损伤后病变的不可逆性，一旦损伤并形成瘢痕，难以恢复正常胆管的弹性及功能；④ 胆道损伤的累加性，每一次手术都会增加胆管的损害。

2. 胆管损伤的分型

胆道损伤由于损伤原因、损伤部位、伤口类型、有无伴随损伤及处理时间等不同，情况错综复杂，国际上分类方法也不一而同，目前所知的关于胆道损伤的分类方法近十种，本文主要介绍 Bismuth 分型法和中华医学会外科学分会胆道外科学组提出的 3 型 4 类法。

（1）Bismuth 分型法根据胆管损伤部位及形成狭窄的情况，将胆管损伤分为 5 型：Ⅰ 型，左、右肝管汇合部下方肝总管或胆管残端长度 ≥ 2 cm；Ⅱ 型，左、右肝管汇合部下方肝总管残端长度 < 2 cm；Ⅲ 型，左、右肝管汇合部完整，左、右肝管系统相通；Ⅳ 型，左、右肝管汇合部损伤，左、右肝管系统被隔离不相通；Ⅴ 型，Ⅰ 型、Ⅱ 型或 Ⅲ 型 + 右侧副肝管或迷走胆管狭窄。

（2）中华医学会外科学分会胆道外科学组针对各类胆管损伤的防治和预后评估，综合胆管损伤的解剖部位、致伤因素、病变特征和防治策略等多个方面，提出具有指导意义的分型方法，将胆管损伤分为 3 型 4 类。依据损伤的部位分为 3 型，即 Ⅰ 型损伤（胰十二指肠区胆管损伤），其根据胆管损伤部位以及是否合并胰腺和（或）十二指肠损伤又分为 3 个亚型：1 型，远段胆管单纯损伤；2 型，远段胆管损伤合并胰腺和（或）十二指肠损伤；3 型，胆胰肠结合部损伤。Ⅱ型损伤（肝外胆管损伤）：指位于肝脏和胰十二指肠之间的肝外胆管损伤，依据损伤的解剖平面将Ⅱ型损伤分为 4 个亚型。1 型，汇合部以下至十二指肠上缘的肝外胆管损伤；2 型，左、右肝管汇合部损伤；3 型，一级肝管损伤 [左和（或）右肝管]；4 型，二级肝管损伤。Ⅲ型损伤（肝内胆管损伤）：指三级和三级以上肝管的损伤，包括在肝实质外异位汇入肝外胆管的副肝管和变异的三级肝管损伤以及来源于胆囊床的迷走肝管损伤。同时依据胆管损伤的病变特征将其分为 4 类，即 a 类：非破裂伤（胆道管壁保持完整的损伤，包括胆管挫伤以及因缝扎、钛夹夹闭或其他原因造成的原发性损伤性胆管狭窄）；b 类：裂伤；c 类：组织缺损；d 类：瘢痕性狭窄（指胆管损伤后因管壁纤维化而形成的继发性胆管狭窄）。患者的具体损伤类型可由以上分型分类相互组合而得以确定。

3.胆道生理重建的意义

（1）胆道系统包括肝内胆管、肝外胆管、胆囊及 Oddi 括约肌等部分，起始于毛细胆管，终于胰管汇合，开口于十二指肠乳头，外有 Oddi 括约肌包绕。

（2）胆道系统的功能：① 毛细胆管在调节胆汁流量和成分方面有重要作用；② 胆囊主要功能为储存、浓缩和输送胆汁；③ 肝外胆管负责输送和排泄胆汁，是否还有其他功能目前尚不清楚。

（3）完整胆道生理内环境的意义：① 维持生理胆道内的无菌环境；② 胆汁源头的胆 - 血屏障薄弱，一旦细菌进入胆道，很容易突破此屏障进入血液，引起菌血症；③ 胆道系统自身的免疫反馈强烈，肠液反流进入后会引起寒战、高热等症状，长期反流导致胆管壁慢性炎性改变，表现为增厚甚至狭窄；④ 维持胆道与十二指肠之间的压力差，防止肠内容物反流；⑤ 维持胆汁与胰液流向的生理需要。

4.胆道损伤后首次处理应特别注意的方面

（1）尽量避免选择胆肠吻合术：正常情况下的肝外胆管与梗阻性黄疸的胆管相比，管径细、管壁薄、质地娇嫩，此种情况下仓促进行胆肠吻合，术后发生吻合口狭窄、结石的概率显著升高。除非肝外胆管已大部分切除且残留上下端距离过长不能对端吻合的患者不得已采用胆肠吻合，其他情况下首选胆道重建，慎重使用胆肠吻合术。

（2）选择适当的胆道支撑引流管：① 管径应略细于胆管内径，过粗会撑坏胆道内膜造成慢性胆管炎，增加吻合口狭窄机会；② 放置在合适的位置，不管是选择 T 管还是直管，吻合口都要充分支撑；③ 留置时间，一般 3～6 个月，3 个月内务必保护好，3～6 个月内可能会有部分患者自行脱落，无须特殊处理，6 个月后造影无异常可拔除。

（3）仔细进行胆管修补或重建：① 选择合适的缝线，我们常用 4-0 单股可吸收线间断缝合，线结打在胆管外，严禁使用普通丝线及 Prolene 线等不可吸收缝线，避免术后形成结石内核；② 控制好吻合口张力，如果胆管缺损过大可采用打开肝门板和松解十二指肠的方法降低张力；③ 不应过度游离吻合口两端胆管，避免胆管壁血供不佳，增加术后狭窄。

（4）局势控制住后要全面仔细探查，避免忽略多处损伤，致使较大肝叶、段胆管损伤被遗漏，腹部外伤的患者尤其要注意。

5. 对胆管缺损较大的患者，可以选择自身组织瓣作为补片修补缺损

（1）带血管胆囊瓣是最理想的自体补片：① 组织来源与胆管相同、结构与胆管壁相似，吻合后更容易愈合；② 解剖部位邻近，保留胆囊动脉，切除大部分胆囊，剖开壶腹直接吻合；③ 不会对患者造成过多的伤害；④ 多用于外伤性及胆囊切除术以外的上腹部手术造成胆道损伤，胆囊切除术中及时发现并修补也可能应用，对胆囊已切除的患者仅存胆囊管不足以用作自身补片。

（2）肝圆韧带（闭锁后的脐静脉）：① 纵行剖开肝圆韧带内的脐静脉，用静脉内壁修补胆管缺损；② 优点是操作方便、副损伤小；③ 缺点是相对较窄，不适合大的缺损，另外，曾经做过肝胆手术的患者可能肝圆韧带已经切断，无法使用。

（3）带血管蒂胃瓣（胃小弯偏胃窦部）：选择胃瓣修补是无奈的选择，一是取胃瓣造成了患者的副损伤；二是胃与胆管有一定距离，需要游离保存较长的血管蒂并且翻转才能保证修补后血管不发生扭转。

（4）带血管蒂空肠瓣：多用于胆肠吻合后再重建的情况，拆除原胆肠吻合口后就近截取部分带系膜血管的肠瓣即可修补。对未做胆肠吻合的患者取肠瓣作补片也可以成功，但增加了患者的副损伤，使操作复杂化。

6. 本次手术的必要性

肝外胆管重度狭窄并狭窄上端结石，胆道瘢痕狭窄属不可逆的病变，ERCP 和 PTCD 均难以从根本上解决问题，只能手术切除瘢痕，重建胆汁引流通道。

7. 手术方式的选择

对胆道良性狭窄的病例在手术方案上有两种选择：胆肠吻合术和胆道生理重建术。此患者选择胆道生理重建主要基于以下原因：① 患者虽有肝外胆管的狭窄，但从影像学上判断狭窄段并不长，且肝外胆管整体还存在，切除瘢痕后上下端胆管缺损距离 $1 \sim 2 \text{ cm}$，至少可以将后壁拉拢缝合，前壁用自身组织瓣修复；② 胆道生理重建保持了胆道的完整性；③ 如果行胆肠吻合术则破坏了胆道的完整性，将胆管内壁直接暴露在肠液环境下，大量肠液甚至食糜可能反流至胆管内，久之可能会陷入"反流—感染—狭窄—结石"的泥沼之中，严重者要经历"狭窄—手术扩大吻合口—再狭窄—再手术"的怪圈；④ 如果下端胆管已切除或术中难以找到，则胆肠吻合术是唯一的选择，此时需要采取彻底切除瘢痕、选择合适的缝线、尽量扩大吻合口等措施，减少吻合口狭窄的概率。

8. 导致本次手术的原因

（1）导致本次手术的直接原因是中段胆管的狭窄及狭窄近端的结石。狭窄使局部

胆汁动力学异常形成涡流等原因，导致结石形成，结石反复诱发胆管炎又会加重狭窄。

（2）胆瘘导致瘘口周围腐蚀、炎症，纤维组织包裹，最终形成瘘口的瘢痕愈合，形成狭窄。

（3）胆瘘的原因是患者外伤，为抢救生命，急诊行肝破裂修补术，肝总管的伤口不明显而未发现及处理，术后次日发现胆瘘，此时肝门区炎症还不太严重，如果果断再次手术行肝总管修补及胆道支撑引流，以黏膜对黏膜的方式吻合，也许结果会不一样。

9.潜在的再次手术风险及预防措施

（1）胆道重建吻合口瘘。

主要原因：张力过大、缝合疏松、营养不良等。

预防措施：① 后壁直接拉拢缝合，前壁形成一个较大的缺损，直接缝合张力很大，所以我们剪裁带胆囊动脉的胆囊瓣膜覆盖缺损作为重建吻合口的前壁；② 所有缝合均以可吸收线间断缝合；③ 留置支撑管外引流，减轻胆道压力；④ 术后 3 天禁食水，胃肠减压，减少胆汁分泌；⑤ 术后 3 天静脉补充白蛋白。

治疗方法：① 保持引流通畅，必要时双套管冲洗引流，多数瘘口会在 1 周左右自行愈合；② 瘘口较大的情况下，即便冲洗引流通畅，自行愈合也比较困难，需要通过周围纤维结缔组织包裹愈合，此种情况下愈合时间会延长且具体时间不能确定；③ 漏出量过大超出引流管的引流范围，或引流管堵塞、引流管位置不合适，导致胆汁潴留腹腔并形成脓肿，腐蚀吻合口使瘘口增大、迁延不愈，甚至腐蚀周围重要血管导致腹腔出血，如果经皮穿刺引流不能完全解决问题，需要再次手术清理脓肿、止血，重新放置冲洗引流管。

（2）吻合口再狭窄。

主要原因：术后胆瘘、缝合过紧、缝线使用不当、支撑管过粗或过早脱出等。

预防措施：① 预防胆瘘的发生，具体方案同上；② 端端吻合要切除瘢痕，在有弹性的胆管上进行吻合；③ 缺损较大难以端端吻合时可以使用自身组织补片修补；④ 间断缝合，间距适当，不做连续缝合；⑤ 使用可吸收缝线，单股最佳，我们常用 4-0 单股可吸收缝线；⑥ 支撑管要细于胆管内径，过粗会挤压胆管内膜，造成内膜损伤形成瘢痕，留置 3 ～ 6 个月，度过瘢痕塑形期后拔除。

治疗方法：① ERCP 或 PTCD 球囊扩张，可以缓解部分狭窄，但要警惕过度扩张导致胆管的进一步损伤；② 严重的狭窄，或伴有狭窄上段结石形成，则需要再次手术，切除瘢痕、重新吻合。

（3）吻合口上段结石形成。

主要原因：吻合口狭窄、自身补片过大膨出形成憩室、缝线使用不当、支撑管过粗或留置时间过长等。

预防措施：① 预防吻合口狭窄，具体方案同上；② 需要自身补片修补的病例，补片要大小合适、略宽松，保护好血供，但不能过大以致膨出形成憩室甚至"假胆囊"；③ 使用单股可吸收缝线，严格禁止使用丝线或 Prolene 线等不可吸收缝线，避免线结残留形成结石内核；④ 支撑管过粗会压迫胆管内膜造成损伤，同时影响胆汁的流动性，增加结石形成的风险；⑤ 支撑管留置 3 ~ 6 个月，留置时间过长会增加感染的机会，也会有大量胆泥附着在管壁上，拔管时可能脱落滞留在胆管内。

治疗方法：① ERCP 取石，同时可以对狭窄进行适当的扩张；② 结石过大或伴有严重的狭窄，需要再次手术治疗。

（4）其他原因，如术中分离粘连过程中损伤胃肠等空腔脏器致术后消化道瘘、术后腹腔再粘连导致机械性肠梗阻等。

（陈军周　梁　宇）

参考资料

[1] Perera MTPR, Silva MA, Shah AJ, et a1. Risk factors for litigation following major transactional bile duct injury sustained at laparoscopic cholecystetomy[J]. Word J Surg, 20l0, 34(11): 2635–2641.

[2] Calvo MM, Bujanda L, Calderon A, et al. Role of magnetic resonance cholangiopancreatography in patients with suspected choledocholithiasis [J]. Mayo Clin Proc, 2002, 77(5): 422–428.

[3] 董家鸿，曾建平 . 重视胆管损伤的预防和处理 [J]. 肝胆外科杂志，2011, 20(3): 726.

[4] Giger U, Ouaissi M, Schmitz SF, et al. Bile duct injury and use of cholangiography during laparoscopic cholecystectomy[J]. Br J Surg, 2011, 98(3): 391–396.

[5] 严估祺，彭承宏 . 复杂高位胆管损伤外科处理 [J]. 中国实用外科杂志，2011, 31(7): 610–612.

[6] 田锋，刘卫，洪涛，等 . 医源性胆管损伤的确定性手术修复时机 [J]. 中华消化外科杂志，2017, 16(5): 536–538.

[7] Thomson BN, Parks RW, Madharen KK, et al. Early specialist repair of biliary injury[J]. Br J Surg, 2006, 93: 216–220.

[8] Sicklick JK, Camp MS, Lillemoe KD, et al. Surgical management of bile duct injuries sustained during laparoscopic cholecystectomy: perioperative results in 200 patients. Ann Surg, 2005, 241: 786–792.

[9] 王坚，徐孙旺 . 正确把握胆管损伤的修复时机 [J]. 临床肝胆病杂志，2017, 33(2): 260–262.

[10] 高志清 . 处理医源性胆管损伤的若干体会 [J]. 肝胆胰外科杂志，2012, 24(1): 1–4.

病案十六　医源性胆道损伤后生理重建 – 胃瓣修补

诊断： 胆道损伤后狭窄（Bismuth Ⅳ型）
术式： 开腹胆道重建，自身胃瓣修补胆道缺损，胆道支撑外引流术

　　提纲： 开腹胆囊切除术中损伤肝总管，行肝总管修补、T 管支撑引流术，术后出现胆汁漏出，1 个月后漏出量逐渐减少，11 个月后拔除 T 管，此后不久即反复发作寒战、高热、右上腹痛、皮肤巩膜黄染等症状，我院诊断为胆道狭窄（Bismuth Ⅳ型），行胆道重建、自身胃瓣修补胆道缺损、胆道支撑外引流术。

第一部分　诊疗过程

既往病史

　　患者女性，65 岁。2006 年 4 月（外院）行开腹胆囊切除术，术中肝总管损伤，行肝总管修补、T 管外引流术，术后胆瘘，1 个月后胆瘘逐渐减少至愈合，2007 年 3 月拔除 T 管，此后不久反复发作寒战、高热、右上腹痛、皮肤巩膜黄染；2007 年 11 月来我院就诊，行磁共振检查提示：肝门胆管狭窄，左、右肝管不相通，下端胆总管仍存在（病案十六图 1）。诊断：胆道损伤后狭窄（Bismuth Ⅳ型）。

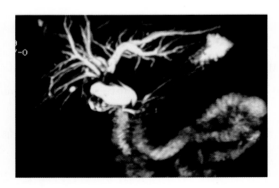

病案十六图 1　MRCP：肝门胆管狭窄，左、右肝管不相通，下端胆总管仍存在

手术过程

（1）体位及腹壁切口选择：① 平卧位；② 患者原腹壁切口为肋缘下斜切口，此次为充分显露胆道全程，改为右侧肋缘下倒"L"形切口（病案十六图2）；③ 逐层进腹，原切口处粘连较致密。

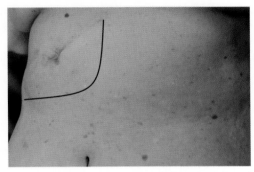

病案十六图2　腹壁切口：原切口为肋下斜切口，此次为充分显露胆道全程，改为右侧肋缘下倒"L"形切口（黑线所示）

（2）游离粘连、解剖狭窄处上下端胆管：① 游离腹壁粘连，显露肝脏前缘；② 沿肝脏脏面向肝门方向前进，将胃、十二指肠自肝面分离，显露肝门部结构；③ 仔细解剖肝十二指肠韧带，找到肝外胆管，打开狭窄，探查下端胆总管通畅，8 F 导尿管顺利进入十二指肠（病案十六图3）；④ 仔细解剖上端胆管，打开左肝管、右后肝管（红色导管标记），右前肝管闭塞，在左肝管与右后肝管之间仔细解剖寻找右前支（病案十六图4）；⑤ 右前肝管、右后肝管及左肝管均已找到（病案十六图5）；⑥ 切除瘢痕、扩大开口，修剪待吻合的胆管后壁（病案十六图6）。

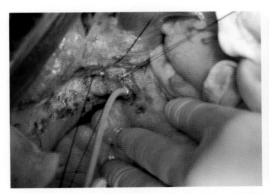

病案十六图3　打开胆管狭窄，探查下端胆道通畅

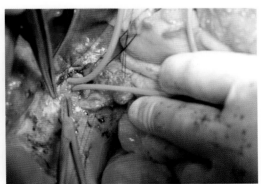

病案十六图4　左肝管、右后肝管已通畅，右前肝管闭塞

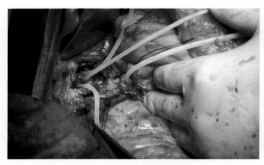
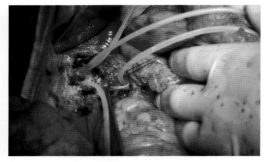

病案十六图 5　三支主肝管及下端胆管均找到　　　病案十六图 6　切除瘢痕，修剪后

（3）自体胃瓣修补胆道前壁缺损，完成重建：① 以 4-0 可吸收胆道缝合线间断缝合拉拢胆道后壁（病案十六图 7）；② 于胃小弯取适当大小带血管蒂胃瓣，翻转过来准备修补胆管前壁缺损，注意保证血管不发生扭转（病案十六图 8）；③ 将翻转后的胃瓣与胆管前壁缺损面的左侧壁缝合，以 4-0 可吸收胆道缝合线间断缝合，线结打在吻合口外面；留置 10 F 支撑管，上端置入右前支肝管，下端自吻合口远端胆总管戳孔引出，支撑在吻合口内（病案十六图 9）；④ 将胃瓣扣在胆管壁缺损上，胃瓣游离缘与胆管前壁缺损面的右侧壁缝合，以 4-0 可吸收胆道缝合线间断缝合，线结打在吻合口外面（病案十六图 10）；⑤ 放置腹腔引流管，与胆道支撑管分别自腹壁戳孔引出体外，逐层关腹。

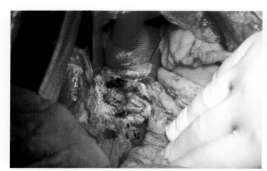
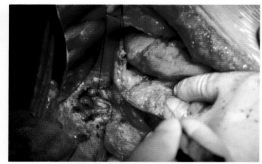

病案十六图 7　胆道后壁吻合完毕　　　　　　病案十六图 8　取带血管蒂胃瓣

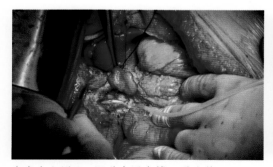
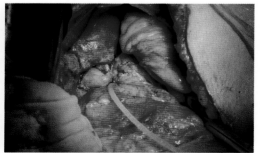

病案十六图 9　胆道内置支撑、引流管　　　　病案十六图 10　胆道重建修复完毕

术后管理

（1）术后用药：① 基本用药与常规肝胆开腹手术相同，如抗生素、水、电解质等；② 术后 3 天每天补充人血白蛋白 20 g，增加组织愈合能力；③ 术后 3 天每天静脉壶入地塞米松 10 mg，增加术后应激能力，减少术区炎症反应。

（2）术后饮食：① 禁食 48 h，减少胆汁分泌，减轻吻合口张力；② 48 h 后开始进水，72 h 后拔除胃管并逐步进清淡流食；③ 术后 1 周内以清淡饮食为主，1 周后逐步恢复正常饮食。

（3）腹腔引流管的管理：进食后无胆汁外漏，术后第 7 天拔除腹腔引流管。

（4）胆道支撑管的管理：① 建议留置 3 ～ 6 个月，术后定期复查上腹部 CT 或磁共振，了解恢复情况（病案十六图 11 ～病案十六图 12，手术前后对比）；② 1 个月后开始逐步夹闭支撑管，使胆汁自行排入十二指肠，一方面帮助食物消化，另一方面增加胆管内胆汁的流通量，锻炼胆管的缩张功能，有利于改善吻合口的柔韧性，减少狭窄概率；③ 3 个月内务必保护好，避免过早脱落而增加吻合口狭窄风险；④ 6 个月后造影，胆道通畅无狭窄，拔出支撑管。

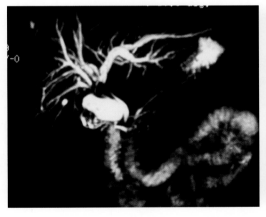 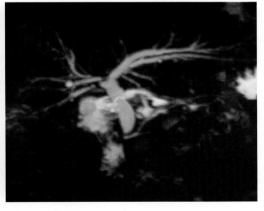

病案十六图 11　术前 MRCP：肝门胆管狭窄，左、右肝管不相通，下端胆总管仍存在　　病案十六图 12　术后 MRCP：胆道生理结构完整

治疗结果

术后恢复良好，无胆汁漏出 ，术后 9 天拆线出院，胆道支撑引流管 6 个月造影后拔除，已随访 12 年，无不适。

第二部分　经验教训及思考

1.本次手术的必要性

右前支肝管已完全闭塞，右后支肝管与左肝管与胆总管尚相同，但重度狭窄且狭窄段较长，ERCP 和 PTCD 均难以从根本上解决问题，只能手术切除瘢痕，重建胆汁排泄通道。

2.手术方式的选择

（1）术中成功解剖出狭窄上下端胆管，下端通畅，所以选择胆道生理重建术，后壁直接拉拢缝合，前壁缺损以带血管蒂胃瓣修补。

（2）此患者在上次手术中切除了胆囊和大部分肝圆韧带，此次修补胆道缺损迫不得已选择带血管胃瓣。

3.导致本次手术的原因

（1）导致本次手术的直接原因是肝门部胆管的狭窄，狭窄导致反复发作胆管炎，胆管炎又会加重狭窄。根据病史判断为瘢痕性狭窄。

（2）胆囊切除过程中损伤了肝总管，估计是右前支肝管受损，虽经 T 管引流，但术后出现胆瘘，瘘口周围腐蚀、炎症，纤维组织包裹，最终形成瘘口的瘢痕愈合。

4.潜在的再次手术风险及预防措施

术后可能会出现胆道重建吻合口瘘、吻合口狭窄、吻合口上段结石形成等并发症，严重者可导致患者面临再次手术或多次手术的风险，预防措施和治疗方法前文已详细论述。

（陈军周　侯　雨）

参考资料

[1] 周宁新.损伤性胆管狭窄外科治疗所存在的问题[J].外科理论与实践,2003,8(2):101–102.

[2] Perry KA, Myers JA, Deziel DJ. Laparoscopic ultrasound as the primary method for bile duct imaging during cholecystectomy[J]. Surg Endosc, 2008, 22: 208–213.

[3] 黄志强.医源性胆管损伤：老问题,新意义[J].中国实用外科杂志,1999,19(8):451–454.

[4] 严估祺,彭承宏.复杂高位胆管损伤外科处理[J].中国实用外科杂志,2011,31(7):610–612.

[5] 董家鸿,曾建平.胆管损伤手术修复要点[J].中国实用外科杂志,2013,33(5):354–356.

[6] Giger U, Ouaissi M, Schmitz SF, et al. Bile duct injury and use of cholangiography during laparoscopic cholecystectomy[J]. Br J Surg, 2011, 98(3): 391–396.

[7] 田锋, 刘卫, 洪涛, 等. 医源性胆管损伤的确定性手术修复时机 [J]. 中华消化外科杂志, 2017, 16(5): 536–538.

病案十七　医源性胆道损伤后生理 重建 – 肠瓣修补

诊断：胆道损伤，胆肠吻合术后吻合口狭窄，肝内胆管结石

术式：开腹胆肠吻合口拆除，胆道生理重建，自身肠瓣修补胆道缺损，胆道支撑外引流术

提纲：腹腔镜胆囊切除术中损伤的胆总管未发现，术后胆瘘，再次开腹行胆总管 T 管引流术，拔除 T 管后发生胆总管结石、化脓性胆管炎，再次手术行肝总管空肠 Roux-en-Y 吻合术，术后发生胆肠吻合口狭窄，此次于我院行开腹胆肠吻合口拆除、胆道生理重建、自身肠瓣修补胆道缺损、胆道支撑外引流术。

第一部分　诊疗过程

既往病史

患者女性，55 岁。2003 年 9 月（外院）行腹腔镜胆囊切除术，术后胆瘘，次日剖腹探查发现胆总管损伤，行胆总管修复、T 管引流，T 管拔除后反复寒战、高热、皮肤及巩膜黄染；2005 年 9 月（外院）行胆总管探查取石、胆肠吻合术，术后不久再次出现反复寒战、高热、右上腹痛、皮肤及巩膜黄染；2006 年 10 月来我院就诊，行 CT、磁共振检查提示：肝门胆管狭窄，肝内胆管扩张，下端胆总管仍存在（病案十七图 1 ~ 病案十七图 3）。诊断为肝肠吻合口狭窄并肝内胆管结石。

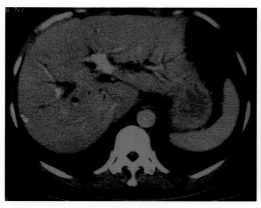

病案十七图1　CT：肝内胆管扩张

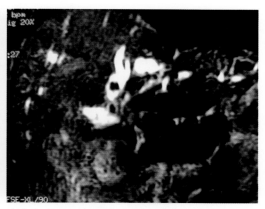

病案十七图2　MRI：肝内胆管扩张并结石

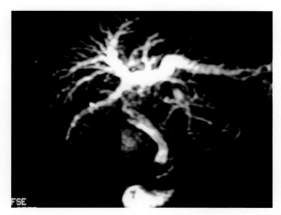

病案十七图3　MRCP：肝内胆管扩张并结石，下端胆管仍存在，胆管缺损 2～3 cm

手术过程

（1）体位及腹壁切口选择：① 平卧位；② 患者原腹壁切口为肋缘下斜切口，暴露肝门结构最合适切口为右肋缘下倒 "L" 形切口，为减少腹壁创伤，此次手术仍选择原切口，左侧延伸至剑突与左肋弓交点，右侧延伸至右腋前线；③ 逐层进腹，原切口处粘连较致密，切口延伸部位粘连较轻，甚至无明显粘连，所以在切开皮肤、皮下、深筋膜、腹部肌肉前鞘、腹部肌肉层以后，可以选择在切口两头粘连不致密的部位进腹，辨清腹壁下粘连的肠管和网膜组织，再分离原切口致密粘连。

（2）游离粘连、拆除胆肠吻合口、解剖上下端胆管：① 游离腹壁粘连，显露肝脏前缘；② 沿肝脏脏面向下方游离，将胃、十二指肠自肝面分离，显露肝门部结构；③ 找到胆肠吻合口，拆开吻合口，注意最大限度保护正常胆管；④ 胆管内大量结石，胆道重建前需取净结石（病案十七图4）；⑤ 在肝十二指肠韧带内仔细解剖，找到下端胆管，探查见下端通畅（病案十七图5）；⑥ 再次确认主要肝管及胆总管下端，找到并通畅（病案十七图6）；⑦ 全部拆除胆肠吻合口，切除上下端胆管口瘢痕，扩大胆管狭窄，以备重建（病案十七图7）。

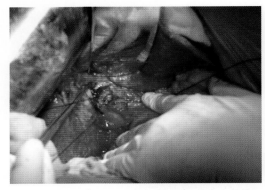

病案十七图4　打开胆肠吻合口，见胆管内大量结石　病案十七图5　找到下端胆管

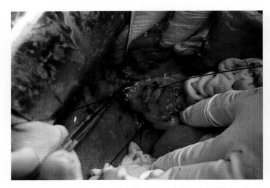
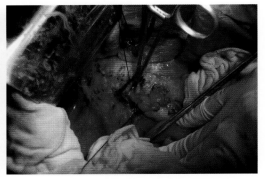

病案十七图6　主要肝管及胆总管下端均已找到　病案十七图7　切除瘢痕，扩大胆管狭窄

（3）自体空肠瓣修补胆道前壁缺损，完成重建：① 以4-0可吸收胆道缝合线间断缝合拉拢胆道后壁（病案十七图8）；② 于原胆肠吻合口肠袢上取适当大小带血管蒂肠瓣，准备修补胆管前壁缺损，注意保证血管不发生扭转（病案十七图9）；③ 胆道留置10 F支撑管，上端置入肝右前叶胆管，下端自吻合口远端胆总管戳孔引出，支撑在吻合口内（病案十七图10）；④ 将备好的肠瓣覆盖在胆管壁缺损上，以4-0可吸收胆道缝合线间断缝合肠瓣及胆管缺损前壁，线结打在吻合口外面（病案十七图11）；⑤ 放置腹腔引流管，与胆道支撑管分别自腹壁戳孔引出体外，逐层关腹。

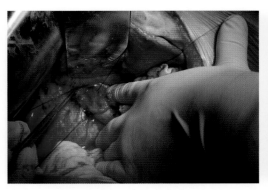

病案十七图 8 胆道后壁吻合完毕

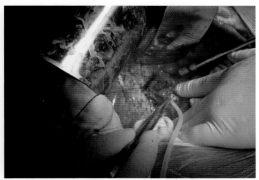

病案十七图 9 切除原胆肠吻合空肠袢，保留带血管肠瓣

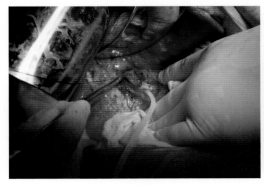

病案十七图 10 修补胆道前壁，放置胆道支撑、引流管

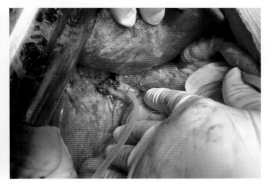

病案十七图 11 胆道重建修复完毕

术后管理

（1）术后用药：① 基本用药与常规肝胆开腹手术相同：抗生素、水电解质等；② 术后 3 天每天补充人血白蛋白 20 g，增加组织愈合能力；③ 建议术后 3 天每天静脉壶入地塞米松 10 mg，增加术后应激能力、减少术区炎症反应。

（2）术后饮食：① 禁食 48 h，减少胆汁分泌，减轻切口张力；② 48 h 后拔除胃管，开始进水，并逐步进清淡流食；③ 术后 1 周内以清淡饮食为主，1 周后逐步恢复正常饮食。

（3）腹腔引流管的管理：进食后无胆汁外漏，术后 5 天拔除腹腔引流管。

（4）胆道支撑管的管理：① 胆道支撑管建议留置 3 ~ 6 个月，术后定期复查上腹部 CT 或磁共振成像，了解恢复情况（病案十七图 12 ~ 病案十七图 13，手术前后影像对比）；② 1 个月后开始逐步夹闭支撑管；③ 5 个月后支撑管自行脱落。

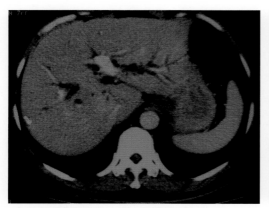

病案十七图 12　术前 CT：肝内胆管扩张

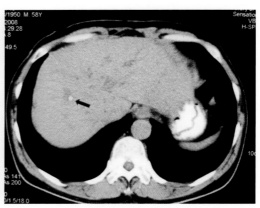

病案十七图 13　术后 CT：肝内胆管扩张已恢复，箭头所示为胆道支撑管

治疗结果

术后恢复良好，无胆汁外漏，9 天拆线出院，胆道支撑引流管 5 个月自行脱落，已随访 13 年，无不适。

第二部分　经验教训及思考

1.本次手术的必要性

胆肠吻合术后反复胆肠反流、胆管炎，逐步形成胆肠吻合口狭窄并肝内胆管结石，PTCD 球囊扩张对吻合口狭窄有一定效果，但不能从根本上解决瘢痕性狭窄及胆肠反流。

2.手术方式的选择

对胆肠吻合后吻合口狭窄、肝内胆管结石的病例，常用的手术方式是扩大吻合口、取净结石、重新行胆肠吻合，能暂时缓解症状，但不能解决根本问题，所以此患者我们选择胆道生理重建术，彻底阻断肠液反流。选择胆道生理重建主要基于以下原因：①从影像学上判断肝外胆管上下端仍存在，切除瘢痕后上下端胆管会有缺损，但至少可以将后壁拉拢缝合，前壁用自身组织瓣修复；②胆道生理重建能够恢复胆道的完整性，胆肠吻合术破坏了胆道的完整性，将胆管内壁直接暴露在肠液环境下，大量肠液甚至食糜可能反流至胆管内，久之可能会陷入"反流—感染—狭窄—结石"的泥沼之中，严重者要经历"狭窄—手术扩大吻合口—再狭窄—再手术"的怪圈；③如果下端胆总管难以找到，则胆肠吻合口扩大再吻合是唯一的选择，此时需要取净结石、选择合适的缝线、尽量扩大吻合口等措施，减少吻合口再狭窄的概率。

3. 导致本次手术的原因

（1）导致本次手术的直接原因是肝内胆管结石及胆肠吻合口狭窄，狭窄和结石互相影响、互相加重，表现为胆管炎反复发作，早期感染性胆汁尚能排入肠道，炎症会逐渐消退，随着狭窄和结石的加重，感染性胆汁排出逐渐受阻，淤积在肝内胆管形成脓性胆汁，并通过胆－血屏障进入血液循环，导致毒血症甚至脓毒血症。

（2）肝内胆管结石及胆肠吻合口狭窄是胆肠吻合术后最常见的并发症。胆肠吻合术后吻合口狭窄及近端结石易发的原因前文已详细叙述，此处不再过多讨论。

（3）胆肠吻合的原因是胆囊切除过程中损伤了胆总管，经 T 管引流、胆道修复后胆瘘愈合但发作胆总管结石，再手术时选择了胆肠吻合术。

4. 潜在的再次手术风险及预防措施

术后可能会出现胆道重建吻合口瘘、吻合口狭窄、吻合口上段结石形成等并发症，严重者可导致患者面临再次手术或多次手术的风险，预防措施和治疗方法前文已详细论述。

（陈军周　雷　磊）

参考资料

[1] Perera MTPR, Silva MA, Shah AJ, et al. Risk factors for litigation following major transactional bile duct injury sustained at laparoscopic cholecystetomy[J]. Word J Surg, 2010, 34(11): 2635–2641.

[2] 孙韶龙, 孙忠铭, 张鑫, 等. 胆囊切除胆道损伤的手术治疗 [J]. 中国现代医学杂志, 2015, 25(25): 58–61.

[3] 姜洪池, 谷明旗. 胆肠吻合方式的合理选择和技术要点 [J]. 中华消化外科杂志, 2017, 16(4): 345–348.

[4] Giger U, Ouaissi M, Schmitz SF, et al. Bile duct injury and use of cholangiography during laparoscopic cholecystectomy[J]. Br J Surg, 2011, 98(3): 391–396.

[5] 田锋, 刘卫, 洪涛, 等. 医源性胆管损伤的确定性手术修复时机 [J]. 中华消化外科杂志, 2017, 16(5): 536–538.

[6] Sicklick JK, Camp MS, Lillemoe KD, et al. Surgical management of bile duct injuries sustained during laparoscopic cholecystectomy: perioperative results in 200 patients[J]. Ann Surg, 2005, 241: 786 – 792.

[7] 王坚, 徐孙旺. 正确把握胆管损伤的修复时机 [J]. 临床肝胆病杂志, 2017, 33(2): 260–262.

病案十八　医源性胆道损伤后生理重建 – 脐静脉修补

诊断： 胆道损伤后狭窄（Bismuth Ⅳ型），胆总管下段结石
术式： 开腹胆道重建，自身脐静脉修补胆道缺损，胆道支撑外引流术

提纲： 开腹胆囊切除术中损伤肝外胆管未发现，术后出现胆汁外漏，经保守治疗胆汁外漏逐渐减少，但反复发热伴皮肤、巩膜黄染，行 ERCP 显示胆总管上段狭窄、下段结石，我院诊断为胆道狭窄（Bismuth Ⅳ型），行胆道重建、自身脐静脉瓣修补胆道缺损、胆道支撑外引流术。

第一部分　诊疗过程

既往病史

患者男性，61 岁。2007 年 10 月于外院行开腹胆囊切除术，术中损伤肝外胆管未发现，术后出现胆汁外漏，经保守治疗胆汁外漏逐渐减少，腹腔引流管造影显示：引流管与右前支胆管相通，但右后支肝管、左肝管及肝外胆管均未显影（病案十八图1）；逐渐出现反复发热伴皮肤、巩膜黄染，2007 年 11 月（外院）行 ERCP 显示胆总管上段狭窄、下段结石（病案十八图 2）；2008 年 1 月来我院就诊，腹部 CT 显示：上段肝外胆管扩张，下段胆总管结石（病案十八图 3 ~ 病案十八图 4），诊断为胆道损伤后狭窄（Bismuth Ⅳ型）；胆总管下段结石。

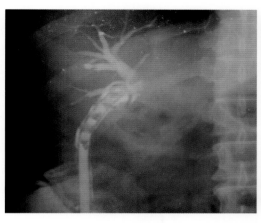

病案十八图1　经腹腔引流管造影：腹腔引流管与右前支胆管相通，但右后支肝管、左肝管及肝外胆管均未显影

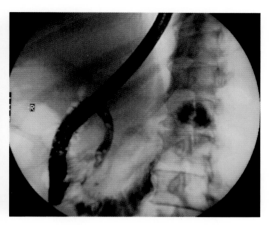

病案十八图2　ERCP：胆总管上段狭窄、下段结石，胆道逆行造影肝内胆管未显影

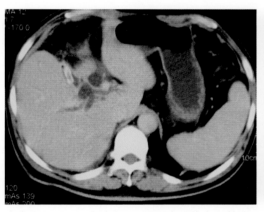

病案十八图3　上腹部CT：肝外胆管上段扩张

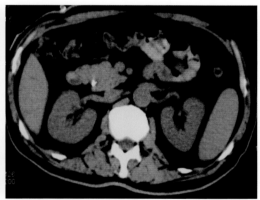

病案十八图4　上腹部CT：胆总管结石

手术过程

（1）体位及腹壁切口选择：① 平卧位；② 患者原腹壁切口为肋缘下斜切口，此次手术仍选择原切口，左侧延伸至剑突与左肋弓交点，右侧延伸至右腋前线（病案十八图5）；③ 逐层进腹，原切口处粘连较致密，切口延伸部位粘连较轻，甚至无明显粘连，所以在切开皮肤、皮下、深筋膜、腹部肌肉前鞘、腹部肌肉层以后，可以选择在切口两头粘连不致密的部位进腹，辨清腹壁下粘连的肠管和网膜组织，再向原切口致密处前进。

（2）游离粘连、解剖狭窄处上下端胆管：① 游离腹壁粘连，显露肝脏前缘；② 沿

121

肝脏脏面向下方游离，将胃、十二指肠自肝面分离，显露肝门部结构；③沿腹腔引流管窦道解剖，找到右前肝管（病案十八图6）；④仔细解剖肝门部瘢痕，在右前肝管两侧找到并打开左肝管、右后肝管，至此右前右后肝管及左肝管均已找到（病案十八图7）；⑤仔细解剖肝十二指肠韧带，将十二指肠向下方游离，在瘢痕组织里找到下段胆总管（病案十八图8）。

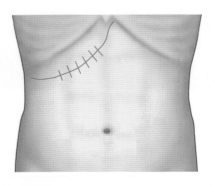

病案十八图5　腹壁切口：原切口为肋下斜切口，此次取原切口上下延长

病案十八图6　沿腹腔引流窦道找到右前肝管

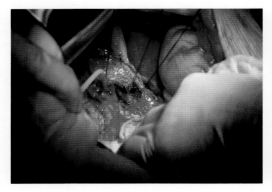

病案十八图7　找到左肝管及右后肝管，右前、右后肝管及左肝管均已找到，黑色丝线悬吊为三支主要的肝内胆管

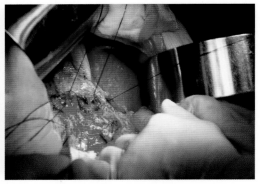

病案十八图8　找到下段胆总管

（3）胆道镜探查胆总管并取石，完成胆道生理重建：①胆道镜探查胆总管取石，确认胆道下端括约肌功能良好，无狭窄及关闭不全（病案十八图9）；②切除瘢痕，以4-0可吸收胆道缝合线间断缝合拉拢胆道后壁（病案十八图10）；③将肝圆韧带解剖游离，面对胆管一侧纵向剖开脐静脉，覆盖在胆道缺损的前壁，以4-0可吸收胆道缝合线间断缝合，线结打在吻合口外面；留置10 F支撑管，上端置入肝右前叶胆管，下端自吻合口远端胆总管戳孔引出，支撑在吻合口内（病案十八图11）；④胆道修补重

建完毕（病案十八图 12），放置腹腔引流管，与胆道支撑管分别自腹壁戳孔引出体外，逐层关腹。

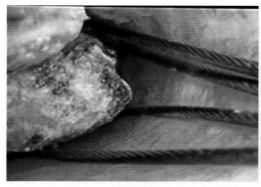

病案十八图 9　胆道镜探查胆总管下端并取石

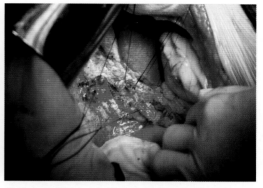

病案十八图 10　切除瘢痕，重建胆道后壁

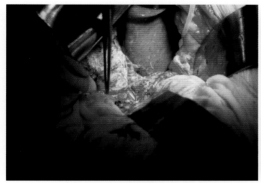

病案十八图 11　肝圆韧带修补胆道前壁，内置支撑管

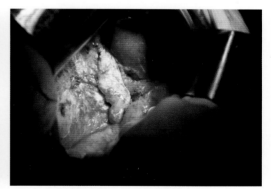

病案十八图 12　胆道重建修复完毕

术后管理

（1）术后用药：① 基本用药与常规肝胆开腹手术相同，如抗生素、水、电解质等；② 术后 3 天每天补充人血白蛋白 20 g，增加组织愈合能力；③ 建议术后 3 天每天静脉壶入地塞米松 10 mg，增加术后应激能力、减少术区炎症反应。

（2）术后饮食：① 禁食 48 h，减少胆汁分泌，减轻切口张力；② 48 h 后拔除胃管，开始进水，并逐步进清淡流食；③ 术后 1 周内以清淡饮食为主，1 周后逐步恢复正常饮食。

（3）腹腔引流管的管理：进食后无胆汁外漏，术后 5 天拔除腹腔引流管。

（4）胆道支撑管的管理：① 胆道支撑管建议留置 3 ~ 6 个月，术后定期复查上腹部 CT 或 MRI，了解恢复情况（病案十八图 13）；② 1 个月后开始逐步夹闭支撑管，使胆汁自行排入十二指肠；③3个月内务必保护好，避免过早脱落而增加吻合口狭窄概率；④3～6个月，部分患者支撑管有可能自行脱落，无须特殊处理；⑤6个月后造影胆道通畅无狭窄，拔出支撑管。

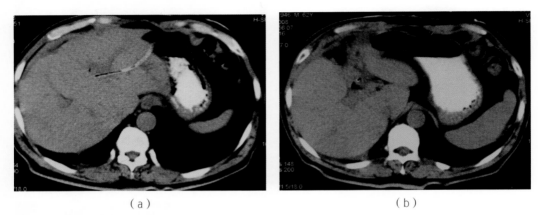

（a）　　　　　　　　　　　　　　　　　（b）

病案十八图13　术后1个月复查上腹部CT：肝门部胆管扩张已恢复

治疗结果

术后恢复良好，无胆汁外漏，9天拆线出院，胆道支撑引流管6个月造影后拔除，已随访11年，无不适。

第二部分　经验教训及思考

1.本次手术的必要性

胆囊切除术后胆瘘，经腹腔引流管造影见肝门胆管闭塞、引流管与右前胆管相通，ERCP见胆总管下段结石、逆行造影肝内胆管不显影。各项检查显示：肝门部胆管重度狭窄，ERCP和PTCD难以从根本上解决问题，只能手术切除瘢痕，重建胆汁流出通道。

2.手术方式的选择

选择胆道生理重建术的原因前文已详述，本章不再赘述。术中成功解剖出胆总管及三支主要肝内胆管，使生理重建有了解剖基础。切除瘢痕后上下端胆管之间有一定距离，强行端端吻合张力过大，不利于术后恢复，所以我们选择后壁缝合拉闭、前壁缺损以剖开的脐静脉作为自身组织瓣膜修补。

3.导致本次手术的原因

（1）胆道损伤、胆瘘导致瘘口周围腐蚀、炎症，纤维组织包裹，最终形成肝门部胆管瘢痕性狭窄。

（2）胆瘘的原因是胆囊切除过程中损伤了肝外胆管，估计是右前支肝管受损，正常的肝外胆管是娇嫩的、不扩张的、管壁薄的，应该选择管径适当的胆道支撑引流管，以尽量细的单股可吸收线黏膜对黏膜间断缝合，也许结果会不一样。

4.潜在的再次手术风险及预防措施

术后可能会出现胆道重建吻合口瘘、吻合口狭窄、吻合口上段结石形成等并发症，严重者可导致患者面临再次手术或多次手术的风险，预防措施和治疗方法前文已详细论述。

（陈军周　赵　頔）

参考资料

[1] Perera MTPR, Silva MA, Shah AJ, et a1. Risk factors for litigation following major transactional bile duct injury sustained at laparoscopic cholecystetomy[J]. Word J Surg, 20l0, 34(11): 2635–2641.

[2] 姜洪池, 谷明旗. 胆肠吻合方式的合理选择和技术要点 [J]. 中华消化外科杂志, 2017, 16(4): 345–348.

[3] Giger U, Ouassi M, Schmitz SF, et al. Bile duct injury and use of cholangiography during laparoscopic cholecystectomy[J]. Br J Surg, 2011, 98(3): 391–396.

[4] 田锋, 刘卫, 洪涛, 等. 医源性胆管损伤的确定性手术修复时机 [J]. 中华消化外科杂志, 2017, 16(5): 536–538.

[5] Sicklick JK, Camp MS, Lillemoe KD, et al. Surgical management of bile duct injuries sustained during laparoscopic cholecystectomy: perioperative results in 200 patients[J]. Ann Surg, 2005, 241: 786-792.

病案十九　医源性胆道损伤后机器人下
生理重建－脐静脉修补

诊断：胆道损伤后狭窄（Bismuth Ⅳ型），左肝管结石
术式：达·芬奇机器人下胆道重建、自身脐静脉修补胆道缺损、胆道支撑外引流术

　　提纲：腹腔镜胆囊切除术中肝总管横断，行端端吻合重建，6 年后发生胆管吻合口狭窄并左肝管结石，我院诊断为胆道狭窄（Bismuth Ⅳ型），行达·芬奇机器人下胆道重建、自身脐静脉瓣修补胆道缺损、胆道支撑外引流术。

第一部分　诊疗过程

既往病史

　　患者女性，48 岁。2004 年 6 月（外院）腹腔镜胆囊切除术中横断肝总管，随即开腹行胆管端端吻合重建，术后恢复良好，2007 年初开始出现反复发热伴皮肤、巩膜黄染，经抗感染等治疗后能缓解，2009 年底开始发作渐频繁、不易缓解，间或伴有寒战，2010 年 5 月来我院就诊，MRI 提示：上段肝外胆管扩张，下段胆总管结石（病案十九图 1）。诊断：胆道损伤后狭窄（Bismuth Ⅳ型），左肝管结石。

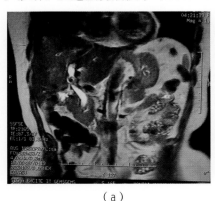 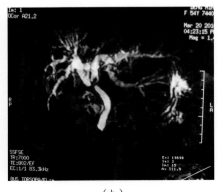

（a）　　　　　　　　　　　　　　　（b）

病案十九图 1　MRI：肝总管狭窄、左右肝管不通，左肝管内结石

手术过程 ▶

　　1. 体位及腹壁戳卡布置

（1）平卧位，原手术切口为右侧肋缘下斜切口。

（2）左侧肋缘下穿刺气腹针，建立气腹（病案十九图2）。

（3）脐水平线与左锁骨中线交点，穿刺12 mm一次性戳卡，做临时镜头孔及正式手术时的助手孔（病案十九图3）。

（4）腹腔镜监视下在位置①穿刺8 mm戳卡，利用①②两个戳卡对原切口处腹腔粘连进行分离，初步打开手术操作界面。

（5）位置③穿刺12 mm一次性戳卡，位置④穿刺8 mm孔（病案十九图4）。

（6）达·芬奇机器人操作臂安装完成，位置③为镜头臂孔，位置①为Ⅰ臂操作孔，位置④为Ⅱ臂操作孔，位置②为助手操作孔（病案十九图5）。

（7）必要时与右肋缘下3 cm腹直肌旁穿刺12 mm一次性戳卡，作为胆道镜操作孔。

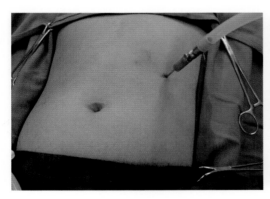

病案十九图2　左侧肋缘下穿刺气腹针，建立气腹

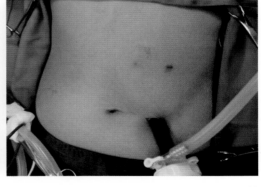

病案十九图3　脐水平线与左锁骨中线交点，穿刺12 mm戳卡，做临时镜头孔及正式手术时的助手孔

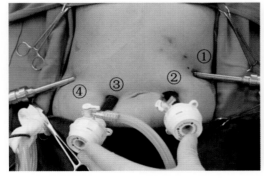

病案十九图4　用①②两个戳卡对原切口粘连进行分离，初步打开手术操作界面，穿刺③④戳卡

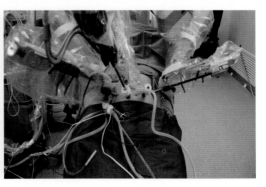

病案十九图5　达·芬奇机器人操作臂安装完成

2. 游离粘连、解剖狭窄处上下端胆管

（1）游离腹腔脏器与腹壁原切口的粘连（病案十九图6），显露肝脏前缘。

（2）沿肝脏脏面向下方游离，将胃、十二指肠自肝面分离，显露肝门部结构（病案十九图7～病案十九图9），注意保护胃肠，避免损伤。

（3）仔细解剖肝十二指肠韧带，找到并打开左肝管，内见黑色质硬结石一枚，取出结石，探查左肝管内膜光滑无增厚（病案十九图10～病案十九图11）。

（4）在左肝管右侧找到并打开右肝管，探查右肝管内无结石，右前及右后肝管开口无异常（病案十九图12）。

（5）在左、右肝管汇合部稍下方的瘢痕组织内找到中下段胆总管，10 F硅胶尿管探查下端，顺利进入十二指肠，证实下端通畅（病案十九图13）。

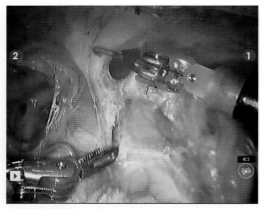
病案十九图6　分离腹腔脏器与腹壁切口的粘连

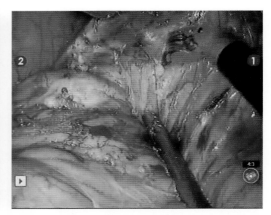
病案十九图7　腹壁粘连松解后，继续沿肝脏脏面向下分离

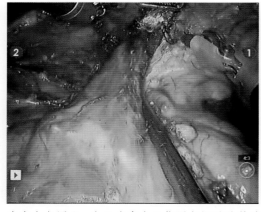
病案十九图8　小心分离十二指肠与肝脏的粘连

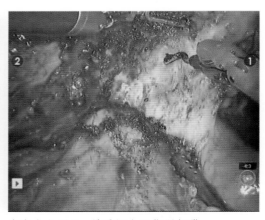
病案十九图9　暴露肝十二指肠韧带

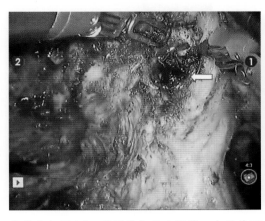

病案十九图 10　找到并打开左肝管，内见结石（白色箭头所示）

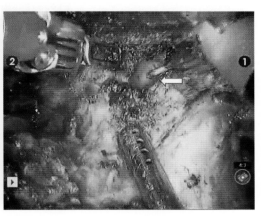

病案十九图 11　取出结石后的左肝管（白色箭头所示）

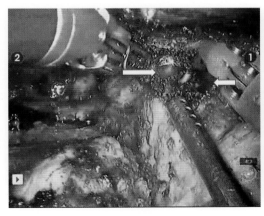

病案十九图 12　在左肝管（白色短箭头所示）旁找到并打开闭锁的右肝管（白色长箭头所示）

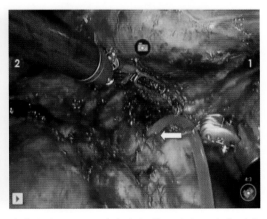

病案十九图 13　在左右肝管汇合部下方找到并打开胆总管（白色箭头所示）

3. 胆道重建，自体脐静脉瓣修补胆道前壁缺损

（1）切除瘢痕，以 4-0 可吸收胆道缝合线间断缝合拉拢胆道后壁（病案十九图 14）。

（2）吻合口留置 T 管支撑，T 管两短臂分别置入左、右肝管，长臂自胆总管前壁戳孔引出（病案十九图 15）。

（3）将肝圆韧带解剖游离，面对胆管一侧纵行剖开脐静脉，覆盖在胆道缺损的前壁，以 4-0 可吸收胆道缝合线间断缝合，线结打在吻合口外面（病案十九图 16）。

（4）胆道修补重建完毕（病案十九图 17）。

（5）放置腹腔引流管，与胆道支撑管分别自腹壁戳孔引出体外，缝闭戳卡孔、固定引流管（病案十九图 18 ~ 病案十九图 19）。

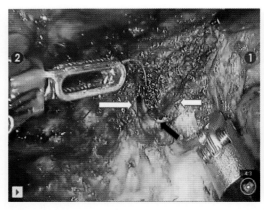

病案十九图 14　左肝管（白色长箭头所示）、右肝管（白色短箭头所示）和胆总管（黑色箭头所示）后壁重建完成

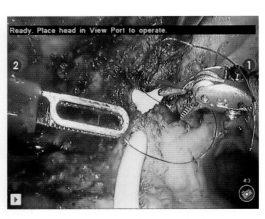

病案十九图 15　T 管两短臂分别置入左、右肝管，长臂自胆总管前壁戳孔引出

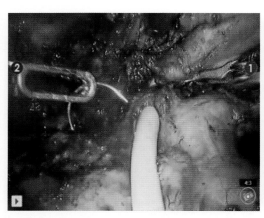

病案十九图 16　胆道重建吻合口前壁缺损以肝圆韧带内脐静脉剖开后覆盖

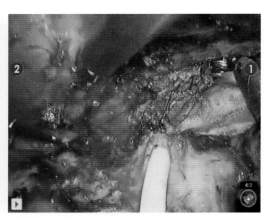

病案十九图 17　胆道重建完毕

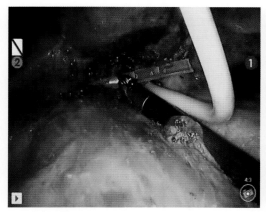

病案十九图 18　检查无胆汁漏出，放置腹腔引流管

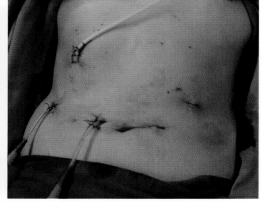

病案十九图 19　术后腹壁

术后管理

（1）术后用药：① 基本用药与常规肝胆开腹手术相同，如抗生素、水、电解质等；② 建议术后 3 天每天补充人血白蛋白 20 g，增加组织愈合能力；③ 建议术后 3 天每天静脉壶入地塞米松 10 mg，增加术后应激能力，减少术区炎症反应。

（2）术后饮食：① 禁食 48 h，减少胆汁分泌，减轻切口张力；② 48 h 后拔除胃管，开始进水，并逐步进清淡流食；③ 术后 1 周内以清淡饮食为主，1 周后逐步恢复正常饮食。

（3）腹腔引流管的管理：进食后无胆汁外漏，可拔除腹腔引流管，一般在术后 1 周左右。

（4）胆道支撑管的管理：① 胆道支撑管建议留置 3 ～ 6 个月，术后定期复查上腹部 CT 或磁共振成像，了解恢复情况（病案十九图 20 ～病案十九图 21，手术后影像对比）；② 1 个月后开始逐步夹闭支撑管，使胆汁自行排入十二指肠，一方面帮助食物消化，另一方面增加胆管内胆汁的流通量，锻炼胆管的缩张功能，有利于改善吻合口的柔韧性，减少狭窄概率；③ 3 个月内务必稳妥保护支撑管，避免过早脱落而增加吻合口狭窄概率；④ 3 ～ 6 个月部分患者支撑管有可能自行脱落，无须特殊处理；⑤ 6 个月后造影如胆道通畅无狭窄，可拔出支撑管。

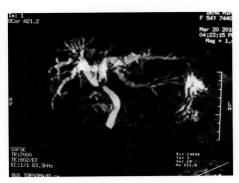

病案十九图 20　术前 MRCP：肝门部胆管狭窄

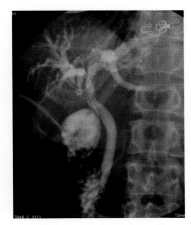

病案十九图 21　术后 4 个月 T 管造影：肝内外胆管显影良好，造影剂顺利进入十二指肠

治疗结果

术后恢复良好，无胆瘘，48 h 后拔除胃管并适量饮水，72 h 后逐步进流质饮食，

5 天拔除腹腔引流管，7 天出院，达·芬奇机器人手术、皮内缝合无须拆线，术后 4 个月 T 管造影无异常，6 个月拔除 T 管，已随访 9 年，无不适。

第二部分　经验教训及思考

1. 本次手术的必要性

各项检查显示：右肝管、左肝管及肝外胆管均有不同程度的狭窄，不能维持胆道的完整通畅，并且狭窄上方左肝管结石，ERCP 和 PTCD 难以从根本上解决问题，只能手术切除瘢痕，重建胆汁流出通道。

2. 手术方式的选择

首选胆道生理重建术的原因前文已详述，本章不再赘述。术中成功解剖出胆总管及左、右肝管主干，使生理重建有了解剖基础。切除瘢痕后上下端胆管之间有一定距离，强行端端吻合张力过大，不利于术后恢复，所以我们选择后壁缝合拉闭、前壁缺损以剖开的脐静脉作为自身组织瓣膜修补。

3. 导致本次手术的原因

胆管狭窄的原因是胆囊切除过程中横断了肝外胆管，根据病情分析评估是左、右肝管汇合部横断，开腹端端吻合后形成瘢痕性狭窄。正常的肝外胆管娇嫩、不扩张、管壁薄弱，应该选择管径适当的胆道支撑引流管，以尽量细的单股可吸收线黏膜对黏膜间断缝合，也许结果会不一样。

4. 潜在的再次手术风险及预防措施

术后可能会出现胆道重建吻合口瘘、吻合口狭窄、吻合口上段结石形成等并发症，严重者可导致患者面临再次手术或多次手术的风险，预防措施和治疗方法前文已详细论述。

（陈军周）

参考资料

[1] 周宁新. 损伤性胆管狭窄外科治疗所存在的问题 [J]. 外科理论与实践, 2003, 8(2): 101–102.

[2] Sicklick JK, Camp MS, Lillemoe KD, et al. Surgical management of bile duct injuries sustained during laparoscopic cholecystectomy: perioperative results in 200 patients[J]. Ann Surg, 2005, 241: 786–792.

[3] Perry KA, Myers JA, Deziel DJ. Laparoscopic ultrasound as the primary method for bile duct imaging during cholecystectomy[J]. Surg Endosc, 2008, 22: 208–213.

[4] 黄志强 . 医源性胆管损伤 : 老问题 , 新意义 [J]. 中国实用外科杂志 , 1999, 19(8): 451–454.

[5] 严佶祺 , 彭承宏 . 复杂高位胆管损伤外科处理 [J]. 中国实用外科杂志 , 2011, 31(7): 610–612.

[6] 董家鸿 , 曾建平 . 胆管损伤手术修复要点 [J]. 中国实用外科杂志 , 2013, 33(5): 354–356.

[7] Giger U, Ouaissi M, Schmitz SF, et al. Bile duct injury and use of cholangiography during laparoscopic cholecystectomy[J]. Br J Surg, 2011, 98(3): 391–396.

病案二十　胆肠吻合术后吻合口狭窄
并肝内胆管结石

诊断： 胆肠吻合术后吻合口狭窄伴肝内胆管结石，胆道感染，感染性休克

术式： 达·芬奇机器人下腹腔粘连松解，胆肠吻合口拆开扩大，肝内胆管取石，胆肠再吻合术

提纲： 原发性肝内胆管结石首次手术行胆囊切除、肝内胆管探查取石、肝总管空肠 Roux-en-Y 吻合，术后逐渐出现胆道感染、肝内胆管结石形成、胆肠吻合口狭窄等胆肠吻合后严重的并发症，此次因感染再次发作并加重至化脓性胆管炎、感染性休克来我院，急诊行达·芬奇机器人下腹腔粘连松解、胆肠吻合口拆开扩大、肝内胆管取石、胆肠再吻合术。

第一部分　诊疗过程

既往病史

　　患者女性，75 岁。2000 年 8 月因肝内胆管结石于当地医院行胆囊切除、肝内胆管探查取石、肝总管空肠 Roux-en-Y 吻合术，术后半年开始间断出现发热，有时伴有寒战，经抗感染等治疗缓解，术后 2 年开始逐渐加重，2010 年 6 月再次发作寒战、高热，伴有皮肤、巩膜轻度黄染，来我院就诊，入院后行上腹部 CT 及磁共振检查提示：肝内胆管扩张、积气、大量结石，以左肝管为甚（病案二十图 1 ～病案二十图 2）。诊断为胆肠吻合术后吻合口狭窄伴肝内胆管结石、胆道感染、感染性休克。

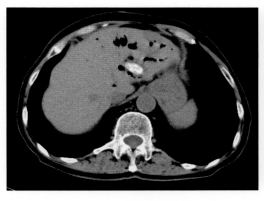 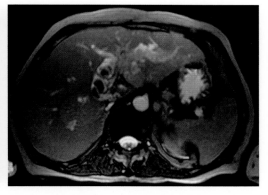

病案二十图 1　CT：肝内胆管扩张、积气、大量高密度团块，以左肝管为甚

病案二十图 2　MRI：肝内胆管扩张、大量充盈缺损，以左肝管为甚

手术过程

1. 体位及腹壁戳卡布置

（1）平卧位。

（2）脐下切开 2 mm，气腹针穿刺建立气腹（病案二十图 3）。

（3）在位置①穿刺 12 mm 戳卡，作为临时镜头孔（病案二十图 4）。

（4）在腹腔镜监视下在位置②穿刺 8 mm 戳卡，位置③穿刺 12 mm 戳卡（病案二十图 5），利用①②③戳卡对腹腔粘连进行初步分离，打开空间，便于安置达·芬奇机器人各器械臂。

（5）操作空间打开后，在位置④穿刺 8 mm 戳卡，手术需要的全部戳卡布置完毕（病案二十图 6）。

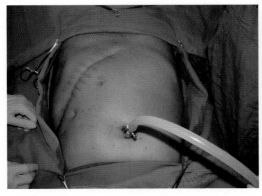 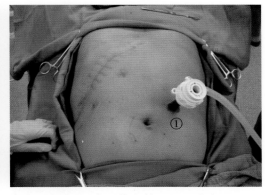

病案二十图 3　脐下建人工气腹

病案二十图 4　位置①穿刺 12 mm 戳卡

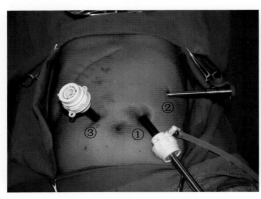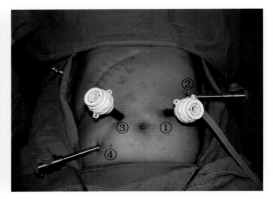

病案二十图5　位置②穿刺8mm戳卡，位置③穿刺12mm戳卡

病案二十图6　位置④穿刺8mm戳卡，手术需要的全部戳卡布置完毕。③为镜头孔，②为Ⅰ臂孔，④为Ⅱ臂孔，①助手操作孔

2. 游离粘连，找到胆肠吻合口

（1）分离腹腔脏器与腹壁切口的粘连（病案二十图7～病案二十图8），此时应注意包裹在粘连组织中的空腔脏器，如果出现空腔脏器损伤，及时修补一般不会发生术后消化道瘘，如果术中未及时发现，术后可能会导致严重的并发症。

（2）完成腹壁切口粘连的分离后，注意肝前缘与腹壁的粘连带（病案二十图9），不做肝切除的前提下不建议进行肝与腹壁的游离，这样可以保持腹壁对肝脏的悬吊，便于对肝门部的解剖。

（3）沿肝脏面将网膜、结肠、胃、十二指肠等组织器官游离，注意对原胆肠吻合口肠袢的辨认、解剖（病案二十图10）。

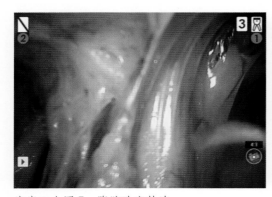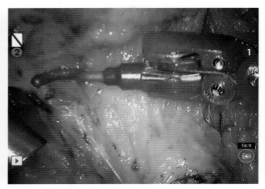

病案二十图7　腹腔致密粘连

病案二十图8　游离原切口部位粘连

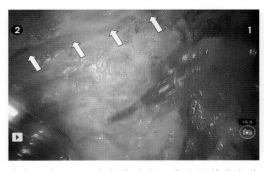

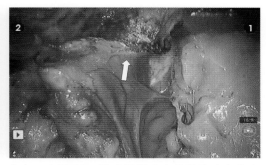

病案二十图 9　白色箭头所示为右肝前缘与腹壁交界线

病案二十图 10　游离胆肠吻合的肠襻（白箭头所示）

　　3. 打开吻合口，清理肝内胆管结石及脓液

　　（1）确认、游离胆肠吻合口之空肠襻（病案二十图 11）。

　　（2）打开吻合口，内有脓液溢出（病案二十图 12）。

　　（3）拆开吻合口前壁，于胆管前壁（12 点位）适当切开以扩大胆汁流出道（病案二十图 13）。

　　（4）清理肝内胆管结石及脓液（病案二十图 14 ～病案二十图 15）。

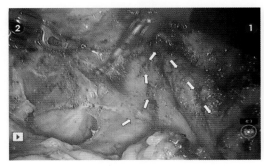

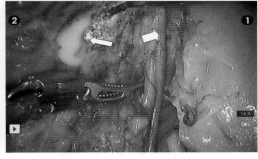

病案二十图 11　胆肠吻合之肠襻（白箭头走形）

病案二十图 12　打开吻合口，有脓液溢出（长箭头所示），短箭头指示肠襻盲端方向

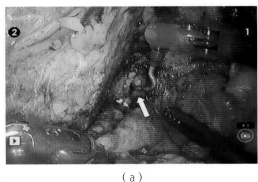

（a）

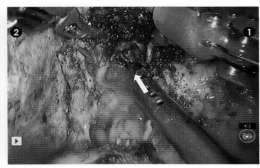

（b）

病案二十图 13　于胆管前壁（12 点位）适当切开以扩大胆汁流出道（白色箭头所示）

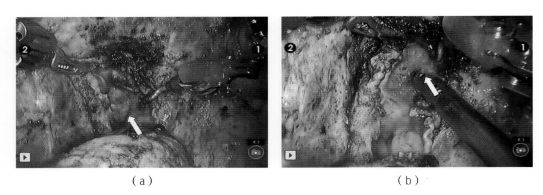

（a）　　　　　　　　　　　　（b）

病案二十图 14　肝内胆管大量脓液流出（白色箭头所示）

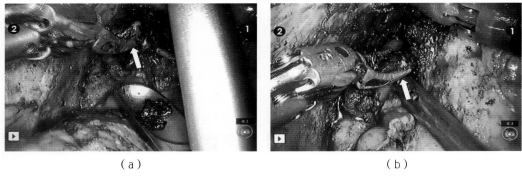

（a）　　　　　　　　　　　　（b）

病案二十图 15　取出结石（白色箭头所示）

4. 留置 T 管，重建胆肠吻合口

（1）取净结石，扩大胆管口（病案二十图 16）。

（2）肝内胆管留置 T 管，便于术后冲洗肝内胆管，如有结石残留也可 3 个月后经窦道胆道镜取石（病案二十图 17）。

（3）空肠袢盲端打孔，T 管长臂自此孔引出（病案二十图 18）。

（4）重建胆肠吻合口前壁（病案二十图 19）。

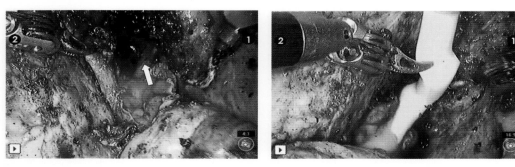

病案二十图 16　取净结石，扩大胆管口（白箭头所示）　病案二十图 17　肝内胆管留置 T 管

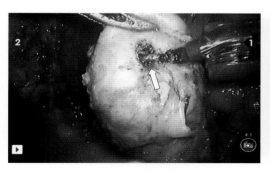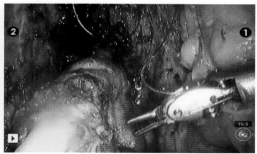

病案二十图 18　空肠袢盲端打孔，T 管长臂自　病案二十图 19　重建胆肠吻合口前壁
此孔引出（白色箭头所示）

术后管理

（1）术后用药：① 基本用药与常规肝胆开腹手术相同，如抗生素，水、电解质补充，营养支持等；② 建议术后 3 天每天补充人血白蛋白 20 g，增加组织愈合能力；③ 建议术后 3 天每天静脉壶入地塞米松 10 mg，增加术后应激能力，减少术区炎症反应。

（2）术后饮食：① 禁食 24 h，减少胆汁分泌，减轻切口张力；② 由于使用原肠袢，已形成的食物通道未重建，所以胃管无须留置过久，24 h 后拔除胃管，开始进水，并逐步进清淡流食；③ 术后 1 周内以清淡饮食为主，1 周后逐步恢复正常饮食。

（3）腹腔引流管的管理：进食后无胆汁外漏，可拔除腹腔引流管，一般在术后 1 周左右。

（4）胆道外引流管（T 管）的管理：① 放开引流 1 周，如无胆瘘可逐渐抬高引流袋位置，减少胆汁丢失；② 2 周以后如无胆瘘，可间断经 T 管以生理盐水冲洗胆道；③ 6 周以后 T 管周围窦道已基本成形，复查肝脏 CT 平扫并经 T 管胆道造影，了解肝内胆管有无结石残留，如无结石残留可拔除 T 管；④ 如有结石残留继续留置 T 管，3 个月左右拔除，同时经窦道胆道镜探查取石，如吻合口有狭窄可行球囊扩张。

治疗结果

术后恢复良好，无胆瘘，48 h 进流质饮食，5 天拔除腹腔引流管，10 天出院，腔镜手术皮内缝合无须拆线，术后 3 个月拔除 T 管并连续经窦道取石，冲洗肝内胆管两次，已随访 2 年，无不适，后失访。

第二部分　经验教训及思考

1. 肝内胆管结石的概念及治疗原则

（1）肝内胆管结石是指左、右肝管汇合部以上各分支胆管内的结石，多为胆红素结石，可以单独存在，局限于某支肝叶或肝段胆管内，反复刺激胆管引起胆管炎、胆道感染，继发胆管开口狭窄，结石难以自行排出，逐步形成相关肝叶或肝段的萎缩，甚至胆管癌变。结石也可能掉入肝外胆管导致胆道梗阻，严重的可引起梗阻性化脓性胆管炎或胆源性胰腺炎等并发症，甚至危及生命。肝内胆管结石分为原发性和继发性，原发性肝内胆管结石最常见于寄生虫感染，尤其是胆道蛔虫感染，继发性肝内胆管结石最常见于胆肠吻合术后。

（2）肝内胆管结石的治疗仍然遵循黄志强院士提出的"清除结石、解除梗阻、去除病灶、通畅引流"十六字方针。具体到每一名患者要根据症状、结石位置的不同、有无合并肝脏萎缩、肝门部胆管有无狭窄等情况制定个体化的、合理的治疗方案。① 末梢胆管内的结石不伴有胆管扩张、胆道感染的，有时与肝内钙化灶不易鉴别，不需要特殊处理；② 还未引起相关胆管狭窄的结石，可以胆道镜取石，腹腔镜或开腹进行，也可通过 PTCD 逐步扩张引流管口，经窦道取石；③ 对肝门部胆管狭窄并结石的患者，可采用肝门胆管扩大成形胆管空肠吻合术，必须取净结石且吻合口上方无狭窄，在确保无狭窄的基础上亦可留置胆道支撑管，后期经窦道取石；④ 对合并区域肝萎缩的患者，联合肝叶或肝段切除是首选方式，此类患者若单纯取石，可能导致结石重复形成，需再次手术甚至引起癌变；⑤ 对肝内充满型结石，已出现肝功能不全的患者，单纯手术很难改善，肝移植是个不错的选择。

2. 胆肠吻合的再认识

（1）胆肠吻合术（choledochojejunostomy，CJ）作为一种胆汁内引流的方法，在治疗胆道畸形、良恶性狭窄等方面应用广泛，对各种原因导致的自身胆管不能使用的疾病目前尚没有比胆肠吻合更好的手术方式。

（2）胆肠吻合术的类型：① 胆总管十二指肠侧侧吻合术，优势是操作简便、耗时短、围手术期并发症少，缺点是反流发生率高，远期并发症发生率高，目前已很少使用，年老体弱的肿瘤性梗阻性黄疸、预期生存期不理想的患者偶尔使用；② 胆管－空肠 Roux-en-Y 侧侧（端侧）吻合术，在胆道先天畸形、胆胰恶性疾病所致梗阻性黄疸、某些胆管结石、严重的胆道损伤等方面广泛应用，是临床上最常用的胆肠吻合方式；③ 胆管空肠袢侧侧（端侧）吻合＋空肠袢侧侧吻合术，属于改良的胆肠吻合方式，操作比 Roux-en-Y 吻合简单，而且不打断肠管对胃肠蠕动波的传导，理论上更有利于肠袢的排空，但应用比较少；④ 还有一些其他吻合术式，如间置空肠人工乳头方式、胆管植入式等，应用比较少。

（3）胆肠吻合术的最大问题是反流。这是该手术严重并发症的根源所在，也是广大肝胆外科医师一边广泛应用一边心存忌惮的主要原因。虽然我们一直在寻求抗反流的方法，如延长空肠袢、间置空肠人工乳头等，但截至目前还没有哪种吻合方式能完全避免反流发生。过去曾认为只要吻合口做得足够大，确保肠液甚至食物进出胆管自如，不会引起病理性改变，就可以称之为生理性反流，但随着研究的深入、病例资料的累积及观察时间的延长，我们发现多数患者术后存在不同程度的胆管炎，并由此逐渐发展为结石、吻合口狭窄甚至吻合口癌变。

（4）胆肠吻合术的并发症：① 反流性胆管炎，正常的胆道内环境因为十二指肠乳头括约肌的存在是一个无菌的环境，胆肠吻合术后胆道与肠道直接相通，胆道内环境封闭性被破坏，肠液夹带食物及肠道菌群进入胆道，破坏胆道内皮形成胆管炎；② 胆肠吻合口狭窄，吻合口较胆管内膜及肠道内膜更脆弱，所以反复发生反流性炎症、反复修复，逐步形成瘢痕性狭窄；③ 肝内胆管结石，菌斑、食物残渣、黏膜受损后的结痂都可以成为结石的内核，在胆肠吻合口通畅时可以随胆汁流排入肠道，一旦吻合口出现狭窄，这些物质则会形成结石，而结石反过来又会加重吻合口的炎症、狭窄；④ 吻合口癌变，炎症、狭窄、结石使吻合口区域的胆管癌变概率较正常人群明显升高。

3.本次手术的必要性

（1）胆肠吻合术后肝内胆管结石诊断明确，反复发作胆管炎。

（2）此次发作病情加重，伴有感染性休克，危及生命，必须急诊手术清理结石及脓液，去除感染源。

4.手术方式的选择

（1）影像学上看，结石、积气主要集中在左肝的胆管，伴有左肝管扩张、左肝萎缩，此患者应该行左半肝切除＋右肝管空肠吻合术。

（2）患者此次发作病情严重，出现感染性休克，行规则的左半肝切除术风险很大，只能选择急诊救命手术，拆开、扩大吻合口，尽量取净结石、清除脓液，肝内胆管留置 T 管外引流，以备术后定期冲洗胆道，以及必要时胆道镜经窦道取石。

（3）待病情稳定后，再考虑择期行萎缩左半肝切除术。

5.导致本次手术的原因

（1）导致本次手术的直接原因是化脓性胆管炎，患者有反复寒战、高热病史，此次再次发作并较前加重，伴有血压下降、意识模糊等感染性休克的表现，需急诊手术。

（2）化脓性胆管炎的原因是肝内胆管结石及胆肠吻合口狭窄，狭窄和结石互相影响、互相加重，表现为胆管炎反复发作，早期感染性胆汁尚能排入肠道，炎症会逐渐消退，随着狭窄和结石的加重，感染性胆汁排出逐渐受阻，淤积在肝内胆管形成脓性胆汁并通过胆—血屏障进入血液循环，导致毒血症甚至脓毒血症。

（3）肝内胆管结石及胆肠吻合口狭窄是胆肠吻合术后最常见的并发症。胆肠吻合术后吻合口狭窄及近端结石易发的原因前文已详细叙述，此处不再过多讨论。

（4）从影像学检查看，患者结石在左肝管，伴有左肝管扩张及左肝萎缩，上次手术应该行左半肝切除术，术中探查胆管，根据情况选择合适的手术方式：① 右肝管胆总管胆道下端 Oddi 括约肌序列的胆汁排泄功能正常，则无须胆肠吻合术；② 肝门部胆管有狭窄，狭窄段不长且胆道下端 Oddi 括约肌功能正常，则切除狭窄瘢痕行胆道重建术；③ 肝门部胆管狭窄过长，切除狭窄不能行胆道重建术，则行肝门部胆管空肠 Roux-en-Y 端侧吻合术；④ 胆道下端 Oddi 括约肌功能障碍或狭窄，于胆囊管汇入胆总管处上方横断肝总管行肝总管空肠 Roux-en-Y 端侧吻合术。

（5）在没有去除左肝结石病灶的基础上单纯行胆肠吻合术，指望肝内结石自行塌方排入肠道，结果适得其反，由于左肝管有狭窄结石很难排出，而胆肠吻合后的肠内容物反流又加重肝内胆管的结石、感染、胆管硬化、狭窄，甚至会牵连原本正常的右侧肝管。

6.潜在的再次手术风险及预防措施

此次手术是在感染性休克时进行的急诊手术，术前准备不充分，仅行吻合口扩大、肝内胆管取石＋脓液清理、胆肠再吻合术，虽然解除了生命威胁，但并未切除成石病灶左半肝，术后远期再手术概率很大。虽然扩大了吻合口，能延缓再手术时间，但不能从根本上解决所有问题。

（1）肝内胆管结石复发。

主要原因：肝管开口狭窄、扩张并肝组织萎缩的左半肝病灶依然存在，胆肠吻合口反流也不能避免，各种成石因素均未得到根本的改变。

预防措施：① 将原胆肠吻合口尽量扩大，便于反流入胆道的肠内容物再回到肠道，减少异物在肝内胆管潴留的机会；② 肝内胆管留置 T 管，术后间断冲洗，可使部分反流物及残存小结石排入肠道，待窦道形成后也可胆道镜经窦道取石；③ 术后调整饮食习惯，如间断油腻饮食促进胆汁排泄、饭后避免平卧减少肠液反流等。

治疗方法：① 术后 2 周开始经 T 管间断冲洗胆道，使部分反流物及残存小结石排入肠道；② 术后 3 个月拔除 T 管，同时经窦道胆道镜探查肝内胆管，必要时取石；③ 待病情平稳、身体条件允许时择期行左半肝切除术，彻底去除病灶；④ 如患者身体较差不能耐受肝切除手术，则只能再次探查取石、扩大吻合口。

（2）胆肠吻合口再狭窄。

主要原因：反流、胆管炎、结石反复发作导致吻合口慢性炎症、瘢痕性狭窄。

预防措施：① 扩大吻合口，延缓再狭窄的时间；② 预防肝内胆管结石的发生，具体方案同上。

治疗方法：① 待病情平稳、身体条件允许时择期行左半肝切除术，彻底去除病灶；② 如患者身体较差不能耐受肝切除手术，则只能再次探查取石、扩大吻合口。

（3）化脓性胆管炎复发。

主要原因：胆肠吻合口反流、左肝管狭窄、左肝管扩张、结石复发等因素不能得到根本解决，肝内胆管反复感染甚至再积脓不可避免。

预防措施：① 预防吻合口再狭窄，方法同上；② 预防结石复发，方法同上。

治疗方法：① 术后 2 周开始经 T 管间断冲洗胆道，使部分反流物及残存小结石排入肠道；② 待病情平稳、身体条件允许时择期行左半肝切除术，彻底去除病灶；③ 如患者身体较差不能耐受肝切除手术，则只能再次探查胆道取石、清理积脓；④ 也可行左肝管 PTCD 引流脓性胆汁，或逐步扩张 PTC 窦道，行胆道镜探查。

（4）胆肠吻合口癌变。

主要原因：反流、胆管炎、结石反复发作导致吻合口慢性炎症，反复发作导致癌变概率增加。

预防措施：① 预防吻合口再狭窄，方法同上；② 预防结石复发，方法同上。

治疗方法：根据癌变部位、范围决定手术方式。

（5）其他原因，如术中分离粘连过程中损伤胃肠等空腔脏器致术后消化道瘘、术后腹腔再粘连导致机械性肠梗阻等。

（陈军周）

参考资料

[1] 陈亚进. 肝胆管结石病多次手术原因及决策 [J]. 中国实用外科杂志, 2012(1): 57–59.

[2] Isetani M, Morise Z, Kawabe N, et al. Pure laparoscopic hepateetomy as repeat surgery and repeat hepatectomy[J]. World J Gastroenterol, 2015, 21(3): 961–968.

[3] Zhou Y, Wu XD, Fan RG, et al. Laparoscopic common bile duct exploration and primary closure of choledochotomy after failed endoscopic sphincterotomy[J]. Int J Surg, 2014, 12(7): 645–648.

[4] 卢绮萍. 肝胆管结石病外科治疗的历史与现状 [J]. 中华消化外科杂志, 2015, 14(4): 265–267.

[5] 董家鸿. 胆道微创治疗必须高度重视 Oddi 括约肌的保护 [J]. 中华消化外科杂志, 2012, 11(5): 405–407.

[6] 王坚. 复杂肝内胆管结石的诊断与处理 [J]. 中国实用外科杂志, 2016, 36(3): 292–295.

[7] 中华医学会外科学分会胆道外科学组. 肝胆管结石病诊断治疗指南 [J]. 中国消化外科杂志, 2007, 6(2): 156–161.

[8] 李民, 汪岩, 张陈, 等. 加速康复外科在营养不良肝胆管结石病胆肠吻合术中的应用价值 [J]. 中华消化外科杂志, 2016, 15(1): 42–46.

[9] Ohashi T, Wakai T, Kubota M, et al. Risk of subsequent biliary malignancy in patients

undergoing cyst excision for congenital choledochalcysts[J]. J Gastroenterol hepatol, 2013, 28(2): 243–247.

[10] 骆伟, 孟文勃, 岳平, 等. 胆肠吻合术后胆管结石复发的内镜外科治疗进展 [J]. 中华消化内镜杂志, 2016, 33(2): 130–133.

病案二十一　胆总管囊肿切除＋胆肠吻合术后吻合口狭窄并结石

诊断： 胆总管囊肿切除＋胆肠吻合术后吻合口狭窄伴肝内胆管结石
术式： 腹腔镜下腹腔粘连松解，胆肠吻合口拆开扩大，肝内胆管取石，胆肠再吻合术

提纲： 先天性胆总管囊肿，22 岁行囊肿切除、胆肠吻合术；32 岁因胆肠吻合口狭窄、肝内胆管结石、化脓性胆管炎行开腹胆肠吻合口狭窄切开、肝内胆管探查取石、肝总管空肠再吻合术；42 岁以同样原因在腹腔镜下行同样手术。

第一部分　诊疗过程

既往病史

　　患者女性，42 岁。1996 年 1 月因先天性胆总管囊肿在外院行囊肿切除、胆肠吻合术；2006 年因反复发热、皮肤巩膜黄染在我院诊断为"胆肠吻合口狭窄、肝内胆管结石、化脓性胆管炎"，行开腹胆肠吻合口拆开狭窄切开扩大、肝内胆管探查取石、肝总管空肠再吻合术；2016 年 4 月再因反复发热、皮肤巩膜黄染于当地医院就诊，行 MRCP 检查提示：肝内胆管扩张、结石，胆肠吻合口狭窄（病案二十一图 1）。诊断：胆肠吻合术后吻合口狭窄伴肝内胆管结石。

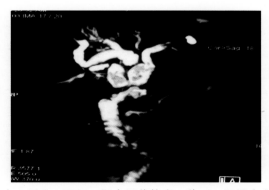

病案二十一图 1　MRCP：肝内胆管扩张、结石，胆肠吻合口狭窄

145

手术过程

1. 体位及腹壁戳卡布置

（1）平卧位。

（2）在位置①切开 10 mm 切口，建立气腹，穿刺 10 mm 戳卡，作为临时镜头孔。

（3）腹腔镜监视下在位置②穿刺 5 mm 戳卡，利用①②两个戳卡对③④位置粘连进行分离，初步打开手术操作空间。

（4）位置③穿刺 10 mm 戳卡，位置④穿刺 5 mm 戳卡。

（5）以位置③为镜头孔，①为右手操作孔，④为左手操作孔，②助手操作孔。

（6）打开胆肠吻合口后在位置⑤穿刺 12 mm 一次性非金属戳卡，为胆道镜通道，手术需要的全部戳卡布置完毕（病案二十一图 2）。

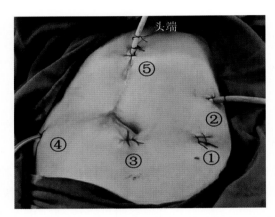

病案二十一图 2　腹壁切口：①建立气腹、10 mm 戳卡、临时镜头、中后期右手操作孔；②5 mm 戳卡、临时右手操作孔、中后期助手操作孔；③10 mm 戳卡，镜头孔；④5 mm 戳卡，左手操作孔；⑤12 mm 戳卡，胆道镜、T 管、助手操作孔

2. 游离粘连，找到胆肠吻合口

（1）分离腹腔脏器与腹壁切口的粘连，镜下见胃、十二指肠与腹壁致密粘连，仔细分离，注意保护空腔脏器，必要时可牺牲部分腹壁（病案二十一图 3）。

（2）完成腹壁切口粘连的分离后，保留部分肝与腹壁的粘连带，这样可以保持腹壁对肝脏的悬吊，便于对肝门部的解剖。

（3）沿肝脏面将网膜、结肠、胃、十二指肠等组织器官游离，逐步显露肝门结构，注意对原胆肠吻合口肠袢的辨认、解剖（病案二十一图 4）。

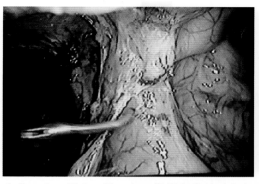

病案二十一图 3　胃、十二指肠与腹壁及肝门紧密粘连

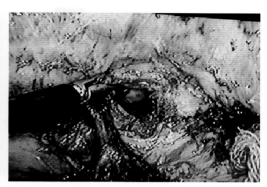

病案二十一图 4　找到胆肠吻合口，确认后打开前壁

3. 打开吻合口，清理肝内胆管结石、胆肠吻合口扩大后再吻合

（1）拆开吻合口前壁，于胆管前壁（12点位）适当纵向切开以扩大胆汁流出道（病案二十一图 5），取净结石，胆道镜探查肝内胆管确保成块结石无残留。

（2）肝内胆管留置 T 管外引流，术后可间断冲洗胆道以及必要时再经窦道胆道镜探查取石，以 4-0 可吸收线间断吻合胆肠吻合口前壁，采用"纵切横缝"法扩大吻合口（病案二十一图 6）。

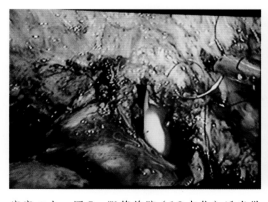

病案二十一图 5　胆管前壁（12点位）适当纵向切开以扩大胆汁流出道，胆道镜取净结石

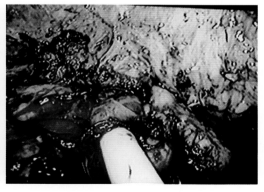

病案二十一图 6　重新缝合胆肠吻合口，纵切横缝

术后管理

（1）术后用药：① 基本用药与常规肝胆开腹手术相同，采用抗生素、水电解质等；② 术后 3 天每天补充人血白蛋白 20 g，增加组织愈合能力；③ 建议术后 3 天每天静脉

壶入地塞米松 10 mg，增加术后应激能力、减少术区炎症反应。

（2）术后饮食：① 禁食 24 h，减少胆汁分泌，减轻切口张力；② 因为使用原肠襻，此次未涉及食物通道，所以胃管无须留置过久，24 h 后拔除并开始进水，逐步进清淡流食；③ 术后 1 周内以清淡饮食为主，1 周后逐步恢复正常饮食。

（3）腹腔引流管的管理：进食后无胆汁外漏，术后 5 天拔除腹腔引流管。

（4）胆道外引流管（T 管）的管理：① 放开引流 1 周无胆漏，逐渐抬高引流袋位置，减少胆汁丢失；② 2 周以后如无胆瘘，间断经 T 管以生理盐水冲洗胆道；③ 6 周以后 T 管周围窦道已基本成形，复查肝脏 CT 平扫并经 T 管胆道造影，明确肝内胆管无结石残留，拔除 T 管；④ 如有结石残留继续留置 T 管，3 个月左右拔除，同时经窦道胆道镜探查取石，如吻合口有狭窄可行球囊扩张。

治疗结果

术后恢复良好，无胆汁外漏，术后 7 天出院，腔镜手术皮内缝合无须拆线，T 管 2 个月拔除，已随访 3 年，无不适。

第二部分　经验教训及思考

1. 先天性胆总管囊肿的概念及分型

（1）先天性胆总管囊肿（congenital choledochal cyst，CCC）又称先天性胆总管囊状扩张症（congenital cystic dilatation of the bile duct），是以胆总管呈球形囊肿或梭状扩张为特点的临床最常见的一种先天性胆道畸形，中华医学会外科学分会胆道外科学组 2017 年发布的《胆管扩张症诊断与治疗指南（2017 版）》将此种疾病统一命名为胆管扩张症（biliary dilatation，BD）。发病率为 1/150 000 ～ 1/100 000，2/3 在婴幼儿及童年时期发病，1/3 见于青年，男性发病率比女性低，男女发病率之比为 1 : 4 ～ 1 : 3。日本、中国发病率较高。腹痛、腹部肿物和黄疸为本病的三个基本症状。

（2）临床分型：胆管扩张症（BD）最常用的是 Todani 分型法，根据囊肿位置和形态可分为 5 种类型（病案二十一图 7）。① Ⅰ 型：胆总管囊状扩张型，占胆总管囊肿的 50% ～ 80%，表现为胆总管任一部分的单纯囊性扩张，分为三个亚型（Ⅰ a 型胆总管囊状扩张、Ⅰ b 型胆总管局限性扩张、Ⅰ c 型肝外胆管弥漫性梭状扩张）；② Ⅱ 型：胆总管憩室型，占胆总管囊肿的 2% ～ 3%，为胆总管憩室样扩张；③ Ⅲ 型：胆总管脱垂型，占胆总管囊肿的 1.4% ～ 4.5%，是胆总管远端局限于胰腺内部分的扩张；④ Ⅳ 型：多发的肝内或肝外胆管扩张，占胆总管囊肿的 15% ～ 35%，分两个亚型（Ⅳ a 肝外胆管扩张合并肝内胆管扩张、Ⅳ b 肝外胆管多发性扩张）；⑤ Ⅴ 型：肝内胆管单发或多发囊状扩张，占胆总管囊肿的 20%，又称 Caroli 病。

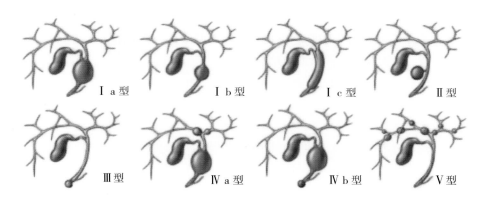

病案二十一图 7　胆管扩张症分型

2. 先天性胆总管囊肿的治疗

（1）手术方式的选择。① Ⅰ 型：胆总管囊状扩张型，胆总管囊肿切除＋肝总管空肠 Roux-en-Y 吻合术；② Ⅱ 型：胆总管憩室型，较小的憩室可行憩室完整切除＋胆总管 T 管引流，较大的憩室完整切除后胆总管难以修复则需要行肝总管空肠 Roux-en-Y 吻合术；③ Ⅲ 型：胆总管脱垂型，最难处理的一种类型，无症状的不要强行处理，有报道 ERCP 乳头切开治疗此型囊肿疗效尚不确切，较大的有症状或可能癌变的不得已行胰十二指肠切除术；④ 肝内病灶局限的Ⅳ型：Ⅳ b 型行肝外胆总管囊肿切除＋肝总管空肠 Roux-en-Y 吻合术，Ⅳ a 型需连同受累肝脏一并切除术；⑤ 病灶散在、弥漫的 Ⅳ 型和 Ⅴ 型或弥漫性 Caroli 病，常规手术不能解决根本问题，不能急于处理，随着年龄的增长肝脏功能会出现损害并逐渐严重，肝移植术应是终末期最为理想的治疗方法。

（2）手术时机的把握。关于胆管扩张症（BD）的手术时机，到目前为止仍然是一个有争议的话题，尚无充足的循证医学证据指导 BD 患者的治疗。BD 总体癌变率为 2.50%～30.00%，明显高于健康人群胆道癌变率（0.01%～0.38%），且癌变率随年龄段递增，国内外多数学者认为：不论是否有临床症状，一旦确诊 BD，应尽早行手术治疗。但 BD 首次发病多在婴幼儿及童年时期，此时人体器官，尤其是胆道及肠管尚未发育完全，即便是肝外扩张胆管完全切除，行肝总管空肠吻合，随着身体的继续发育，再次手术的概率也会逐年增大，且 BD 癌变平均发病年龄为 42 岁，所以也有部分学者认为症状不重的患者可以选择不过早进行干预，密切观察，身体发育完全后再行彻底手术。

3. 本次手术的必要性

胆肠吻合术后胆肠吻合口狭窄并肝内胆管结石诊断明确，反复发作胆管炎，必须手术取出结石、解除梗阻。

4. 手术方式的选择

（1）影像学上狭窄位于胆肠吻合口，左、右肝管汇合部仍存在且相通，打开吻合口、切开瘢痕、扩大狭窄，同时取出结石。

（2）患者肝外胆管囊肿已切除并行胆肠吻合，ERCP 取石不可行；PTCD 引流，逐步扩张窦道，胆道镜经窦道取石、球囊扩张，有可能解决问题，但治疗周期比较长，有一定失败概率。

（3）本患者选择腹腔镜腹腔粘连松解、胆肠吻合口拆开、扩大狭窄、肝内胆管取石、胆肠再吻合术，必要时中转开腹。

5. 导致本次手术的原因

（1）导致本次手术的直接原因是肝内胆管结石以及胆肠吻合口狭窄，狭窄和结石互相影响、互相加重，虽吻合口未完全闭锁，感染性胆汁尚能排入肠道，但炎症会反复发作。

（2）肝内胆管结石及胆肠吻合口狭窄是胆肠吻合术后最常见的并发症。其原因前文已详细叙述，此处不再过多讨论。

6. 潜在的再次手术风险及预防措施

对先天性胆总管囊肿病例胆肠吻合术是一种无奈的选择，由于肠液反流及胆管先天功能不良，胆肠吻合口狭窄及肝内胆管结石反复发作是难以避免的。我们所能做的就是尽量扩大吻合口、取净结石、仔细缝合，以延缓再次手术时间，但不能从根本上解决所有问题。

（1）肝内胆管结石复发。

主要原因：胆肠吻合口反流不能避免，各种成石因素均未得到根本的改变。

预防措施：① 将原胆肠吻合口尽量扩大，便于发布流入胆道的肠内容物再回到肠道，减少异物在肝内胆管潴留的机会；② 肝内胆管留置 T 管，术后间断冲洗，可使部分反流物及残存小结石排入肠道，待窦道形成后也可胆道镜经窦道取石；③ 术后调整饮食习惯，如间断油腻饮食促进胆汁排泄、饭后避免平卧减少肠液反流等。

治疗方法：① 术后 2 周开始经 T 管间断冲洗胆道，使部分反流物及残存小结石排入肠道；② 术后 2 个月拔除 T 管，同时经窦道胆道镜探查肝内胆管，必要时取石；③ 远期可能会再次吻合口狭窄，需手术处理。

（2）胆肠吻合口再狭窄。

主要原因：反流、胆管炎、结石反复发作导致吻合口慢性炎症、瘢痕性狭窄。

预防措施：① 扩大吻合口，延缓再狭窄的时间；② 预防肝内胆管结石的发生，具体方案同上。

治疗方法：只能选择再次手术，扩大吻合口。

（3）化脓性胆管炎复发。

主要原因：胆肠吻合口反流、结石复发等因素不能得到根本解决，肝内胆管反复感染甚至积脓不可避免。

预防措施：① 预防吻合口再狭窄，方法同上；② 预防结石复发，方法同上。

治疗方法：① 术后 2 周开始经 T 管间断冲洗胆道，使部分反流物及残存小结石排入肠道；② 再次探查胆道取石、扩大吻合口。

（4）胆肠吻合口癌变。

主要原因：反流、胆管炎、结石反复发作导致吻合口慢性炎症，反复发作导致癌变概率增加。

预防措施：① 预防吻合口再狭窄，方法同上；② 预防结石复发，方法同上。

治疗方法：根据癌变部位、范围决定手术方式。

（5）其他原因，如术中分离粘连过程中损伤胃肠等空腔脏器致术后消化道瘘、术后腹腔再粘连导致机械性肠梗阻等。

（陈军周）

参考资料

[1] Ohashi T, Wakai T, Kubota M, et al. Risk of subsequent biliary malignancy in patients undergoing cyst excision for congenital choledochalcysts[J]. J Gastroenterol hepatol, 2013, 28(2): 243–247.

[2] Lee SE, Jang JY, Lee YJ, et al. Choledochal cyst and associated malignant tumo in adults: a multicenter survey in South Korea[J]. Arch Surg, 2011, 146(10): 1178–l184.

[3] 陈汝福 . 先天性胆管扩张症再次手术原因及处理对策 [J]. 中国实用外科杂志 , 2012, 32(3): 212–214.

[4] 郑海水 , 周育成 , 牟一平 , 等 . 开腹与腹腔镜手术治疗成人先天性胆总管囊肿的疗效比较 [J]. 中华消化外科杂志 , 2015, 14 (4): 288–294.

[5] Jang JY, Yoon YS, Kang MJ, et al. Laparoscopic excision of a choledochal cyst in 82 consecutive patients[J]. Surg Endosc, 2013, 27(5): 1648–1652.

[6] 汤绍涛 , 王勇 , 毛永忠 , 等 . 腹腔镜下胆总管囊肿切除、肝管空肠吻合、腹腔外空肠吻合术 50 例报告 [J]. 中国微创外科杂志 , 2009, 9(9): 769–772 .

[7] Soares KC, Arnaoutakis DJ, Kamel I, et al. Choledochal cysts: presentation, clinical differentiation, and management[J]. J Am Coll Surg, 2014, 219(6): 1167–1180.

[8] 田雨霖 . 先天性胆总管囊肿手术治疗值得注意的几个问题 [J]. 中国实用外科杂志 , 2012, 32(3): 86–88.

[9] Kamisanma T, Okamoto A, Tsurum K, et al. Carcinoma arising in Congenital choledochalcysts [J]. hepato–Gastroenterology, 2008, 55(82–83): 329–332.

[10] 刘朝阳, 张雁冰, 卢琪, 等. 30 例巨大胆总管囊肿的临床诊断和治疗分析 [J]. 临床小儿外科杂志, 2013, 12(5): 376–377.

病案二十二　胆总管多次手术后再发结石

诊断：胆总管多次手术后再发结石
术式：腹腔镜下腹腔粘连松解，胆总管探查取石，T管引流术

　　提纲：24 年间历经开腹胆囊切除、开腹胆总管探查取石、开腹胆总管探查取石术 + 胆总管前壁空肠 Roux-en-Y 侧侧吻合、开腹胆肠吻合口拆除 + 胆道探查取石 + 胆道生理重建 +T 管引流等 4 次手术，再发胆管结石，行腹腔镜胆道探查取石术。

第一部分　诊疗过程

既往病史

　　患者女性，67 岁。1992 年因胆囊结石于外院行开腹胆囊切除术；1998 年因胆总管结石于外院行开腹胆总管探查取石术；2002 年因胆总管结石于外院行开腹胆总管探查取石术 + 胆总管前壁空肠 Roux-en-Y 侧侧吻合术；2006 年因反流性化脓性胆管炎、肝胆管结石在我院行开腹胆肠吻合口拆除 + 胆道探查取石 + 胆道生理重建 +T 管引流术；2016 年 1 月再因间断寒战、发热、皮肤巩膜黄染于我院就诊，行 MRCP 检查提示：胆总管结石（病案二十二图 1）。诊断为胆总管多次手术后再发结石。

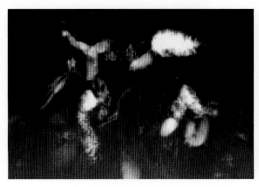

病案二十二图 1　MRCP:肝内胆管扩张、结石，胆肠吻合口狭窄

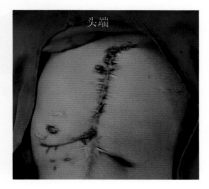

病案二十二图 2　腹壁切口

手术过程

1. 体位及腹壁戳卡布置

（1）平卧位，显示器置于患者右侧偏头部，腹壁瘢痕（病案二十二图2）。

（2）在位置①建立气腹，位置②穿刺10 mm戳卡，初步游离时作为临时镜头孔，胆道手术时作为操作孔（病案二十二图3）。

（3）腹腔镜监视下在位置①穿刺5 mm戳卡，利用①②两个戳卡对③④位置粘连进行分离，初步打开手术操作空间。

（4）位置③穿刺10 mm戳卡，作为正式手术的镜头孔，位置④穿刺5 mm戳卡，作为左手操作孔。

（5）操作空间打开后，以位置③为镜头孔，②为右手操作孔，④为左手操作孔，①为助手操作孔。

（6）打开胆总管后在位置⑤穿刺12 mm一次性非金属戳卡，作为胆道镜通道，术后T管经此孔引出体外，必要时也可作为助手操作孔，手术需要的全部戳卡布置完毕（病案二十二图4）。

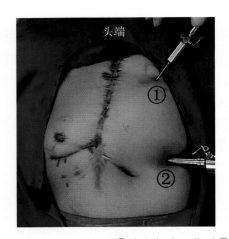

病案二十二图3　位置①建立气腹；位置②穿刺10 mm戳卡，初步游离时作为临时镜头孔，胆道手术时作为操作孔

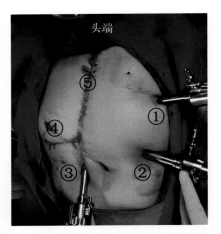

病案二十二图4　术区初步游离后，在位置③穿刺10 mm戳卡，作为正式手术的镜头孔，位置④穿刺5 mm戳卡，作为左手操作孔；位置⑤12 mm一次性戳卡，作为胆道镜操作孔及T管引出孔，必要时也可作为助手操作孔

2.游离粘连、找到胆肠吻合口

（1）分离腹腔脏器与腹壁切口的粘连，此时要小心包裹在粘连组织中的空腔脏器（病案二十二图5～病案二十二图8）。

（2）完成腹壁切口粘连的分离后，注意肝前缘与腹壁的粘连带，不做肝切除的前提下不建议进行肝与腹壁的过度游离，至少保留肝圆韧带附近的粘连，这样可以保持腹壁对肝脏的悬吊，便于对肝门部的暴露（病案二十二图9）。

（3）沿肝脏脏面将网膜、结肠、胃、十二指肠等组织器官游离下来，左侧沿肝圆韧带与胃小弯的粘连面进行分离（病案二十二图10），右侧贴近肝脏脏面进行分离，注意不要损伤十二指肠（病案二十二图11）。

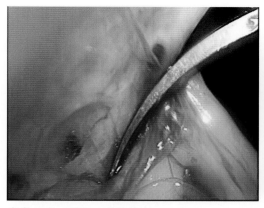

病案二十二图5　腹腔粘连

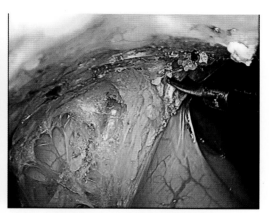

病案二十二图6　将胃前壁自腹壁游离

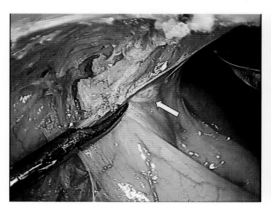

病案二十二图7　白色箭头指示胃前壁与上中腹壁的粘连带

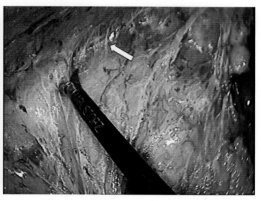

病案二十二图8　白色箭头指示胃前壁与右侧腹壁的粘连带

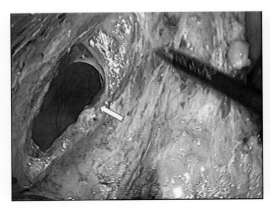
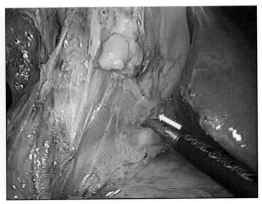

病案二十二图 9　游离腹腔粘连至肝脏前缘（白色箭头所示），保留肝圆韧带附近部分肝脏与腹壁粘连，便于术中悬吊肝脏、暴露肝门

病案二十二图 10　游离胃前壁与肝圆韧带的粘连（白色箭头所示为胃壁与肝圆韧带的界线）

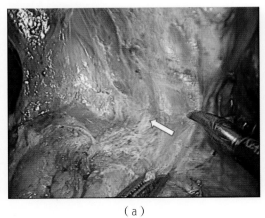
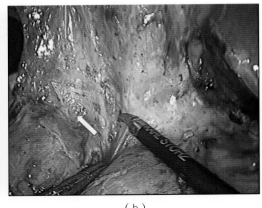

（a）　　　　　　　　　　　　　　　　　　（b）

病案二十二图 11　沿肝脏脏面及肝圆韧带向下方分离胃及十二指肠（白色箭头所示为游离粘连的正常层面）

3. 胆总管探查取石

（1）十二指肠自肝门分离后即暴露肝十二指肠韧带，此时要当心肝动脉及门静脉，因为多次手术以后肝十二指肠韧带粘连致密，解剖关系不清，切忌盲目切开，找到肝外胆管后需经穿刺确认（病案二十二图 12 ～病案二十二图 13）。

（2）纵向切开肝外胆管（病案二十二图 14）。

（3）胆道镜探查取石，确保肝内外胆管成块结石无残留，同时了解胆道下端有无梗阻、占位、狭窄、括约肌松弛等情况（病案二十二图 15）。

（4）肝外胆管留置 T 管外引流，术后可间断冲洗胆道以及必要时再经窦道胆道镜探查取石，以 4-0 可吸收线间断缝合胆管（病案二十二图 16）。

（5）T管经上腹部引出体外，同时留置腹腔引流管。

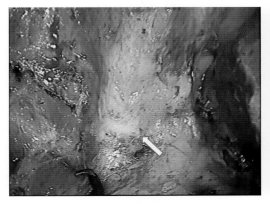

病案二十二图 12　初步确定隆起处为肝外胆管走形（白色箭头所示）

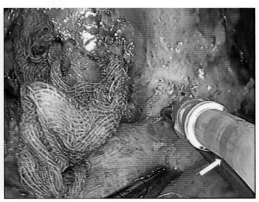

病案二十二图 13　穿刺有胆汁引出，证实肝外胆管（白色箭头所示）

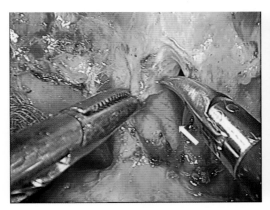

病案二十二图 14　纵行切开胆总管（白色箭头所示）

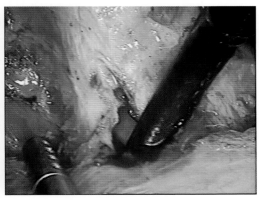

病案二十二图 15　胆道镜探查取石

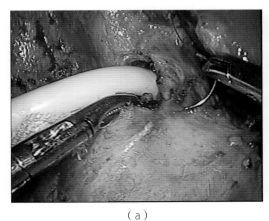

（a）

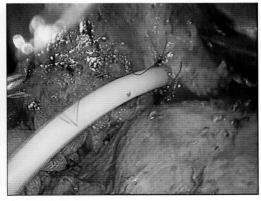

（b）

病案二十二图 16　留置 T 管，手术完毕

术后管理

（1）术后用药：① 基本用药与常规肝胆开腹手术相同，如抗生素、水、电解质等；② 补充人血白蛋白，增加组织愈合能力；③ 建议术后 3 天每天静脉壶入地塞米松 10 mg，增加术后应激能力，减少术区炎症反应。

（2）术后饮食：① 禁食 24 h，减少胆汁分泌，减轻胆道张力；② 胃管无须留置过久，24 h 后拔除，并开始进水，逐步进清淡流食；③ 术后 1 周内以清淡饮食为主，1 周后逐步恢复正常饮食。

（3）腹腔引流管的管理：进食后无胆汁外漏，术后 3 天拔除腹腔引流管。

（4）胆道外引流管（T 管）的管理：① 放开引流 1 周无胆漏，逐渐抬高引流袋位置，减少胆汁丢失；② 2 周以后间断夹闭 T 管，逐渐延长夹闭时间至完全夹闭；③ 6 周以后 T 管周围窦道已基本成形，复查肝脏 CT 平扫并经 T 管胆道造影，了解肝内外胆管有无结石残留，如无结石残留，可拔除 T 管；④ 如有结石残留继续留置 T 管，3 个月左右拔除，同时经窦道胆道镜探查取石。

治疗结果

术后恢复良好，无胆汁外漏，5 天出院，腔镜手术皮内缝合无须拆线，术后 1.5 个月拔除 T 管，已随访 3 年，无不适。

第二部分　经验教训及思考

1.胆总管结石的治疗方案

（1）合并有胆囊结石的胆总管结石：① 腹腔镜胆囊切除 + 经胆囊管胆道镜胆总管探查取石适用于胆囊管增宽、胆总管结石 < 5 mm 的患者，优点是胆总管创伤小，取石后直接闭合胆囊管，无须留置 T 管，缺点是由于胆囊管螺旋瓣的存在操作起来不如经胆总管切开方便，有时需要 3 mm 特殊胆道镜；② 腹腔镜胆囊切除 + 胆道镜胆总管切开探查取石适用于所有胆总管结石，多数取石后可以 I 期缝合，特殊情况需留置 T 管；③内镜下十二指肠乳头括约肌切开术（EST）+ 腹腔镜胆囊切除术，对胆总管不扩张尤其内径 < 0.8 cm 的患者可选择 EST，如果取石失败也可以在腹腔镜胆囊切除时一并行胆总管探查取石。

（2）胆囊已切除或胆囊正常的单纯胆总管结石：① 腹腔镜联合胆道镜胆总管探查

取石适合多数患者，尤其适合结石较大、结石多发的患者；② EST 适用于数量少、较小的结石，优点是创伤小，缺点是需要切开乳头。

2. 复发性胆总管结石的治疗

（1）复发性胆总管结石是指曾经做过胆道取石手术后再发的胆总管结石。对再发或反复发作的胆总管结石，处理起来较为复杂，既要考虑多次胆道手术后解剖的复杂性，又要预防结石再发。

（2）胆总管结石复发的治疗关键在于明确原因，并争取在手术中一并解除。① 原发肝内胆管结石：之前手术仅处理胆总管结石而忽略了肝内胆管的病变，肝内结石脱落致胆总管反复发作，此次需同时解决，必要时切除病损的肝脏。② 十二指肠乳头闭合不全：胆总管曾反复自行排石或既往曾行 EST 胆总管取石的患者，十二指肠括约肌可能会出现关闭不全，表现为十二指肠内食糜及肠液经乳头括约肌反流至胆总管，滞留在胆管内的食物残渣形成结石，对反流严重的患者要考虑行胆总管横断、远端缝闭、近端胆管 – 空肠端侧 Roux-en-Y 吻合术。③ 十二指肠乳头括约肌狭窄：反复排石的患者十二指肠乳头括约肌因反复炎症水肿会形成慢性瘢痕性狭窄，导致胆汁排出不畅，增加结石形成的概率，重度狭窄者需行乳头切开成形术甚至胆肠端侧吻合术。④ 胆总管原探查切口处形成瘢痕性狭窄，导致胆汁动力学异常，增加结石形成的概率，手术中需同时行瘢痕切除 + 胆道端端吻合术。⑤ 其他原因，如残留胆囊或残留胆囊管结石脱落至胆总管，术中需一并切除。

3. 胆肠吻合术治疗胆总管结石应注意的问题

（1）胆肠吻合术作为治疗胆道良恶性梗阻的重要手段在临床上应用很广泛，但各种胆肠吻合术都不可避免地存在肠液反流的缺陷，患者生存时间越长，反流性胆管炎、胆肠吻合口狭窄、吻合口近端胆管结石的发生率就越高，所以对胆总管结石这样的良性疾病要严格掌握适应证。以下情况可考虑胆肠吻合术：① 胆总管结石伴有下端癌变；② 先天性胆总管囊状扩张症合并结石；③ Oddi 括约肌功能障碍致胆总管下端重度狭窄；④ 对 Oddi 括约肌闭合不全的患者是否需要行胆肠吻合术是临床上最难决定的。

（2）单纯结石的患者如果必须做胆肠吻合，在吻合方式上要注意以下几点：① 尽量选择胆管空肠 Roux-en-Y 吻合术，空肠袢 50 ~ 60 cm，减少反流的概率；② 胆管必须横断，近端留做吻合、远端缝闭；③ 禁止做胆总管 – 空肠侧侧吻合，首先侧侧吻合后远端胆总管形成盲端，反流肠液或食物残渣潴留不易排出，其次胆管结石属良性病变，下端多为不全性梗阻，大部分胆汁仍由下端排入十二指肠，胆肠侧侧吻合口由于胆汁流通量少，会逐渐缩小、闭塞。

4. EST 治疗胆总管结石的争论

（1）内镜下十二指肠乳头括约肌切开术（endoscopic sphincterotomy，EST）是借助 ERCP 技术用特制的乳头切开刀将乳头括约肌切开，达到取出胆石或蛔虫、引流胆道等目的一种微创手术。1974 年由 Demling 等首次使用，此后逐步推广开，因为其与传统手术相比具有创伤小、恢复快、无须全麻等优势，成为外科疾病内科治疗的典型病例。

（2）EST 尚存在一些不足之处，近期有诱发胰腺炎、消化道出血甚至十二指肠穿孔的风险，因为破坏了乳头括约肌，远期会导致永久性的括约肌功能障碍，使十二指肠内容物及肠道菌群反流至胆管。研究显示，EST 术后胆道积气发生率为 19% ~ 42%，胆汁细菌培养阳性率为 88% ~ 100%，且会造成反流性胆管炎及胆道结石，此外长期反复的反流会导致胆管上皮的炎性改变，增加胆道恶性疾病发生的概率。正因如此，有关于 EST 用于胆总管结石是否合适的争论一直存在，很多学者也一直在努力找寻替代 EST 的方法，目的是保护十二指肠乳头括约肌的功能，如内镜乳头气囊扩张术（endoscopic papillary balloon dilatation，EPBD）用球囊扩开乳头括约肌代替切开，出血及穿孔发生率低于 EST，但由于 EPBD 术后乳头痉挛、水肿，胰腺炎发生率高于 EST，远期来看括约肌结构保持完整，但部分患者会出现乳头括约肌纤维化甚至狭窄。

5.本次手术的必要性

胆道多次手术后胆总管结石复发诊断明确，反复发作化脓性胆管炎，必须手术取出结石。

6.手术方式的选择

（1）影像学显示胆总管结石数量较多，直径大，ERCP 恐取石困难，所以选择腹腔镜联合胆道镜胆道探查取石术，必要时中转开腹。

（2）胆总管中段疑似有一狭窄，术中证实为上次手术后瘢痕导致局部显影异常，并未见狭窄，所以未予特殊处理。

（3）术中见胆道下端括约肌已失去闭合功能，估计与胆道曾自行排石有关，但其开口较大，胆道内结石光滑，无泥沙、碎石及食物残渣，所以未行胆总管横断 + 胆肠吻合术。

7.导致本次手术的原因

（1）本次手术的直接原因是胆总管结石术后复发，导致反复发作的梗阻性化脓性胆管炎。

（2）胆总管结石反复发作与乳头括约肌功能丧失、肠内容物反流至胆管并滞留引起感染有关。

8.潜在的再次手术风险及预防措施

（1）胆总管结石复发。

主要原因：乳头括约肌功能不全、肠液及内容物反流；多次胆道探查术对胆道内膜会有一定的破坏。

预防措施：对胆管结石的复发，由于存在肠液反流的情况，在手术上没有好的预防措施，主要是在术后饮食和生活习惯上加以注意。① 定期进食油腻饮食可以促进胆汁排泄，将反流入胆管的细小渣滓排回十二指肠；② 饭后适当活动半小时，促进胃排空；③ 保持大便通畅，减轻肠道内压力，减少反流。

治疗方法：① 定期复查，发现小结石形成即通过 ERCP 取石；② 如结石过大或 ERCP 取石困难，再次腹腔镜联合胆道镜探查取石；③ 必要时考虑胆总管横断、胆肠 Roux-en-Y 吻合术。

（2）术后胆瘘。

主要原因：T 管缝合不紧密，严重者 T 管脱出。

预防措施：① 粗细合适的可吸收线间断缝合，注水检测，确保缝合严密无渗漏；② T 管引出体外后在腹腔镜监视下释放气腹，腹腔内留置"延伸因子"，防止患者在麻醉清醒后因剧烈呼吸、咳嗽时张力过大使胆管脱出。

治疗方法：① T 管周边的渗漏如果引流通畅、没有胆汁在腹腔潴留，可以不必处理，保持引流管通畅，渗漏多数会自愈；② 如果是 T 管脱出，则胆道瘘口会很大，此种情况最好行再次手术重新留置 T 管。

（3）胆管狭窄。

主要原因：术后胆瘘、缝合过紧、缝线使用不当、支撑管过粗或过早脱出等。

预防措施：① 预防胆瘘的发生，具体方案同上；② 间断缝合，间距适当；③ 使用可吸收缝线，单股最佳，我们常用 4-0 单股可吸收缝线；④ T 管选择管径合适，16 F 以上的 T 管即可，便于拔管时再次胆道镜探查或取石，无须使用过粗的 T 管，过粗会挤压胆管内膜，造成内膜损伤形成瘢痕。

治疗方法：① ERCP 或 PTCD 球囊扩张可以缓解部分狭窄，但要警惕过度扩张导致胆管的进一步损伤；② 严重的狭窄或伴有狭窄上段结石形成，则需要再次手术切除瘢痕、重新吻合。

（4）胆管癌变。

主要原因：反流、胆管炎、结石反复发作导致胆管，尤其是末端括约肌附近的慢性炎症，反复发作使癌变概率增加。

预防措施：① 预防胆管狭窄，方法同上；② 预防结石复发，方法同上。

治疗方法：根据癌变部位、范围决定手术方式。

（5）其他原因，如术中分离粘连过程中损伤胃肠等空腔脏器致术后消化道瘘、术后腹腔再粘连导致机械性肠梗阻等。

（陈军周）

参考资料

[1] 梁力建."解除梗阻、去除病灶、通畅引流"至今仍是治疗肝胆管结石病的基本原则 [J]. 中华消化外科杂志, 2016, 15(4): 316-318.

[2] 刘颖斌, 彭淑牖. 胆肠吻合术后再次或多次手术的原因和处理 [J]. 中国实用外科杂志, 2006, 26(3): 165–167.

[3] Akamatsu N, Sugawara Y, Hashimoto D. Biliary reconstruction, its complications and management of biliary complications after adult liver transplantation; a systematic review of the incidence, risk factors and outcome[J]. Transpl Int, 2011, 24(4): 379–392.

[4] 中华医学会外科学分会胆道外科学组. 肝胆管结石病诊断治疗指南 [J]. 中国消化外科杂志, 2007, 6(2): 156–161.

[5] 李正平, 罗道蕴, 张宇. 胆肠吻合袢长度的临床研究 [J]. 中国普外科杂志, 2007, 16(7): 669–670.

[6] 王坚. 复杂肝内胆管结石的诊断与处理 [J]. 中国实用外科杂志, 2016, 36(3): 292–295.

[7] Perera MTPR, Silva MA, Shah AJ, et al. Risk factors for litigation following major transactional bile duct injury sustained at laparotscopic cholecystetomy[J]. Word J Surg, 2010, 34(11): 2635–2641.

[8] Karaliotas C, Sgourakis G, Lanitis S, et al. Laparoscopic transcystic or transcholedochal choledochoscopy during common bile duct exploration for stones? Differences and similarities[J].Hellenic J Surg, 2015, 87(5): 394–406.

[9] Yu W, Yuan H, Cheng S, et al. A double gallbladder with a common bile duct stone treated by laparoscopy accompanied by choledochoscopy via the cystic duct: a case report[J]. Exper Ther Med, 2016, 12(6): 3521–3526.

[10] 全志伟. 胆道镜临床应用专家共识 (2018 版)[J]. 中国实用外科杂志, 2018, 38(1): 21–24.

病案二十三　残留胆囊、EST 后十二指肠乳头括约肌关闭不全

诊断： 残留胆囊，十二指肠乳头括约肌关闭不全，反流性胆管炎

术式： 腹腔镜下腹腔粘连松解，残留胆囊切除，肝总管横断＋远端缝闭＋近端－空肠 Roux-en-Y 吻合术

提纲： 5 年前因胆囊结石合并胆总管结石，于外院行 EST 逆行胆总管取石，Ⅱ期腹腔镜胆囊切除术，术中因胆囊炎症重，中转开腹行胆囊大部切除，术后出现反流性胆管炎并逐渐加重，此次入院行腹腔镜残留胆囊切除＋肝总管横断、肝总管空肠 Roux-en-Y 吻合术。

第一部分　诊疗过程

既往病史

患者男性，61 岁。2013 年因胆囊结石、胆总管结石于外院行 EST 逆行胆总管取石，Ⅱ期腹腔镜胆囊切除术，术中因胆囊炎症重，中转开腹行胆囊大部切除，此后间断出现寒战、发热，并逐渐加重、发作渐频繁，偶伴有皮肤、巩膜黄染。2018 年于我院就诊，行腹部 CT 检查：肝内胆管积气、残留胆囊（病案二十三图 1）；磁共振检查提示肝内胆管积气、残留胆囊、胆总管扩张（病案二十三图 2）。诊断：残留胆囊，十二指肠乳头括约肌关闭不全，反流性胆管炎。

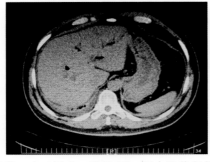 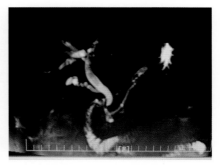

病案二十三图 1　腹部 CT：肝内胆管积气　病案二十三图 2　MRI：残留胆囊，肝内胆管积气

手术过程

1. 体位及腹壁戳卡布置

（1）平卧位，显示器置于患者右侧偏头部。

（2）在位置①建立气腹、穿刺 10 mm 戳卡，作为镜头孔，在镜头监视下于位置②穿刺 12 mm 一次性戳卡，于位置③④穿刺 5 mm 戳卡。②③作为主刀操作孔，④作为助手操作孔（病案二十三图 3）。

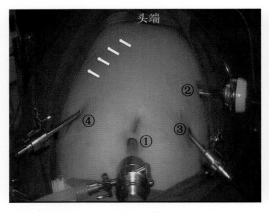
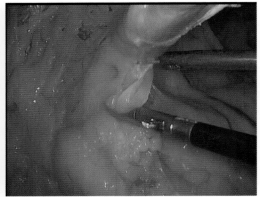

病案二十三图 3　位置①建立气腹、穿刺 10 mm 戳卡，作为正式手术的镜头孔；位置②穿刺 12 mm 一次性戳卡，位置③穿刺 5 mm 戳卡，②③作为主刀操作孔；位置④穿刺 5 mm 戳卡，作为助手操作孔

病案二十三图 4　术区粘连较重

2. 游离粘连、找到并确认残留胆囊及胆总管

（1）分离腹腔脏器与腹壁切口的粘连，此时要小心包裹在粘连组织中的空腔脏器（病案二十三图 4 ～病案二十三图 5）。

（2）沿肝脏脏面将网膜、结肠、胃、十二指肠等组织器官游离下来（病案二十三图 6 ～病案二十三图 7）。

（3）沿胆囊窝向胆总管方向分离，寻找残留胆囊（病案二十三图 8）。

（4）仔细解剖肝十二指肠韧带，找到胆总管，确认胆囊管汇入胆总管部位，以防肝外胆管的损伤（病案二十三图 9）。

3. 切除残留胆囊

（1）游离残留胆囊，初步解剖胆囊三角，注意保护右肝管及右肝动脉（病案二十三图 10）。

（2）胆囊三角有致密粘连，正常的组织间隙已消失，重要结构可能紧密贴在一起，在切除胆囊过程中，应紧贴胆囊游离，最好在浆膜层内解剖（病案二十三图 11 ～病案二十三图 12）。

（3）残留胆囊远端完全游离确保无误后，再夹闭、切断胆囊管（病案二十三图 13）。

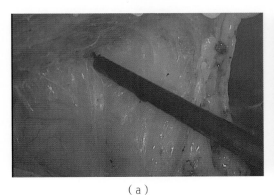

（a）

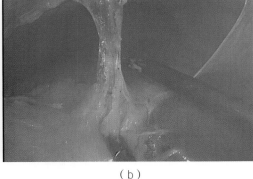

（b）

病案二十三图 5　游离术区粘连

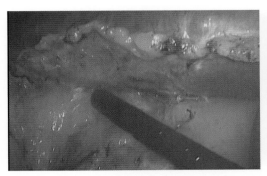

病案二十三图 6　沿肝脏脏面将网膜、结肠、胃、十二指肠等组织器官游离下来

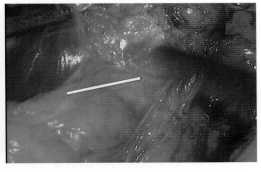

病案二十三图 7　为避免肝门结构损伤，采用自右向左方向进行游离（箭头所示）

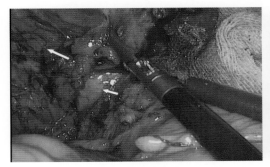

病案二十三图 8　沿胆囊窝向胆总管方向分离，寻找残留胆囊（长箭头指示胆囊窝，短箭头指示残留胆囊）

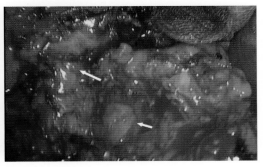

病案二十三图 9　找到胆总管，确认胆囊管汇入胆总管部位，以防肝外胆管的损伤（长箭头指示胆囊管，短箭头指示胆总管）

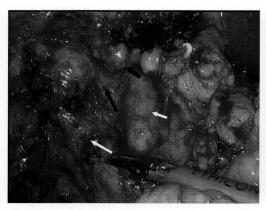

病案二十三图 10　游离残留胆囊，初步解剖胆囊三角，注意保护右肝管及肝右动脉（白色短箭头指示胆总管，白色长箭头指示胆囊管，黑色短箭头指示右肝动脉，黑色长箭头指示右肝管）

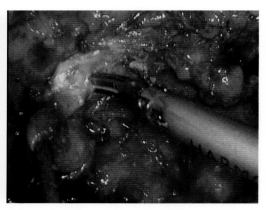

病案二十三图 11　紧贴胆囊游离

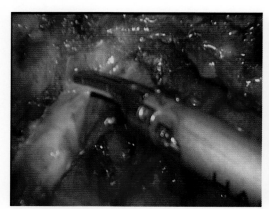

病案二十三图 12　最好在浆膜层内解剖

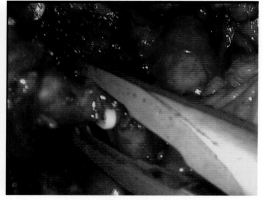

病案二十三图 13　残留胆囊完全游离，确定为胆囊管，切除残留胆囊

4. 横断肝总管、肝总管 - 空肠 Roux-en-Y 吻合

（1）于胆囊管与胆总管汇合部稍上方打开肝总管，见大量气泡溢出（病案二十三图 14）。

（2）横断肝总管，远端缝闭（病案二十三图 15 ~ 病案二十三图 16）。

（3）以直线闭合器距 Treitz 韧带约 30 cm 处横断空肠（病案二十三图 17）。

（4）于结肠中动脉右侧打开横结肠系膜，将远端空肠袢自结肠后拉至肝门处（病案二十三图 18～病案二十三图 19）。

（5）于空肠袢系膜对侧切开肠壁约 1 cm，与肝总管行端侧吻合，先缝合后壁，可吸收线自右向左连续缝合（病案二十三图 20～病案二十三图 21）。

（6）可吸收线间断缝合胆肠吻合口前壁，纱条覆盖胆肠吻合口，检查是否有胆汁外漏（病案二十三图 22～病案二十三图 23）。

（7）关闭横结肠系膜孔，距胆肠吻合口约 50 cm 处行空肠侧侧吻合，重建消化道（病案二十三图 24～病案二十三图 25）。

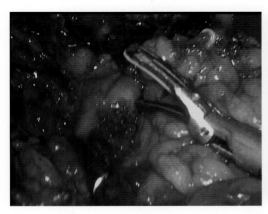

病案二十三图 14　于胆囊管与胆总管汇合部稍上方打开肝总管，见大量气泡溢出

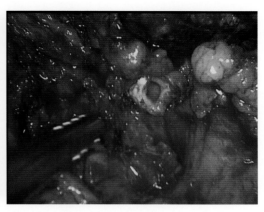

病案二十三图 15　横断肝总管

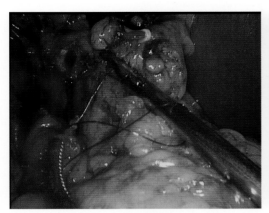

病案二十三图 15　远端胆总管缝闭

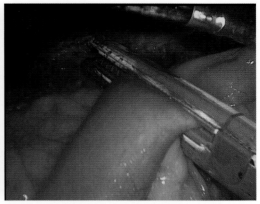

病案二十三图 16　以直线闭合器距 Treitz 韧带约 30 cm 处横断空肠

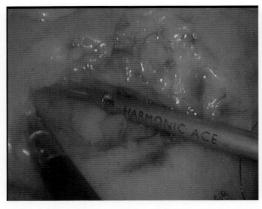

病案二十三图18 于结肠中动脉右侧打开横结肠系膜

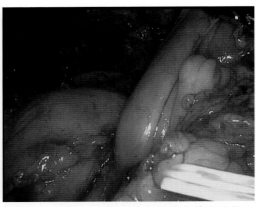

病案二十三图19 将远端空肠袢自结肠后拉至肝门处

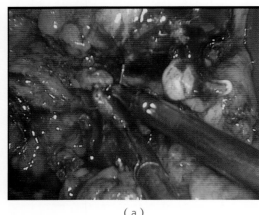
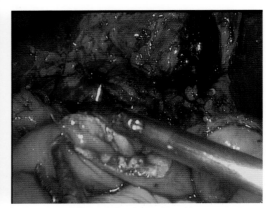

（a）　　　　　　　　　　　　　　　　（b）

病案二十三图20 先缝合后壁，可吸收线自肝总管右侧壁缝第一针并固定

（a）　　　　　　　　　　　　　　　　（b）

病案二十三图21 自右向左连续缝合胆肠吻合口后壁

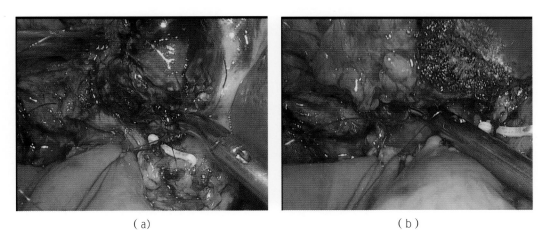

（a）　　　　　　　　　　　　　　（b）

病案二十三图 22　可吸收线间断缝合胆肠吻合口前壁

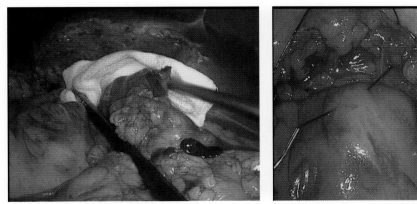

病案二十三图 23　纱条覆盖胆肠吻合口，检查是否有胆瘘

病案二十三图 24　关闭横结肠系膜孔

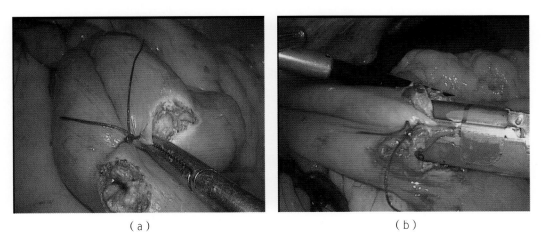

（a）　　　　　　　　　　　　　　（b）

病案二十三图 25　距胆肠吻合口约 50 cm 处行空肠侧侧吻合，重建消化道

术后管理

（1）术后用药：① 基本用药与常规肝胆开腹手术相同，如抗生素、水、电解质等；② 补充人血白蛋白，增加组织愈合能力；③ 建议术后 3 天每天静脉壶入地塞米松 10 mg，增加术后应激能力、减少术区炎症反应。

（2）术后饮食：① 禁食 48 h，减少胆汁分泌，减轻切口张力；② 48 h 后拔除胃管，开始进水，并逐步进清淡流食；③ 术后 1 周内以清淡饮食为主，1 周后逐步恢复正常饮食。

（3）腹腔引流管的管理：进食后无胆汁、肠液漏出，术后 5 天可拔除腹腔引流管。

治疗结果

术后恢复良好，无胆汁外漏，术后 8 天出院，腔镜手术皮内缝合无须拆线，已随访 1 年，无不适。

第二部分　经验教训及思考

1. 关于残留胆囊（管）

（1）残留胆囊（管）病变包括残留胆囊、残留胆囊结石、残留胆囊管结石、残留胆囊管过长（>1 cm）等，发病率为 0.3% ~ 5%。其中小切口胆囊切除术（MC）后发病率高于腹腔镜胆囊切除术（LC）高于开腹胆囊切除术（OC）。其实际发病率比统计数字要高，部分患者虽有胆囊（管）残留但无明显症状，或虽有症状被归类为胆囊切除术后综合征。

（2）残留胆囊（管）的主要原因：① 客观上各种原因导致胆囊切除困难，行胆囊大部切除，胆囊壶腹及胆囊管病变处理不彻底（结石残留或腔体残留过大），主要包括 Calot 三角致密粘连、胆囊颈（管）结石嵌顿、胆囊与网膜及周围脏器严重粘连、胆囊极度肿大或坏疽、穿孔、门静脉海绵样变等；② 主观上手术医师的经验、状态也会导致手术不彻底，包括 Calot 三角解剖不充分，将胆囊体、胆囊颈交界处误认为胆囊管，臆想的"胆囊管"缝扎切断，开腹切口过小视野暴露不佳、术中出血，仓促结束手术等。

（3）残留胆囊（管）的诊断：① 明确的胆囊切除史；② 临床表现与胆囊结石、胆囊炎相似，主要包括上腹痛（隐痛、胀痛、绞痛），以及右肩背部放射痛、恶心、呕吐、发热、黄疸等，症状间歇性发作，夜间多发，常与饮食有关；③ 影像学方面，超声检查特异性达 90% 以上、准确率达 95% ~ 98%，CT、MRI（MRCP）检查进一步确定诊断并评估病变周围相关解剖结构，不建议行 ERCP，很难通过胆囊管逆行取石。

（4）残留胆囊（管）的治疗。

①确定残留胆囊（管）病变属于病理性的、残留的、未切除掉的部分，这部分已经失去了正常的胆汁动力学，同时结石、管壁增厚也增加了其癌变概率。

② 以下几条同时满足可以继续观察，无症状、无结石、壁光滑无增厚、内容物清亮无浑浊，否则首选切除。

③ 以下情况需要手术切除：a. 反复发作残留胆囊炎；b. 虽无症状但明确有结石；c. 胆囊（管）壁不光滑，有隆起尤甚；d. 胆囊（管）壁明显增厚，CEA、CA19-9、CA125 阳性者尤甚；e. 影像学检查显示内容物密度不均；f. 合并胆总管结石，手术同时一并切除；g. 合并腹部其他疾病，手术时可一并切除。

2. EST 术后并发症

（1）经过几十年的发展，EST 已被广泛应用于胆囊结石合并胆总管结石及胆总管复发结石。对年老体弱等不能耐受较大手术的患者，EST 术后重大并发症发生率及围手术期死亡率较传统开腹和腹腔镜手术低，但随着时间的延长，EST 的远期并发症发生率逐年增加，文献报道 EST 术后随访 8 年，远期并发症的发生率为 5.8% ~ 18%，随访 10 年以上者为 5.8% ~ 24%，远期并发症主要包括反流性胆管炎、胆总管结石复发、胆道末端狭窄、胆管癌等。

（2）EST 术后远期并发症发生的根本原因是 EST 术后乳头功能丧失、闭合不全导致的逆行胆道感染以及乳头切开部位瘢痕性狭窄。对 Oddi 括约肌狭窄的患者如果狭窄长度 < 2 cm，可以选择再次 EST 切开瘢痕、扩大狭窄口；狭窄长度 > 2 cm 则基本超出了 EST 的可切开范围，这种情况下如果出现梗阻情况则要考虑行胆总管空肠 Roux-en-Y 吻合术。对乳头关闭不全的患者，如果反流症状不明显，无须特殊处理，反流症状重、发作频繁的要考虑手术治疗，胆总管空肠 Roux-en-Y 吻合术是目前为止唯一可选的手术方式，手术时机和手术指征还没有统一的标准，主要由医师的经验决定。EST 术后远期并发症的发生比例，严重程度的分级，外科处理的指征、时机、治疗方案以及如何避免等问题还需要更多的资料分析及临床研究。

3. 本次手术的必要性

（1）EST 术后出现严重反流性胆管炎，反复出现寒战、发热，并逐渐加重、发作渐频繁，偶伴有皮肤巩膜黄染，已影响正常的工作和生活，胆肠吻合延长了胆管与食物之间的距离，理论上减少了食物进入胆道的机会。

（2）胆囊大部切除后残留了部分胆囊，有再发胆囊结石、胆囊炎的概率，甚至发生癌变，需要手术切除。

4. 手术方式的选择

（1）EST 术后乳头功能丧失、闭合不全的患者处理起来比较棘手，目前为止唯一有效的办法是胆总管空肠 Roux-en-Y 吻合术。虽然胆肠吻合后也会有部分病例发生反流性胆管炎、胆肠吻合口狭窄、肝内胆管结石甚至吻合口癌变等远期并发症，但尚无更好的手术方式替代。

（2）腹腔镜处理再次手术腹腔粘连、残留胆囊及胆肠吻合的技术已成熟，所以选择在腹腔镜下完成手术。

5. 导致本次手术的原因

（1）本次手术的直接原因是 EST 术后乳头功能丧失、闭合不全导致反流性胆管炎。

（2）急性期做了胆囊大部切除术、残留部分胆囊。

6. 潜在的再次手术风险及预防措施

（1）术后胆瘘。

主要原因：缝合不紧密、局部感染及术后营养不佳。

预防措施：① 粗细合适的可吸收线后壁连续、前壁间断缝合，确保缝合严密无渗漏；② 引流管充分引流，即便有小的胆汁外漏，只要引流通畅一般都能自行愈合；③ 术后早期给予静脉营养支持，尽快恢复肠内营养。

治疗方法：① 胆瘘如果引流通畅，没有胆汁在腹腔潴留，可以不必处理，保持引流管通畅，渗漏多数会自愈；② 胆汁外漏量很大、引流不充分会导致胆汁在腹腔内潴留，局部感染进一步腐蚀吻合口，此时需要行超声引导下穿刺引流；③ 如果感染较重，单纯穿刺引流并不能完全解决问题，需要再次手术冲洗引流腹腔感染灶，此种情况下建议只处理感染灶，不对胆肠吻合口进行修补，因为此时局部炎症水肿会非常严重，对吻合口的影响可能会加大损伤，胆肠吻合口只要引流通畅自愈概率很大。

（2）肝内胆管结石。

主要原因：胆肠吻合口反流不能避免，正常的胆汁生理环境已改变。

预防措施：① 将胆肠吻合口尽量做大，便于反流入胆道的肠内容物再回到肠道，减少异物在肝内胆管潴留的机会；② 可吸收线缝合、避免长时间吻合口线头残留而成为结石的内核；③ 术后调整饮食习惯，如间断油腻饮食促进胆汁排泄、饭后避免平卧减少肠液反流等。

治疗方法：① 经皮肝穿刺胆管并逐步扩大穿刺管道，经窦道胆道镜取石，时间周期较长；② 再次手术取石，同时可以处理吻合口的狭窄。

（3）胆肠吻合口狭窄。

主要原因：反流、胆管炎、结石反复发作导致吻合口慢性炎症、瘢痕性狭窄。

预防措施：① 扩大吻合口，延缓再狭窄的时间；② 预防肝内胆管结石的发生，具体方案同上。

治疗方法：只能选择再次手术，扩大吻合口。

（4）胆肠吻合口癌变。

主要原因：反流、胆管炎、结石反复发作导致吻合口慢性炎症，反复发作导致癌变概率增加。

　　预防措施：①预防吻合口再狭窄，方法同上；② 预防结石复发，方法同上。

　　治疗方法：根据癌变部位、范围决定手术方式。

　　（5）其他原因，如术中分离粘连过程中损伤胃肠等空腔脏器致术后消化道瘘、术后腹腔再粘连导致机械性肠梗阻等。

（陈军周）

参考资料

[1] Tgiger U, Ouaissi M, Schmitz SF, et al. Bile duct injury and use of cholangiography during laparoscopic cholecystectomy[J]. Br J Surg, 2011, 98(3): 391–396.

[2] 董家鸿，曾建平. 重视胆管损伤的预防和处理 [J]. 肝胆外科杂志, 2011, 20(3): 726.

[3] 牟一平，许斌. 腹腔镜胆囊切除术中胆道损伤的预防 [J]. 肝胆外科杂志, 2012, 20(5): 321–322.

[4] Schol RM, Bonuvy ND, Dam RM, et al. Combined vascular and biliary fluorescence imaging in laparoscopic cholecysteetomy[J]. Surg Endose, 2013, 27: 4511–4517.

[5] 王科峰，柏斗胜. 腹腔镜胆囊切除术中胆道损伤的原因及防治体会 [J]. 中国微创外科杂志, 2014, 14(9): 824–826.

[6] 傅继宁，孙亚新，杨维生，等. 内镜下十二指肠乳头肌部分切开并气囊扩张取石术与胆管内压力变化的相关研究 [J]. 中国内镜杂志, 2005, 4: 385–387.

[7] 姜洪池，谷明旗. 胆肠吻合方式的合理选择和技术要点 [J]. 中华消化外科杂志, 2017, 16(4): 345–348.

[8] 石景森. 努力提高胆囊残留病变的防治水平 [J]. 中华肝胆外科杂志, 2002, 8(8): 451–452.

[9] 杨华，曾昭君，陆秀泽，等. 24 例残余胆囊结石的诊治体会 [J]. 重庆医学, 2012, 41(25): 2644–2645.

[10] 李国光，毛先海. 残余胆囊炎的诊断与治疗体会 [J]. 医学临床研究, 2012, 29(4): 777–778.

病案二十四　腹腔镜胆囊切除胆管癌漏诊

诊断：胆囊切除术后，梗阻性黄疸，胆总管下端癌

术式：全腹腔镜下肠粘连松解，胆总管探查活检，胰十二指肠切除术

提纲：当地医院诊断为胆囊结石伴胆囊炎，行腹腔镜胆囊切除术，术后无特殊不适。1个月后逐渐出现皮肤瘙痒伴黄疸，考虑胆管占位，在我院行腹腔镜下肠粘连松解、胆总管探查活检，根据术中冰冻病理结果为恶性，决定行全腹腔镜下胰十二指肠切除术。

第一部分　诊疗过程

既往病史

患者男性，56岁。2018年10月在外院行腹部B超诊断为胆囊结石伴胆囊炎，遂行腹腔镜胆囊切除术，术后无特殊不适。2018年11月无明显诱因出现皮肤瘙痒，皮肤、巩膜黄染，来我院就诊，行磁共振检查提示：胆总管占位性病变伴梗阻，胆囊缺如。增强CT检查示胆总管富血供占位，伴梗阻。胆囊管处金属夹未损伤胆总管（病案二十四图1～病案二十四图4）。诊断：胆管下端癌。

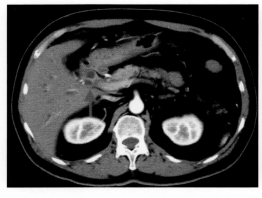

病案二十四图1　CT：胆总管及胆囊管成双管征

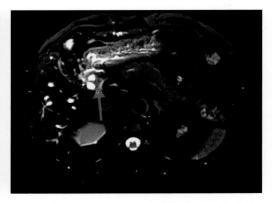

病案二十四图2　MRCP：残余胆囊管扩张明显，胆总管扩张，下端显示不清

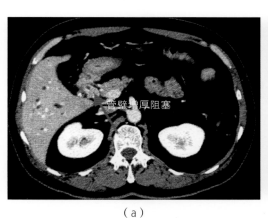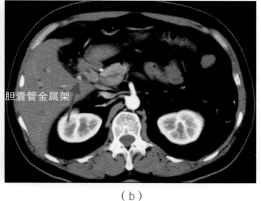

（a）　　　　　　　　　　　　　　　（b）

病案二十四图 3　CT 静脉期及动脉期：金属胆囊夹在胆囊管远端，未夹闭胆总管或狭窄，肝外胆管动脉期增强，静脉期可见管壁增厚梗阻

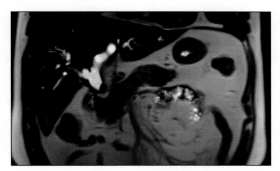

病案二十四图 4　MRCP：冠状面，胆总管扩张，胆管下端鸟嘴样改变

手术过程

（1）体位及腹壁切口选择：①平卧位；②患者平卧，戳卡建气腹、穿刺手术戳卡（病案二十四图 5）。

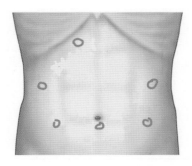

病案二十四图 5　此次手术选择的穿刺孔

（2）游离粘连、解剖肝门部组织，寻找胆总管：① 大网膜及胃壁向肝门部重度粘连（病案二十四图6），仔细分离，显露肝脏前缘；② 沿肝脏面向下方游离，将胃、十二指肠自肝面分离，显露肝门部结构；③ 在胆囊窝与肝圆韧带投影线的交点，胆囊窝处质硬胆管夹的内侧，寻找肝外胆管，经过分辨，确定为胆总管。胆总管前壁切开1.5 cm可见白色胆汁涌出。胆道镜探查，可见胆总管明显增粗，胆管下段内壁可见组织增生，活检钳取6块组织送检冰冻病理（胆管组织为恶性）（病案二十四图7）。

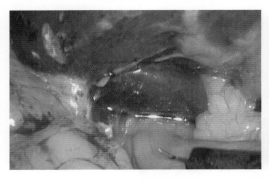
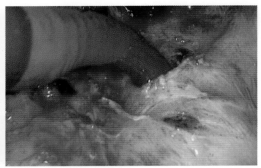

病案二十四图6　肝门部组织粘连较重

病案二十四图7　找到胆总管，纵向打开胆管前壁，胆道镜探查胆道，活检胆管组织

（3）全腹腔镜胰腺十二指肠切除术（病案二十四图8～病案二十四图13）：① 按照常规切除重建顺序，顺行切除胃、胆管、空肠、胰腺的步骤，重建行胆肠吻合、胰肠吻合、胃肠吻合、肠肠吻合；② 其中胰管无扩张，给予留置8号尿管支撑内引流；③ 由于患者肝门胰腺区域广泛炎症水肿，胰腺质地较软，术后胰瘘发生率极高，遂在胰肠吻合上方放置脑室引流管，下方放置冲洗双套管，胆肠吻合口上下方同胰肠吻合口，这样保证了胰液引流的充分，渗漏的范围控制在很小区域，如果能保持引流通畅，可以避免术后并发症的发生；④ 放置空肠营养管，对术后营养支持及肠道的早期恢复都起到关键作用。

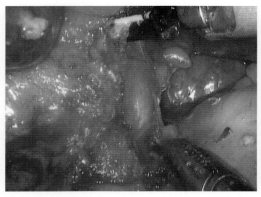
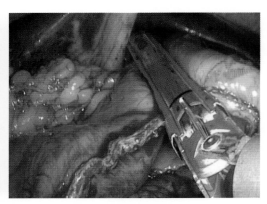

病案二十四图8　骨骼化肝十二指肠韧带

病案二十四图9　远端胃切断

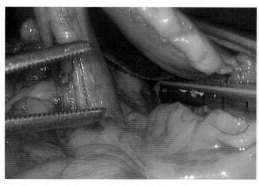

病案二十四图 10　切断空肠第一段

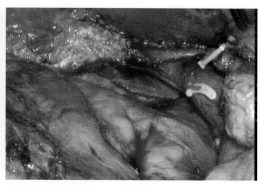

病案二十四图 11　　离断胰腺

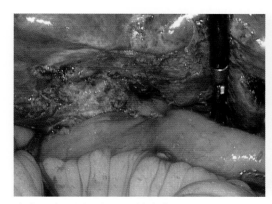

病案二十四图 12　　胆肠吻合

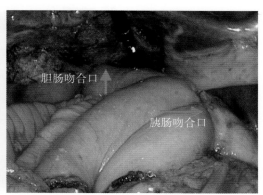

病案二十四图 13　胆肠吻合及胰肠吻合

术后管理

（1）术后用药：① 抗感染，采用第三代头孢，8 h 一次。② 补液营养支持，按照 TPN 规则给予 3 L 袋 24 h 匀速滴注，热量约在 1 600 kcal 左右。③ 三级以上手术或联合脏器切除术后患者需控制术后应激，减少炎症反应，术后前 3 天给予小剂量糖皮质激素。④ 术后胶体渗透压较低，腹腔及组织会出现炎症水肿、内环境紊乱。需每日给予血浆及白蛋白扩容，小剂量利尿剂多次利尿。晶体和胶体以 3∶1 比例输注。在保证组织灌注充足的情况下让机体处于负平衡状态，这样可减少组织及消化液渗出，避免继发腹腔感染。⑤ 术后定期复查 CT，实验室检查如血象未规律下降，必要时结合 CT 穿刺引流。体温大于 37.5℃都需认真鉴别发热原因。

（2）术后饮食：① 禁食水，减少胆汁胰液分泌，减轻吻合口张力；② 48 h 后给予空肠肠内营养，早期给予加热的糖盐水，术后第 4 天给予短肽肠内营养，同时给予适当的缓泻药，促进肠道蠕动排气；③ 术后 6 天如胃液较少，可以拔出胃管减压，肠内营养逐步增加用量，逐步替代肠外营养；④ 术前、术后均给予全量补充肠内益生菌，保证肠道菌群正常，易于炎症控制、营养吸收，减少肠道产气，增加肠道压力。

（3）腹腔引流管的管理：① 因大手术后一般引流管都有液体引出，其中出现血凝块及腹腔纤维组织阻塞管道可能，术后应在每日查房时检测引流管是否通畅，如出现阻塞，应给予盐水冲洗，甚至负压吸出引流管内阻塞物；② 进食后如无胆汁、胰液漏出，可逐步拔除腹腔引流管，一般在术后第 10 天左右。

（4）术后患者存在 A 级胰瘘，胰肠上引流管通畅引流，未再次穿刺引流，无胆瘘、无腹腔感染及出血等并发症，术后恢复顺利，出院。

第二部分　经验教训及思考

1.胆管癌漏诊原因分析

（1）胆管癌是消化系统中起病较为隐匿的一类恶性肿瘤，发生于肝外胆管上皮细胞，多无典型的临床症状，早期诊断较为困难。

（2）针对此病例，当地医院行腹部 B 超提示胆囊结石伴胆囊炎，行腹腔镜胆囊切除术（腹部 B 超缺点是易受肠道气体、肋弓遮盖，以及患者肥胖及检查者经验和技术的影响，使其对评估胆管病变的价值较为局限）。术后 4 周，患者出现梗阻性黄疸，结合术前检查，当地医院应针对轻度异常的 CA19-9 及胆系酶谱进一步分析，鉴别诊断。

（3）根据胆管癌流行病学统计，高龄、肝内胆管乳头状瘤病、胆管囊腺瘤、原发性硬化性胆管炎、肝吸虫病、胆道畸形、丙肝病毒感染均是胆管癌的高危因素。其发病与遗传、环境等多种因素有关，其重要特征是胆管上皮存在慢性炎症，导致异常增生性病变。对有以上危险因素的患者，我们均应行进一步检查，以判断有无异常，完善证据链条。

2.胆道癌的流行病学高危因素

（1）Caroli 病、先天性胆管囊肿、肝内结石及胰胆管汇合异常（PBM）都是胆管癌的危险因素。通常，胰胆管汇合处的长度在 8 ~ 15 mm，如有异常，会影响胰液反流，造成胆管恶性肿瘤发生概率增加。在日本，一项关于 PBM 患者的全国范围内回顾性研究发现，10.6% 伴有胆管扩张的 PBM 患者并发胆道恶性肿瘤，其中有 33.6% 的患者并发胆管癌，64.9% 为胆囊癌。有人建议这些患者行预防性胆囊切除和肝外胆管引流。从发病机制上看，考虑是胰液和胆汁混合产物溶血软磷脂刺激胆管上皮产生慢性炎症。这种机制也被认为适用于那些因良性疾病行胆肠内引流术的患者，这代表着另一种众所周知的危险因素。与这后面一种因素相反，在行 ERCP 时行内镜下乳头括约肌切开术的患者并没有表现出更高的胆管癌发病风险，这一点已经被三种不同的研究证实了，这些研究都是对大量患者做了长时间随访得出的。

（2）原发性硬化性胆管炎（PSC）：目前，胆管癌的很多危险因素已经明确，但仅有很少一部分患者表现出这些明确的危险因素。患有原发性硬化性胆管炎（PSC）的患者发展成胆管癌的风险呈增长趋势，在 PSC 患者中有 30% ～ 40% 患有胆管癌。不同人群及多中心研究表明，有 50% 的胆管癌患者是在确诊 PSC 后第 1 年内诊断出来的，其发病率为 0.6% ～ 1.5%。在 30% ～ 42% 的 PSC 患者中，胆管癌是在最终尸检时发现的，或者是在 PSC 患者行肝移植时的外植肝脏中发现的。

（3）只有深刻理解这些高危因素的病理生理特征，才可以在临床上精确地判断高费用及精细检查的必要性，这样既提高了诊断率又避免了医疗筛查费用。

3. 潜在的再次手术风险及预防措施

（1）胆肠吻合口瘘。

主要原因：炎症水肿、二次手术、营养不良等。

预防措施：① 后壁连续缝合拉拢，前壁间断缝合；② 所有缝合均以单股可吸收线缝合；③ 如胆管过细或炎症重，可留置支撑管外引流，减轻胆道压力，给予适当支撑减压；④ 术后 3 天禁食水，胃肠减压，减少胆汁分泌；⑤ 术后 3 天静脉补充白蛋白。

治疗方法：① 保持引流通畅，必要时双套管冲洗引流，多数瘘口会在 1 周左右自行愈合；② 瘘口较大的情况下，即便冲洗引流通畅，自行愈合也比较困难，需要通过周围纤维结缔组织包裹愈合，此种情况下愈合时间会延长，且具体时间不能确定；③ 漏出量过大超出引流管的引流范围，或引流管堵塞、引流管位置不合适导致胆汁潴留腹腔并形成脓肿，腐蚀吻合口使瘘口增大、迁延不愈，甚至腐蚀周围重要血管导致腹腔出血，如果经皮穿刺引流不能完全解决问题，需要再次手术清理脓肿、止血，重新放置冲洗引流管。

（2）胰液漏出。

主要原因：胰管不扩张，胰腺质地较软，支撑引流管未放置到位。

预防措施：① 胆道肿瘤患者胰管常常属于正常，寻找困难，置管直径较细会导致引流不畅，术中必须准确找到主胰管，并放置与之匹配的引流管；② 在胰肠吻合口放置冲洗引流管，保证漏出的胰液引流出体外；③ 保持肠道低张力状态，早期促进肠道蠕动，避免胆汁、胰液在吻合口处聚集，使吻合口张力增加；④ 术后给予利尿及禁食，让液体处于负平衡状态，减少胆汁、胰液分泌；⑤ 如胰瘘风险极高，可以使用胆胰分离术式。RTBT 管引流胆汁，避免胆汁、胰液混合激活，或胰管通过肠壁外引流，待恢复后二期拔出引流管。

治疗方法：① 术后如出现胰液漏出，根据 CT 观察腹腔有无液体聚集，给予穿刺引流，同时加强腹腔冲洗；② 如出现 B 级以上胰瘘，必要时则急诊手术行胆胰分离术。

（4）其他原因，如术中分离粘连过程中损伤胃肠等空腔脏器致术后消化道瘘、术后腹腔再粘连导致机械性肠梗阻等。

（梁　宇）

参考资料

[1] Abbas G, Lindor KD. Cholangiocarcinoma in primary sclerosing cholangitis [J]. J Gastrointest Cancer, 2009, 40(1–2): 19–25.

[2] Miyazaki M, Takada T, Miyakawa S, et al. Risk factors for biliary tract and ampullary carcinomas and prophylactic surgery for these factors [J]. J hepatobiliary Pancreat Surg, 2008, 15(1): 15–24.

[3] Gwak GY, Yoon JH, Lee SH, et al. Lysophosphatidylcholine suppresses apoptotic cell death by inducing cyclooxygenase–2 expression via a Raf–1 dependent mechanism in human cholangiocytes [J]. J Cancer Res Clin Oncol, 2006, 132(12): 771– 779.

[4] 刘翔 . 逆行性经肝胆管引流在预防胰十二指肠切除术后胰瘘中的应用 [J]. Chin J Oper Proc Gen Surg (Electronic Edition) , 2018,12(2):172–174.

病案二十五　胆囊切除术后十二指肠损伤

诊断：胆囊切除术后十二指肠损伤

术式：剖腹胃造瘘，十二指肠造瘘，十二指肠修补术

提纲：患者曾因胃穿孔行溃疡穿孔修补术，此次因胆囊结石、胆总管结石行胆囊切除、胆总管切开探查、T 管引流术，术后第 3 天腹腔引流管引流出大量肠内容物。急诊剖腹探查，发现十二指肠有一破口，随即行胃造瘘、十二指肠造瘘、十二指肠后壁修补术。

第一部分　诊疗过程

既往病史

　　患者男性，56 岁。2017 年 2 月 27 日因反复右上腹部不适入院检查，诊断为"胆囊结石、胆总管结石"（病案二十五图 1）。因患者既往有胃穿孔病史，遂于 2017 年 3 月 10 日在全麻下行"剖腹探查腹腔粘连松解、胆囊切除、胆总管切开探查、T 管引流术"。2017 年 3 月 13 日（术后第 3 天）患者出现精神状态差，体温最高 38.4 ℃，脉搏 102 次 / 分，呼吸 37 次 / 分，血压 134/82 mmHg，血氧饱和度 96%，上腹部压痛、反跳痛及肌紧张，移动性浊音阴性，肠鸣音弱，腹腔引流管不通畅，引流量约 5 ml，引流液呈黑褐色，T 管引流通畅，量约 400 ml，呈墨绿色。考虑患者腹部体征及腹腔引流液情况，遂急诊行"剖腹探查、胃造瘘、十二指肠造瘘、十二指肠后壁修补术"。

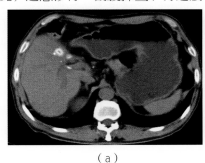 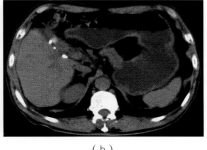

（a）　　　　　　　　　　　　　　　　（b）

病案二十五图一　胆囊结石、胆总管结石

沿原手术切口逐层进腹，探查：腹腔大量黄色浑浊渗液，量约 1 000 ml，大部分位于肝下间隙，十二指肠球部后壁可见 0.5 cm×1.0 cm 大小穿孔，有黄绿色液体溢出，余腹腔探查未见异常，胃肠缝合线缝合 3 针。于胃前壁行胃造瘘，并荷包包埋管道；幽门管上方 5 cm 处切开胃前壁约 0.5 cm，并于此处向十二指肠破口处放置一引流管，荷包缝合固定此管，做十二指肠球部减压；Treitz 韧带下方 10 cm 处按前法做一十二指肠减压管，距 Treitz 韧带 40 cm 处做一空肠造瘘，并置入一营养管，固定于左侧腹壁，另给予温生理盐水 6 000 ml 冲洗腹腔。

第二部分　经验教训及思考

1.十二指肠损伤的概念

（1）十二指肠瘘能引起一系列全身和局部病理生理紊乱，在处理上十分棘手。至今其病死率仍达 25% 以上。在引起十二指肠瘘的原因中，医源性因素约占 80%，创伤因素约占 10%，肿瘤等其他因素约占 10%，其主要处理难点在于早期伴发腹腔感染，可发展成败血症及中毒性休克；后期主要是营养障碍及多器官功能衰竭。这些问题都可直接危及患者生命。

（2）早期诊断及干预是治疗的主要原则，治疗主要包括：维持内环境的平衡，加强营养支持，严格控制感染，早期充分引流，加强瘘口处理，恰当选择手术时机。其中维持内环境的平衡、加强营养支持、严格控制感染是全身治疗的重要基础，充分引流和瘘口处理是实现瘘口愈合的必要条件。

（3）充分引流，控制感染：引流通畅是外科治疗重要的环节，引流不畅极易导致感染，而感染是导致十二指肠瘘患者死亡的主要原因，占死亡患者的 80%~90%。因此控制感染是提高十二指肠瘘患者生存率的关键。一旦发生十二指肠瘘，如果引流不通畅，则外漏的消化液就会聚集在腹腔，腐蚀周围组织和血管，发生严重的腹腔感染，甚至大出血，危及生命。控制感染主要在于建立通畅的引流。如果第一次手术的引流通畅，则可暂不行二次手术引流；如果第一次手术的引流不通畅，则可在 B 超引导下穿刺置管引流，务求引流通畅；如果不能成功，则应行手术治疗。手术应力求简单、效果确切，可采用十二指肠造瘘术，腹腔多管引流。必要时置双套管冲洗引流，总的目的是建立通畅的引流。同时，要加强抗感染治疗。先选择广谱抗生素联合抗厌氧菌药物，然后根据脓液的培养和药敏试验结果予以调整。

（4）瘘口的处理：加强瘘口引流的护理。放置消化液聚集在瘘口周围，可外涂氧化锌软膏等保护瘘口周围皮肤，减轻消化液对皮肤的刺激。

（5）手术治疗：手术的时机选择十分重要，病情稳定、感染已控制、营养状况良好的患者可在十二指肠外瘘形成 3 个月后进行手术。手术的方式应根据患者及病情的具体情况选择，也就是个体化治疗方案。主要的术式有单纯瘘口修补术、附加带蒂浆肌片贴敷修补术、十二指肠旷置术、十二指肠憩室化、空肠 Roux-Y 术、胰十二指肠切除术等。但这一治疗周期长，费用大。为了缩短治疗周期，近年来对部分早期十二指肠肠瘘的患者在早期即行确定性手术，并在围手术期加用生长激素，获得了成功。早期确定性手术有可能成为今后肠外瘘的早期治疗方法。

（闫　涛）

病案二十六　肝外胆管切除、胆管空肠 Roux-en-Y 吻合术腹腔出血

诊断： 肝内外胆管腺瘤，急性胆管炎，胆总管十二指肠吻合术后
术式： 部分肝外胆管切除，胆管空肠 Roux-en-Y 吻合术

提纲： 76 岁女性，10 年前因"胆总管结石、胆管扩张"行胆总管十二指肠吻合术。剖腹探查发现肝内外胆管内大量胶冻样组织，胆管壁菜花样肿物，行部分肝外胆管切除、胆管空肠 Roux-en-Y 吻合术。快速病理诊断：管状－绒毛状腺瘤，伴腺体轻度不典型增生。术后考虑为高频电刀热损伤继发延迟性右肝动脉出血。

第一部分　诊疗过程

既往病史

患者女性，76 岁，因"间断寒战、高热 10 余天"入院。患者于入院前 10 余天无明显诱因出现寒战、高热，伴恶心，无呕吐，无皮肤、巩膜黄染，无尿频、尿急、尿痛，无胸闷、憋气，未停止排气排便。就诊于外院，急查腹部 CT 示肝内胆管结石、肝管扩张，给予对症支持及抗感染治疗 3 天，效果不佳，转入我院肝胆外科。患者精神差，神志清，大小便正常，体重无明显变化。有高血压及冠心病病史；30 年前因"胆囊结石"行胆囊切除术，24 年前因"胆总管结石"行开腹胆总管探查取石 +T 管引流，15 年前再次因"胆总管结石"行开腹胆总管探查取石 +T 管引流，10 年前因"胆总管结石、胆管扩张"行胆总管十二指肠吻合术。个人史及家族史无特殊。入院查体：T 36.0℃，P 70/min，R 20/min，BP 150/90 mmHg，急性病面容，表情痛苦，全身皮肤黏膜无黄染，心肺查未见明显异常，腹软，全腹无压痛及反跳痛，墨菲征阴性，肝脾未及，未及包块，移动性浊音阴性，肠鸣音正常，生理反射存在，病理反射未引出。辅助检查：血常规：WBC 11.79×10^9/L，NEUT 88.3%，RBC 3.99×10^{12}/L，Hb 123 g/L，PLT 357×10^9/L；尿常规：蛋白（＋－），隐血（－）；APTT 41.8 s；D-Dimer 1.56

mg/L；生化：AST 31.8 U/L，ALT 31.5 U/L，碱性磷酸酶 145.9 U/L，谷氨酰转肽酶 221.13 U/L，总胆红素 32.83 μmol/L，直接胆红素 26.99 μmol/L，间接胆红素 5.84 μmol/L，血肌酐 77.67 μmol/L，尿素氮 3.02 mmol/L，空腹血糖 4.54 mmol/L，电解质均正常；AFP 4.95 ng/ml，CEA 3.96 ng/ml，CA19-9 321.5 U/ml，CA72-4 1.48 U/ml。胸片及心电图无明显异常。超声：胆肠吻合术后，十二指肠憩室样扩张并黏膜肥大，左右肝管与憩室样十二指肠相连，肝内胆管扩张并结石。胆管 MRCP：胆肠吻合术后，肝内外胆管囊状扩张，局部呈囊袋样改变，未见截断及占位（病案二十六图 1 ～病案二十六图 2）。CT：肝内外胆管明显扩张，胆管直径最大处达 9 cm。心脏彩色多普勒 + 组织多普勒显像：主动脉瓣硬化，左室舒张功能减低。入院诊断：① 急性胆管炎；② 胆管扩张；③ 发热待查。入院即予抗感染等积极治疗，效果欠佳，考虑患者发热原因为胆总管十二指肠吻合术后，肝内外胆管明显扩张伴急性胆管炎所致，具备行胆肠 Roux-en-Y 吻合术指征。

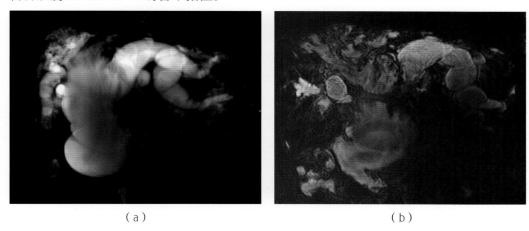

（a）　　　　　　　　　　　　　　（b）

病案二十六图 1　MRCP：肝内外胆管囊状扩张，局部呈囊袋样改变，未见截断及占位

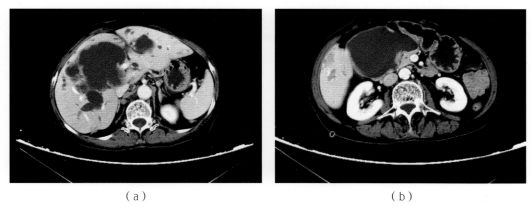

（a）　　　　　　　　　　　　　　（b）

病案二十六图 2　CT：肝内外胆管明显扩张，胆管直径最大处达 9 cm

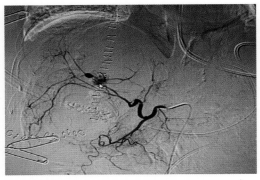 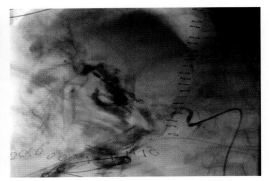

病案二十六图 3　DSA：右肝动脉前支出血，胆 道出血　　病案二十六图 4　DSA：右肝动脉栓塞术后

于全麻下行剖腹探查，术中发现胆总管及肝内胆管中大量胶冻组织，肝内外胆管壁菜花样肿物，行部分肝外胆管切除、胆管－空肠 Roux-en-Y 吻合术。术中取胆总管组织送检快速病理诊断：管状－绒毛状腺瘤，伴腺体轻度不典型增生。术后第 2 天开始，胆肠吻合口前后引流管均可见少量淡血性液（<50 ml）；术后第 6 天，胆肠吻合口后引流管引出 630 ml 淡血性液；术后第 7 天，突然自 T 管引出鲜红色血性液，随即出现呕血及黑便，血压下降为 78/52 mmHg，复查血常规：Hb 77 g/L，PLT 173×10^9/L。考虑上消化道出血，予止血、补液、抗休克等对症支持治疗，效果欠佳，因家属拒绝行剖腹探查止血，故于介入科行急诊肝动脉造影证实右肝动脉前支活动性出血，同时证明胆道内出血（病例二十六图 3），遂在 DSA 引导下行右肝动脉前支栓塞术（病例二十六图 4），手术顺利，术后无出血，血压恢复正常。肝右动脉栓塞术后患者即出现咳嗽咳痰，床旁胸片示右肺感染，予特殊级抗生素抗感染，介入术后第 2 天，患者血压、血氧饱和度进行性下降，血气分析提示合并Ⅱ型呼吸衰竭，予气管插管，术后第 3 天凌晨，患者血氧饱和度下降明显，双侧瞳孔散大，对光反射消失，患者家属要求拔除气管插管，拒绝一切抢救及治疗措施，签字出院。

手术过程

1. 此病例行肝外胆管切除、胆管空肠 Roux-en-Y 吻合术

（1）麻醉体位与消毒：插管全麻成功后，取仰卧位，碘酒、酒精常规消毒术区，覆盖无菌巾。

（2）腹腔探查，部分肝外胆管切除：取右侧反"L"形切口，长约 15 cm，依次切

开各层入腹。探查见腹腔内严重粘连，可见少量淡黄色渗出液。分离粘连组织，显露肝脏，肝脏色灰黑，左右叶肝脏膈面可触及多发直径巨大囊性肿物，胆总管明显增宽，直径约 10 cm，切开肝十二指肠韧带外侧腹膜，将胆总管游离，发现胆总管上段近胰腺处与十二指肠第二段侧壁侧侧吻合，用 5 cm 注射器穿刺扩张胆总管，发现胆管内有黏液胶冻样物质（病案二十六图 5），仔细游离胆总管，然后横向切开胆总管，可见大量黏液胶冻样物质，以吸引器吸尽该物质（约 1 000 ml），并将其下段切断，发现胆管内为菜花样肿物，向上延伸至右前胆管（病案二十六图 6），远端到胆管至十二指肠吻合口。将胆总管下段于十二指肠吻合口处整个游离切断，在此过程中发现胆总管十二指肠吻合口直径约为 3.5 cm。纵向间断全层缝合十二指肠切口，并以可吸收线间断加强缝合十二指肠缝合口两侧浆肌层，然后继续游离远端胆管直至胰腺上端，切除断端至胰腺上端胆管，缝扎胰腺上端远端胆总管。因考虑菜花样肿物已经扩散至肝内胆管，无根治可能，故反复以高频电刀烧灼近端肝内胆管肿物。

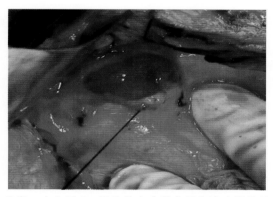

病案二十六图 5　胆总管内大量黄绿色胶冻样物质

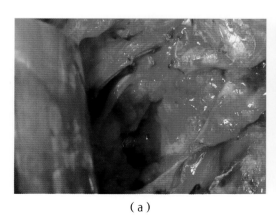
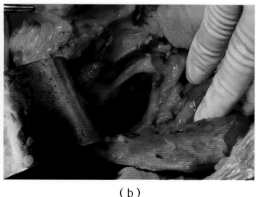

（a）　　　　　　　　　　　（b）

病案二十六图 6　术中远端胆管切除后发现近端肝总管及左、右肝管明显扩张，胆管内壁可见大量菜花样肿物

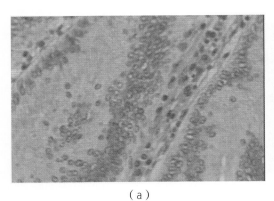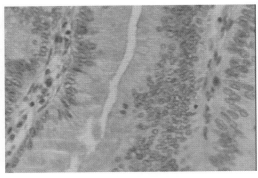

（a）　　　　　　　　　　　　　（b）

病案二十六图 7　管状－绒毛状腺瘤，伴腺体轻度不典型增生

（3）胆管空肠 Roux-en-Y 吻合术：将距 Treitz 韧带约 10 cm 的空肠切断，在距远端空肠断端 50 cm 处用 26 号吻合器将远近段空肠行端侧吻合，将远端空肠提起，为防止十二指肠狭窄，在距胆肠吻合口远端 20 cm 处用 26 号吻合器将此处空肠与胃前壁行端侧吻合（直径约 6 cm），然后在距远端空肠残端 6 cm 处行肝总管空肠连续全层吻合，胆肠吻合口内放置 F-24 "T" 形引流管一根，然后于胆肠吻合口前后各放置引流管一根，各管自腹壁戳孔引出固定，冲洗腹腔，查无活动性出血后清点器械敷料对数，逐层缝合，手术顺利，术中出血 300 ml，术毕标本家属过目后送病理检查。

第二部分　经验教训及思考

1. 胆总管十二指肠吻合术的术后并发症

胆总管结石是临床上常见的结石性疾病，以胆总管中下段为主，好发于老年人群，以往多选择手术干预。胆总管十二指肠吻合术是治疗胆道良恶性病变引起胆道梗阻常用的一种内引流术式。该术式有 100 余年的发展历史，因其术后可出现吻合口狭窄、复发结石，可伴有盲端综合征、反流性胆管炎、胆管癌变等严重并发症，远期疗效差。所以从 20 世纪 80 年代胆总管十二指肠吻合这种术式被逐渐摒弃，并为胆管空肠 Roux-en-Y 吻合术替代。该例患者 10 年前因 "胆总管结石" 行胆总管十二指肠吻合术，本次因 "急性胆管炎 胆管扩张" 入院，术中发现胆总管十二指肠吻合口直径为 3.5 cm，胆总管内可见大量黏液胶冻样物质，胆总管组织病理诊断提示为管状－绒毛状腺瘤，伴腺体轻度不典型增生（病案二十六图 7）。分析此病理改变很可能是患者的胆管组织在反复炎症刺激下正经历慢性炎症→腺瘤→癌变的中后阶段，也不除外存在局部癌变，但因取材局限性而未明确。本例患者的胆管肿瘤已扩散至肝内胆管，无法完全切除根治，遂选择了姑息性切除的方法。

2.高频电刀使用在腹腔手术中的风险

高频电刀在临床手术中应用普遍。它是一种利用自身高频放电产生高热，对人体组织进行烧灼、凝固及切割的方法，可减少术中出血、提高手术速度。因其工作温度可达到 100 ℃ ~ 200 ℃，在使用过程中可发生各种热损伤，如皮肤灼伤、周围血管损伤等，热损伤可波及周围组织 5 mm 范围。对该患者，术中因考虑菜花样肿物已经扩散至肝内胆管，无根治可能，故以电刀烧灼近端肝内胆管肿物。但患者术后右肝动脉前支出血，考虑为电刀烧灼肝内胆管肿物波及周围血管所致。临床也不乏见到因高频电刀灼伤血管导致术后延迟性出血的案例。因此，术者应熟练精确掌握高频电刀的应用方法，避免不必要的严重并发症。为避免高频电刀对周围组织的热损伤，可采取以下预防对策：控制电刀作用时间，用生理盐水降低刀头温度；对深部组织使用电刀时，可更换长刀头，并用绝缘材料包裹刀头，仅露刀尖，防止裸露的金属刀头烫伤周围血管及神经等。

3.本病例带来的思考

从 20 世纪 80 年代开始，临床医师开始认识到胆总管十二指肠吻合术会衍生一系列严重并发症，从而逐渐将其摒弃。本例患者因"胆总管结石"行胆总管十二指肠吻合术，远期并发肝内外胆管腺瘤，病情严重，无法实施确定性根治手术。

患者仍接受了相对积极的部分肝外胆管切除、胆管空肠 Roux-en-Y 吻合术，但临床结果欠佳，术后发生右肝动脉出血。经分析这种情况很可能和术中高频电刀应用不当有关，属于技术性层面的失误，是完全可以避免的。因此，对术中高频电刀的使用也需充分评估，避免各种热损伤的发生，尤其需要避免损伤重要血管和神经。

（常　江　刘全达）

参考资料

[1] Copelan A, Kapoor BS. Choledocholithiasis: Diagnosis and Management [J]. Tech Vasc Interv Radiol, 2015, 18(4): 244–255.

[2] Costi R, Gnocchi A, Di Mario F, et al. Diagnosis and management of choledocholithiasis in the golden age of imaging, endoscopy and laparoscopy [J]. World J Gastroenterol, 2014, 20(37): 13382–13401.

[3] 王一, 葛忠. 胆肠内引流术 50 年术式衍变与临床应用体会 [J]. 临床普外科电子杂志, 2018, 6(4): 16–19.

[4] 王安连. 胆总管十二指肠大口径低位吻合术治疗老年胆总管结石临床研究 [J]. 数理医药学杂志, 2018, 31(11): 1613–1615.

[5] Molvar C, Glaenzer B. Choledocholithiasis: evaluation, treatment, and outcomes [J]. Semin Intervent Radiol, 2016, 33(4): 268–276.

[6] Umezaki N, hashimoto D, Yamashita YI, et al. Neuroendocrine tumor of the hilar bile duct [J]. Anticancer Res, 2019, 39(2): 903–907.

[7] 熊肇明, 蒋逊, 钱明平, 等. 胆管癌的病因及诊断分析 [J]. 中华老年多器官疾病杂志, 2006, 5(4): 299.

[8] Eccles J, Thiesen A, Sandha G. Single–operator cholangioscopy for diagnosis of cholangioadenoma (bile duct adenoma) and its potential impact on surgical management [J]. Endosc Int Open, 2018, 6(11): E1312–E1316.

[9] Ono H, Hasuike N, Inui T, et al. Usefulness of a novel electrosurgical knife, the insulation– tipped diathermic knife–2, for endoscopic submucosal dissection of early gastric cancer [J]. Gastric Cancer, 2008, 11(1): 47–52.

[10] 陈晨, 雷勇刚. 高频电刀工作原理及灼伤的预防措施 [J]. 激光杂志, 2012, 33(4): 94.

病案二十七　EST 术后 Oddi 括约肌失功能、复发性胆管炎

诊断： 内镜乳头括约肌切开（EST）术后，Oddi 括约肌失功能，复发性胆管炎

术式： 机器人辅助下胆总管取石术，ERC 取石术，胆管空肠 Roux-en-Y 吻合术

提纲： 因胆总管结石实施了 Oddi 括约肌切开（EST）取石术，从而开启了患者痛苦的 7 年经历。这样的教训，临床上不断发生，屡见不鲜，"后人哀之而不鉴之，亦使后人而复哀后人也"。

第一部分　诊疗过程

患者自 2007 年 6 月至 2014 年 7 月，共经历了一次内镜下逆行性胆胰管造影/括约肌切开取石术，一次开腹胆囊切除、胆总管探查取石、T 管引流术，一次机器人辅助下胆总管探查取石、T 管引流术，三次内镜下逆行性胆管造影（ERC）取石术，一次胆管空肠 Roux-en-Y 吻合术（病案二十七表 1）。

病案二十七表 1　患者在 7 年间实施了七次内镜或外科干预

时间	病因	操作
2007-06-10	继发性胆总管结石	ERCP/EST
2009-01-15	胆囊结石，胆总管结石	开腹胆囊切除、胆总管探查取石术
2010-08-01	胆总管结石，复发性胆管炎	机器人胆总管探查取石、T 管引流术
2011-08-12	胆总管结石，复发性胆管炎	ERC 取石术
2012-06-11	胆总管结石，复发性胆管炎	ERC 取石术
2013-07-01	胆总管结石，复发性胆管炎	ERC 取石术
2014-07-01	胆总管结石，复发性胆管炎	胆管空肠 Roux-en-Y 吻合术

患者因急性腹痛、黄疸诊断"胆囊结石、继发性胆总管结石"于 2007 年 6 月 10 日在当地医院行 ERCP/EST 取石术。术后不久即出现腹胀、腹痛等不适症状，于 2009 年诊断"复发性胆管炎、胆总管结石、胆囊结石"，实施开腹胆囊切除、胆总管探查取石术。上述

191

手术后依然发生腹胀、腹痛等症状，发作时实验室检查提示急性炎症，MRI、MRCP 提示胆总管扩张，胆总管内充盈缺损，胆囊缺如。诊断"复发性胆管炎、胆总管结石"（病案二十七图 1），于 2010 年 8 月 1 日在我院行机器人辅助下腹腔粘连松解、胆总管探查取石、T 管引流术（病案二十七图 2），术后恢复顺利。术后 2 个月时经 T 管胆道造影示胆管形态正常，胆管内未见充盈缺损影，胆总管内无结石残留（病案二十七图 3），遂拔除 T 管。

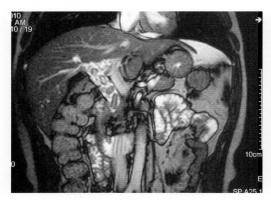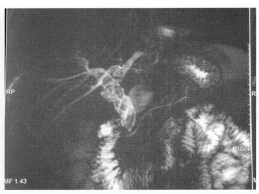

病案二十七图 1　MRI/MRCP 提示胆总管扩张、胆总管结石

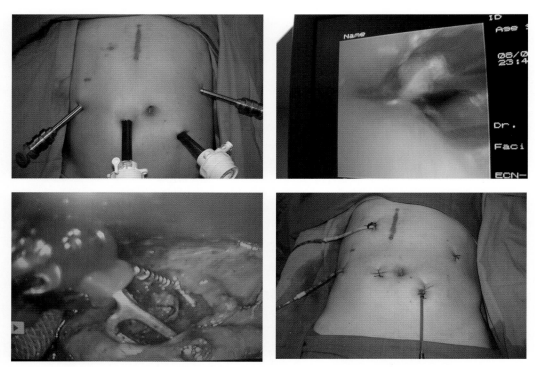

病案二十七图 2　机器人辅助下腹腔镜联合胆道镜胆总管探查取石、T 管引流术

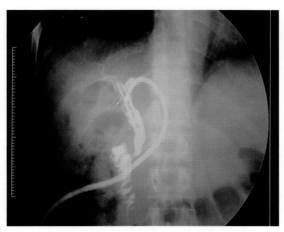

病案二十七图 3　术后 2 个月经 T 管胆道造影示胆总管内无结石残留

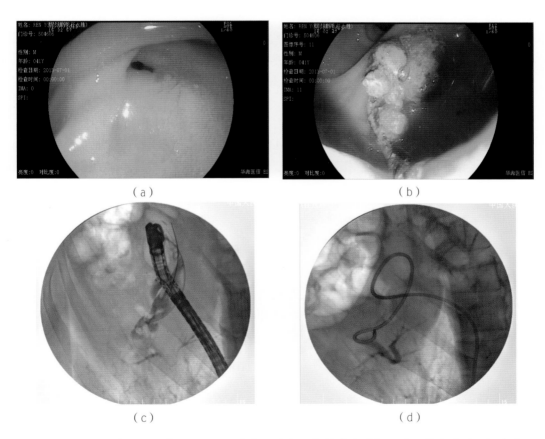

（a）　　　　　　　　　　　　　　（b）

（c）　　　　　　　　　　　　　　（d）

病案二十七图 4　内镜下胆管造影取石：内镜下见十二指肠乳头破坏，开口增大（a）；经球囊取出大量胆泥样结石（b）；ERC 见胆总管内大量充盈缺损（c）；ERC 证实取净结石，留置 ENBD 引流管（d）

此后患者经常在进食油腻食物后出现右上腹疼痛，多为间断性胀痛，可耐受，无皮肤、巩膜黄染等表现，通常自行口服"消炎利胆片"或经抗炎治疗后腹痛症状缓解。分别于 2011 年 8 月、2012 年 6 月、2013 年 7 月三次实施内镜下胆管造影取石术（病案二十七图 4）。

患者每年一次 ERC 取石术，不堪其扰。遂于 2014 年 7 月实施全麻下胆总管切开取石、胆总管横断、近端胆总管空肠端侧 Roux-en-Y 吻合术。

实施胆肠吻合术后至今 4 年多，定期复查随访，未再发生不适症状，影像学检查未见结石复发。

第二部分　经验教训及思考

1.Oddi 括约肌解剖结构与生理功能

Oddi 括约肌结构精巧，由胆总管括约肌、胰管括约肌和壶腹括约肌组成（病案二十七图 5）。其中胆总管括约肌是位于胆总管末端的环形肌，也是胆总管最强的肌纤维和 Oddi 括约肌最主要的组成部分，其收缩可以关闭胆总管末端；胰管括约肌常不完整，有时缺如；肝胰壶腹括约肌由十二指肠的环形肌纤维组成。三部分 Oddi 括约肌相互协调配合，共同调节胆道和胰管压力，精细控制胆汁和胰液的排泄。胆总管压较十二指肠压高约 10 ~ 15 mmHg，Oddi 括约肌基础压又比胆总管或胰管压高约 4 mmHg，因此可有效防止十二指肠内容物反流，起到单向阀门作用，维护肝胆胰内部的生理环境，防止细菌等逆行感染；同时又间接调节胆汁和胰液的分泌和储存。

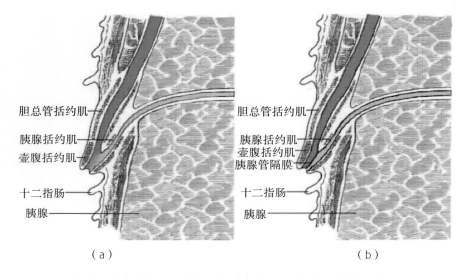

病案二十七图 5　胆胰管汇合形式及 Oddi 括约肌解剖示意图

Oddi 括约肌具有自主的收缩和舒张节律（3 ～ 10 次 / 分），其收缩状态使肝脏分泌的胆汁充盈胆囊并在此储存浓缩；进食后，在胆囊收缩素（cholecystokinin，CCK）等一系列体液信号与神经的调节下，Oddi 括约肌松弛、胆囊收缩，使胆汁和胰液排入十二指肠。

2. EST 的潜在并发症

EST 的目的是扩大胆总管末端开口，建立操作通路，或取出结石，或解除胆总管梗阻并引流胆汁。但 EST 破坏了 Oddi 括约肌的完整性，会导致括约肌松弛。EST 的近期并发症包括急性胰腺炎、出血、穿孔、胆管炎等，远期并发症和肠液反流入胆管有关。研究表明，实施 EST 后胆总管内平均压力立即从 11.2 mmHg 降为 1.1 mmHg，胰管内平均压力立即从 18.0 mmHg 降为 11.2 mmHg。Oddi 括约肌功能受到破坏后，致使十二指肠液、食糜反流和细菌（以大肠杆菌和粪肠球菌最为多见）逆行反流并定植在胆管内，引起胆管炎症状和继发胆管结石。Natsui 等报道 EST 术后均可出现胆道细菌定植和感染，术后 2 年时的发生率为 60%，虽然大多数患者经过 EST 术后发生细菌定植于胆管内，但有症状的胆管炎临床实际发生率并不高，为 1.4% ～ 9.7%。继发的结石多为胆色素性结石，发生率为 3.2% ～ 22.3%。

EST 的主要远期并发症是 Oddi 括约肌再狭窄，发生率为 0.8% ～ 3.5%；EST 的另一个远期并发症是导致胆管癌的风险增加，这和长期反复的胆管炎有关。

3. Oddi 括约肌功能的保护

EST 对于乳头切开的长度取决于乳头形态、结石大小及切开目的。内镜下可见十二指肠乳头呈纵行隆起，有三个较为典型的标志：乳头开口、缠头皱襞、乳头部口侧隆起（胆管十二指肠壁内段）。根据切开长度可分为大、中、小切开术：小切开是指沿乳头开口切开未达到缠头皱襞，中切开是指切开缠头皱襞，大切开是指切开长度到达乳头部口侧隆起。

针对不同的胆胰疾病，是否需要 EST 及 EST 的乳头切开范围需要谨慎对待。对于需要行胆道支架置入的患者，建议 EST 小切开，以避免因支架压迫胰管开口引起胰腺炎。胆管开口较大者，也可不行预防性 EST。目前国内治疗胆管结石多采用 EST+ 内镜十二指肠乳头球囊扩张术（EPBD），EST 与 EPBD 联合使用既可以保留部分 Oddi 括约肌功能，也可以保证取石成功率。对于较大的胆总管结石也可以采用机械、激光、液电等方法碎石后取出。

4. Oddi 括约肌破坏后的补救措施

本案例患者在 EST 术后，继发了 Oddi 括约肌失功能、复发性胆管炎和胆总管结石。EST 术后的 7 年间，反复实施胆总管切开取石、ERCP 取石，最终选择了胆总管空肠端侧 Roux-en-Y 吻合术，此后随访 4 年多未见胆管炎复发症状。因此，一旦 Oddi 括约肌破坏后反复胆管炎发作，实施补救性胆肠吻合术，很可能是最明智的选择。

综上所述，鉴于 Oddi 括约肌的重要功能及 EST 对其功能产生的影响，EST 操作医师应在追求最小创伤侵袭、最大脏器保护和最佳治疗效果为理想目标的同时，有必要重新认识 Oddi 括约肌功能，严格掌握 EST 适应证，尽可能保护其功能。一旦 Oddi 括约肌破坏后反复胆管炎发作，推荐实施补救性胆肠吻合术。

（刘全达　李长政　许小亚）

参考资料

[1] Afghani E, Lo SK, Covington PS, et al. Sphincter of Oddi function and risk factors for dysfunction[J]. Front Nutr, 2017, 4: 1.

[2] Cheon YK, Lee TY, Kim SN, et al. Impact of endoscopic papillary large-balloon dilation on sphincter of Oddi function: a prospective randomized study[J]. Gastrointest Endosc, 2017, 85(4): 782-790.

[3] Natsui M, Honma T, Genda T, et al. Effects of endoscopic papillary balloon dilation and endoscopic sphincterotomy on bacterial contamination of the biliary tract[J]. Eur J Gastroenterol hepatol, 2011, 23 (9): 818-824.

[4] Oliveira-Cunha M, Dennison AR, Garcea G. Late Complications after endoscopic sphincterotomy[J]. Surg Laparosc Endosc Percutan Tech, 2016, 26(1): 1-5.

[5] Elmi F, Silverman WB. Long-term biliary endoscopic sphincterotomy restenosis: incidence, endoscopic management, and complications of retreatment[J]. Dig Dis Sci, 2010, 55(7): 2102-2107.

病案二十八　胆肠内引流术后吻合口狭窄

诊断：胆肠内引流术后吻合口狭窄

术式：腹腔镜下肠粘连松解，肝方叶切除，胆肠吻合口瘢痕切除，胆管整形，胆肠内引流重建术

提纲：外院急诊腹腔镜胆囊切除术中发现胆道损伤转行开腹胆肠内引流术，术后吻合口狭窄、急性梗阻性化脓性胆管炎，在我院经 PTCD 术后，腹腔镜下肠粘连松解、肝方叶切除、胆肠吻合口瘢痕切除、胆管整形、胆肠内引流重建术。

第一部分　诊疗过程

既往病史

患者男性，36 岁。2018 年 02 月，因突发腹部疼痛 5 h，在当地医院行 B 超及 CT 后诊断：结石性胆囊炎急性发作，急诊行腹腔镜胆囊切除术。术中发现胆汁外溢，转开腹确定为胆道损伤。因术中发现胆总管离断、胆管缺损较多，无法修复胆道的连续性，行肝总管空肠内引流术。术后 1 个月后出现畏寒发热、轻度黄疸，考虑为反流性胆管炎，但未行特殊检查。予以抗感染、护肝治疗后好转，但上述症状反复发作，黄疸逐渐加重伴有畏寒、高热，予以抗感染等对症治疗后好转。2018 年 10 月因皮肤、巩膜黄染伴畏寒高热入住我院。完善相关检查（病案二十八图 1）后行 PTCD 减黄、控制感染后复查 MRCP（病案二十八图 2）及完善相关术前准备后行腹腔镜下肠粘连松解、肝方叶切除、胆肠吻合口瘢痕切除、胆管整形、胆肠内引流重建术。

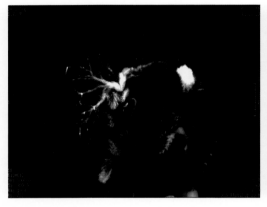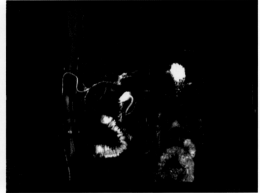

病案二十八图1　MRCP：左右肝管汇合处以上胆管明显扩张、原胆肠吻合口处中断、考虑吻合口狭窄或闭锁

病案二十八图2　MRCP：行PTCD术后复查原胆管扩张程度减轻，胆肠吻合口狭窄或闭锁

手术过程

1. 体位及腹壁穿刺孔选择及分布

（1）平卧分腿位。

（2）脐下10 mm切口开放法建立人工气腹。

（3）直视下在左侧锁骨中线肋缘下两指、5 mm切口进鞘，超声刀或电凝钩分离原切口下腹壁粘连（病案二十八图3～病案二十八图4），直视下再分别建立剑突下、右锁骨中线肋缘下三指、右腋前线肋缘下2 cm分别进入12 mm、12 mm、5 mm鞘分离肝周、肝门部粘连，显露胆肠吻合口，游离胆肠吻合空肠盲袢。

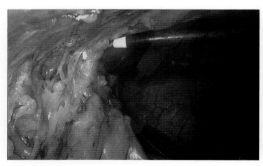　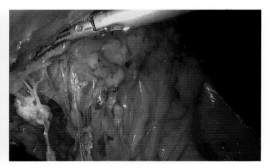

病案二十八图3　　　　　　　　　病案二十八图4

病案二十八图3～病案二十八图4　腹壁切口下广泛粘连，电凝钩、超声刀仔细分离腹壁切口的粘连

2. 手术操作

（1）游离腹壁粘连及肝周粘连（病案二十八图5）。

（2）沿肝脏脏面向下方及左右两侧向肝门部游离，将胃、十二指肠与肝脏面分离，显露肝门部结构（病案二十八图6）。

（3）仔细解剖肝十二指肠韧带，游离空肠桥盲端（病案二十八图7），辨认胆肠吻合口（病案二十八图8），完全游离原胆肠吻合口前后壁，切开胆肠吻合口。

（4）仔细寻找吻合口上端胆管胆管，但因吻合口呈针尖样狭窄，几乎完全关闭（病案二十八图9）。

（5）术中仔细寻找肝总管，但无法确认。切除肝方叶组织（病案二十八图10），便于寻找及显露狭窄上方胆管，仍然无法确认胆管。

（6）予PTCD管注水使肝内胆管扩张，寻找到狭窄上方胆管后切开。

（7）显露左肝管及右前、后肝管均在狭窄上方，周边瘢痕组织增生予以切除后充分显露左右肝管（病案二十八图11）。

（8）扩大肝门部胆管、整形呈宽大的肝胆管盆（病案二十八图12）。

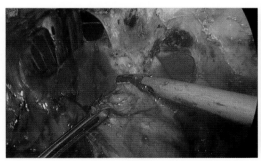
病案二十八图5　肝周致密粘连，超声刀松解粘连

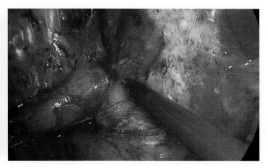
病案二十八图6　空肠桥袢与肝门部粘连致密，电凝钩松解

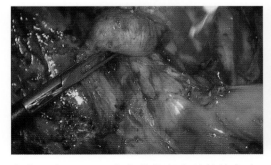
病案二十八图7　电凝钩松解空肠桥袢盲端，便于显露原胆肠吻合口

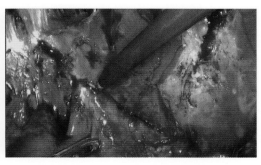
病案二十八图8　继续松解空肠桥袢，显露原胆肠吻合口

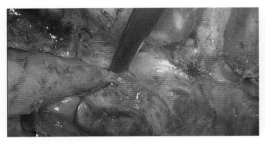

病案二十八图 9　原胆肠吻合口已完全松解，原吻合口缩窄

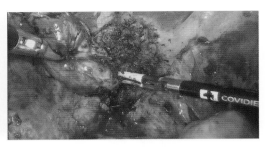

病案二十八图 10　切除肝方叶肝组织，便于寻找及显露狭窄的吻合口上方胆管

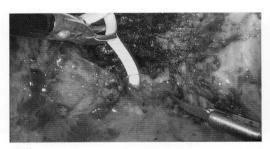

病案二十八图 11　切除吻合口瘢痕后进一步切开胆管、扩大显露肝内胆管范围

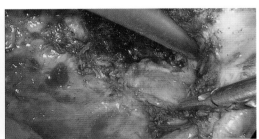

病案二十八图 12　整形后原狭窄吻合口已扩大至大于 3 cm 的肝胆管盆，有利于胆汁引流通畅

3.胆肠内引流重建

（1）关闭空肠桥袢的原胆肠吻合口（病案二十八图 13），超声刀在距空肠盲袢 3 cm 处切开空肠肠壁约 3 cm 备胆肠内引流重建（病案二十八图 14）。

（2）确保胆肠吻合无张力，以 4-0 可吸收缝合线间断缝合，线结打在吻合口外面（病案二十八图 15 ～病案二十八图 16）。

（3）因术中肝胆管盆大、胆肠吻合口满意，同时术前有 PTCD 管，术中未重置胆道支撑管。

（4）仔细检查手术创面无渗血、出血及胆汁漏出后放置腹腔引流管自右侧腋前线处腹壁鞘孔引出体外，关闭各鞘口。

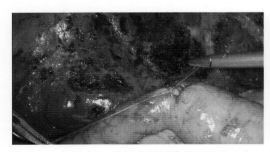

病案二十八图 13　关闭空肠桥袢上原胆肠吻合口

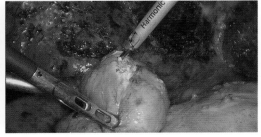

病案二十八图 14　超声刀切开空肠桥袢约 3 cm，备胆肠吻合用

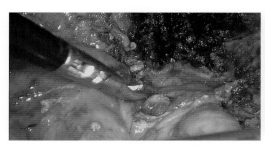 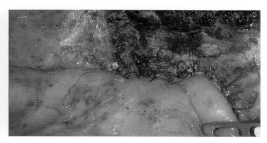

病案二十八图15　间断缝合胆肠吻合后壁，线结在吻合口外，吻合口后壁光滑，连续

病案二十八图16　全程间断缝合重建的胆肠吻合口，吻合满意，无张力及胆汁外漏

术后管理

（1）术后用药：① 基本用药与常规肝胆开腹手术相同，如抗生素、水电解质等；② 术后3天每天补充人血白蛋白10 g，增加组织愈合能力；③ 加强营养支持治疗，术后第2天予以全胃肠外营养，连续3天。

（2）术后饮食：① 禁食48 h，减少胆汁分泌；② 48 h后拔除胃管，开始进水，并逐步进清淡流食；③ 术后1周内以清淡饮食为主，1周后逐步恢复正常饮食。

（3）腹腔引流管的管理：观察腹腔引流管引流色量，术后3天无引流液引出，予以退管2 cm，并复查腹部CT，术区无积液拔除腹腔引流管，在术后7天拔管。

（4）PTCD管的管理：因术中肝胆管盆大、胆肠吻合口满意，同时术前有PTCD管，术中未重置胆道支撑管，术后观察PTCD管引流胆汁色量，术后7天开始试夹闭。术后1个月PTCD造影（病案二十八图17），予以拔除PTCD管；术后2个月行MRCP（病案二十八图18）提示患者胆道通畅，吻合口通畅。

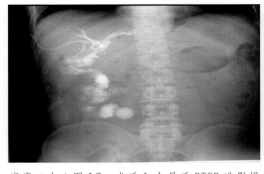 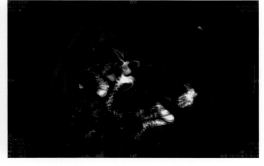

病案二十八图17　术后1个月后PTCD造影提示胆肠吻合通畅，肝内胆管扩张较前减轻

病案二十八图18　术后2个月MRCP提示胆肠吻合通畅

治疗结果

　　术后恢复良好，无胆汁外漏，48 h 进流质饮食，7 天后拔除腹腔引流管，肝功能恢复正常，术后 8 天出院，1 个月造影后拔除 PTCD 管，已随访半年无黄疸、发热及反流性胆管炎表现。

第二部分　经验教训及思考

1. 胆道损伤的概念

　　医源性胆道损伤是指在上腹部手术过程当中所造成的胆道损伤，如胆囊切除、胆道探查、肝叶切除及胃大部分切除术等，最为常见的是腹腔镜胆囊切除术后。医源性胆道损伤的危害十分严重，早期出现胆瘘、弥漫性腹膜等严重并发症，及时辨识损伤并正确处理，从而减轻其危害性就成为有效的方法。若处置时机、方式不当或后期因局部炎症、胆管血运受损、瘢痕挛缩及患者体质等多方面因素并发胆道狭窄，从而导致患者胆汁性肝硬化、门静脉高压发生，最终给患者带来灾难性后果，甚至死亡。医源性胆道损伤的治疗首选手术，但如何提高胆管损伤修复的成功率，减少术后再狭窄是胆道外科的长久议题。修复损伤的胆道是其处理的关键之处。胆道损伤处理后再次狭窄亦较为常见，视情况可行 ERCP+ 球囊扩张 + 支架植入或 PTCD+ 球囊扩张，但大部分情况需再次手术治疗。

2. 胆道损伤后首次处理应特别注意的方面

　　医源性胆道损伤处理原则是早期发现、胆道重建和胆汁的通畅引流。最佳处理时机是术中发现之时。术中以损伤胆管的修复及通畅引流为主；并注意切忌盲目行胆管修补，造成高位胆道狭窄，导致后续治疗难度增加。对于腹腔镜手术中发现的胆管损伤建议尽可能在腹腔镜下处理，必要时转开腹手术。术中建议请具有丰富胆道外科经验的医师协同处理。其主要的处理原则：

　　（1）谨慎选用胆肠吻合术：因损伤时管径细、壁薄、常局部合并感染，行胆肠吻合术后吻合口狭窄、结石再生的概率较高。但当肝外胆管已大部分切除且残留上下端距离过长、局部血运障碍无法对端吻合的患者不得已采用胆肠吻合，其他情况下宜选胆道重建，慎重使用胆肠吻合术。

　　（2）选择适当的胆道支撑引流管：① 管径应略细于胆管内径，过粗会撑坏胆道内膜造成慢性胆管炎，导致吻合口狭窄；② 放置在合适的位置，长度需超过损伤部位；③ 注意避免压迫十二指肠，引出体外时避免在腹腔内扭曲导致引流不畅而形成胆瘘；④ 留置时间一般为 3 个月，带管时间过长不会降低术后胆道狭窄的概率，反而会增加胆道感染、异物导致胆道结石形成概率；⑤ 胆道冲洗，术后较长时间留置 T 管，经 T 管胆道冲洗必不可少，术后 2 周后每周常规予以生理盐水或甲硝唑经 T 管胆道冲洗 1～2 次，可降低胆道感染、胆道结石形成概率。

（3）仔细进行胆管修补或重建：① 选择合适的缝线，依据胆管内径选择相应风险，常用 4-0、5-0 可吸收线间断缝合，线结打在胆管外，严禁使用普通丝线及 Prolene 线等不可吸收缝线，避免术后形成结石内核；② 控制好吻合口张力，必要时可采用降低肝门板或松解十二指肠的方法减轻张力；③ 不宜过度游离吻合口两端胆管，避免胆管壁缺血导致术后狭窄、胆瘘。

3. 本次手术的必要性

（1）患者术后反复胆管炎发作，至术前患者为急性梗阻性化脓性胆管炎，因此再次手术为必然之选。

（2）术前 MRCP 提示原吻合口几乎闭锁、肝内胆管明显扩张，术前评估原胆肠吻合口应考虑为针尖样狭窄或完全闭锁，PTCD+ 胆道扩张 + 支架置入难以从根本上解决问题，同时因行胆肠吻合可能无法选择合适的胆道支架，只能手术切除瘢痕，重建胆肠内引流。

4. 手术方式及时机的选择

随着医师的腹腔镜技术不断提高及设备的更新，腹腔镜肝胆胰各类手术在各级医院大力开展。腹腔镜下胆肠内引流手术在治疗晚期胰腺癌、胆总管囊状扩张症、复杂的肝胆管结石中广泛运用并取得了满意的疗效。将该术式运用于患者，以期为患者减轻痛苦，提供新的手术方式。

腹腔镜治疗的可行性：腹腔镜下处理此类手术的难度在于腹腔粘连的分离，胆管的辨认及胆管整形和吻合、胆肠吻合重建，尤其缺少手触觉的配合及术中无法行细针穿刺寻找胆管，对手术产生一定影响。但当前在众多大型肝胆外科中心，多次手术早已不再是腹腔镜的手术禁忌，包括血管吻合在内的复杂、疑难手术均能在腹腔镜下完成。本中心对于此类手术具有较为丰富的经验，因此该患者腹腔镜再次手术可行。

该患者的手术时机有不同的观点。因患者有 AOSC 行 PTCD 术后缓解，有学者认为患者应在 1～3 个月后感染控制、局部炎症水肿消退后手术效果更佳。但对于该患者，我中心认为应在 PTCD 术后 1～2 周后及时手术。因 1～3 个月后患者肝内胆管扩张程度将明显减少，甚至胆管内径正常，导致在手术时胆管显露困难及难以整形为扩大的肝胆管盆导致术后吻合口再狭窄，而选择 PTCD 术后 2 周左右再手术，患者局部感染已得到控制、胆管扩张减轻，有利于手术进行并能达到预期的术后疗效。

5. 导致本次手术的原因

（1）导致本次手术的直接原因是吻合口狭窄、闭锁。根据病史及术中判断为瘢痕性狭窄，从影像学上看吻合口狭窄严重，并经术中证实，吻合口呈针尖样狭窄几乎完全闭锁，PTCD+ 胆道扩张 + 支架置入难以从根本上解决问题，同时因行胆肠吻合可能无法选择合适的胆道支架，只能手术切除瘢痕，重建胆汁引流通道。

（2）狭窄的原因是吻合口的瘢痕增生，患者第一次手术中发现损伤予以胆肠内引流术，恢复胆道通畅，但术后 2 个月内即出现胆管炎逐渐加重导致胆肠吻合口明显狭窄，可能与腹腔镜胆囊切除所致胆道损伤（多为电灼伤），术中常难以判断电灼伤远端，加之术中发现损伤位置较高，胆肠吻合时损伤胆管切除偏少、血运障碍及术后胆管炎导致术后瘢痕挛缩吻合口狭窄、闭锁。

（3）腹腔镜急诊胆囊切除中常因局部炎症较重、解剖不清、胆囊三角辨识困难，需注意在具有经验较为丰富的肝胆外科医师指导下进行，并在术中严格遵循"辨—切—辨"原则，建议逆行胆囊切除，最后离断胆囊管较为安全。

6.本次手术的难点及要点

（1）腹腔镜下粘连松解：腹腔镜具有多视角、气腹张力、放大效应等相关因素，腹腔镜下粘连松解较开腹相比具有降低副损伤发生、减少术中出血、缩短手术时间等优势。但术中须注意：① 建立观察孔时相对远离手术瘢痕或采用直视下进腹，不建议使用气腹针建立气腹；② 多种能量器械须合理使用，酌情使用电钩、超声刀、剪刀可避免不必要副损伤；③ 术中仔细辨认相关解剖结构及组织，切忌盲目分离、烧灼；④ 分离粘连时遵循"由近及远、由浅及深、由易到难"原则并灵活运用。

（2）腹腔镜下肝门部胆管的显露：腹腔镜下肝门部胆管的显露并确定胆肠吻合口位置及狭窄的部位，是手术成功的关键步骤。术前仔细阅读影像学资料，熟悉该区域的解剖及变异，合理运用器械是避免副损伤并快速显露肝门部胆管的关键。该患者术中寻找确认胆管困难时，切除部分肝方叶，既有利于胆管的显露且有利于胆肠吻合。同时利用患者的 PTCD 管注水，使胆管内张力增高，便于胆管的显露及辨认。

（3）腹腔镜下胆管的狭窄解除、整形、修复：腹腔镜下实施胆道修复须遵循在无缺血和无瘢痕的健康胆管上建立黏膜对黏膜的胆肠吻合这一重要原则，方能避免术后再次狭窄导致腹腔镜手术失败。因此在显露肝门部胆管后尽量去除病变胆管组织，观察到正常胆管黏膜为止，一并切除周围的瘢痕组织，注意尽量避免使用电钩，多使用剪刀等锐性器械，以免瘢痕挛缩导致吻合口狭窄，从而造成手术失败。

解除吻合口的狭窄是手术成功的关键。切除瘢痕后使用剪刀沿着左右肝管走行方向劈开胆管前壁，尽量切除狭窄的胆管及周边瘢痕组织，必要时可切除部分肝方叶组织，然后对胆管进行拼合整形，使之形成较大的共同开口的"肝胆管盆"后进行胆肠吻合。

术中不必常规放置 T 管，必要时依据胆管直径选用合适的 T 管，笔者不建议长期放置 T 管，术后 3 个月左右即可拔管，并嘱在 T 管放置期间坚持每周冲洗 T 管，以免 T 管周边附壁胆色素结石的形成。

7.潜在的再次手术风险及预防措施

（1）胆道重建吻合口胆汁漏出。

主要原因：吻合口张力过大、缝合疏松、营养不良等。

　　预防措施：术中需确认胆肠吻合无张力下进行，若张力高，建议松解周边粘连及空肠桥袢及空肠系膜。腹腔镜下胆管空肠吻合必须精细，使外翻黏膜对黏膜吻合。胆肠吻合方式有间断缝合、后壁连续前壁间断缝合、前后壁分别连续缝合、整体连续缝合等，视术中胆管情况决定，但建议当胆管呈不规则的断面时宜采用间断缝合。因为腔镜下放大效应，应注意缝合时的针距，以 5 mm 较为恰当，避免过密影响胆管壁血运。打结力度适宜，连续缝合时应避免收线过紧导致吻合口狭窄。同时建议吻合缝线选用可吸收线。术后注意营养支持治疗。

　　治疗方法：① 保持引流通畅，必要时双套管冲洗引流，多数瘘口会在 1 周左右自行愈合；② 瘘口较大的情况下，即便冲洗引流通畅，自行愈合也比较困难，需要通过周围结缔组织包裹愈合，此种情况下愈合时间会延长且具体时间不能确定；③ 漏出量过大超出引流管的引流范围，或引流管堵塞、引流管位置不合适，可导致胆汁潴留腹腔并形成脓肿，腐蚀吻合口使瘘口增大、迁延不愈，甚至腐蚀周围重要血管导致腹腔出血，如果经皮穿刺引流不能完全解决问题，需要再次手术清理脓肿、止血，重新放置冲洗引流管。

　　（2）吻合口再狭窄。

　　主要原因：术后胆瘘、缝合过紧、缝线使用不当等。

　　预防措施：显露肝门部胆管后尽量去除病变胆管组织，观察到正常胆管黏膜为止，一并切除周围的瘢痕组织，注意尽量避免使用电钩，多使用剪刀等锐性器械，以免瘢痕挛缩导致吻合口狭窄致手术失败，胆管进行拼合整形，使之形成较大的共同开口的"肝胆管盆"后进行胆肠吻合。

　　治疗方法：① PTCD 球囊扩张，可以缓解部分狭窄，但要警惕过度扩张导致胆管的进一步损伤；② 严重的狭窄，或伴有狭窄上段结石形成，则需要再次手术，切除瘢痕，重新吻合。

　　（3）副损伤。

　　比如术中分离粘连过程中损伤胃肠等空腔脏器至术后消化道瘘、术后腹腔再粘连导致机械性肠梗阻等。

　　预防措施：术前仔细阅读影像学资料预判胆道、肠道之间关系；术中仔细解剖及合理使用各类设备、器械，遇到解剖不明确时可酌情使用剪刀及钝性分离，避免盲目使用电设备。

　　总而言之，对于该病例常规予以开腹胆肠内引流重建术，但在较短时间内行再次大手术，会给患者带来严重的精神及身体的双重打击。本中心已开展多年的腹腔镜胆肠内因流、内引流重建手术，均取得了满意的疗效，积累了较为丰富的经验。因此为其选择腹腔镜胆肠内引流重建手术，但术者必须具有丰富的胆道外科经验及娴熟的腹腔镜技术，并且术前对病情进行精确评估，把握手术时机及术中进行适当处理。该病例术后随访时间较短，需较长时间随访证实其远期疗效。本中心认为腹腔镜进行该类手术值得进一步开展与推广。

（刘　毅　尹新民）

参考资料

[1] 王敬，周宁新，段云鹏 . 医源性胆管损伤早期处理失败的原因分析 [J]. 中国实用外科杂志，2004, 24(9): 557–559.

[2] 董家鸿，曾建平 . 胆管损伤手术修复要点 [J]. 中国实用外科杂志，2013, 33(5): 554–556.

[3] 李俊，蒋胜昌，贾萌，等 . 医源性胆道损伤的原因分析与防治策略 [J]. 中国实用医刊，2014, 41(19): 68–69.

[4] 吴金术，毛先海，廖春红，等 . 医源性胆道损伤的处理 [J]. 中国普通外科杂志，2001, 10(1): 42–45.

[5] 刘浔阳，刘恕 . 医源性胆道损伤的原因及处理 [J]. 中国实用外科杂志，1999, 19(8): 471–473.

[6] Schobom SR, Morimoto AK, et al. Laparoscopic Roux–en–Y choledochojejunostomy[[J]. Am J Surg, 1997, 173(4): 312.

[7] 刘毅，尹新民 . 腹腔镜在胆管损伤后胆管狭窄治疗中应用价值及争议 [J]. 中国实用外科杂志，2018, 38(9): 1009–1011.

[8] 黄强，刘臣海 . 胆道损伤的修复时机及方式的选择 [J]. 临床外科杂志，2012, 20(11): 761–762.

三、胰　腺

病案二十九　全胰腺切除术后水电解质紊乱

诊断： 胰腺癌，$T_3N_2M_0$ Ⅲ B 期

术式： 全胰腺切除＋门静脉部分切除＋人造血管门静脉替代＋肠系膜上动脉骨骼化清扫

提纲： 此病例为一较晚期胰腺癌患者，伴有门静脉受累，受累长度约 4 ～ 5 cm，同时肠系膜上动脉（SMA）根部受累。遂行全胰腺切除、合并门静脉切除 5 cm，用人造血管进行门静脉替代，同时骨骼化清扫肠系膜上动脉（SMA），环周 360° 清扫，且骨骼化长度＞ 5 cm。术后当日便出现多次腹泻，5 ～ 6 次 /12h，在 ICU 观察治疗。术后12 天，因水电解质紊乱、酸碱平衡失调去世。

第一部分　诊疗过程

既往病史

患者男性，60 岁，因上腹部疼痛伴后背部酸困 3 个月入院。患者 3 个月前无明显原因出现上腹部疼痛，同时出现腰背部酸困表现，在当地医院行 CT 检查，诊断为胰腺颈部肿瘤，侵犯门静脉及肠系膜上静脉，长度约为 5 cm。同时肠系膜上动脉受累，右侧为著（病案二十九图 1 ～病案二十九图 2）。

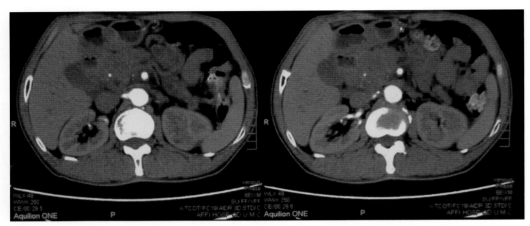

病案二十九图 1　动脉期

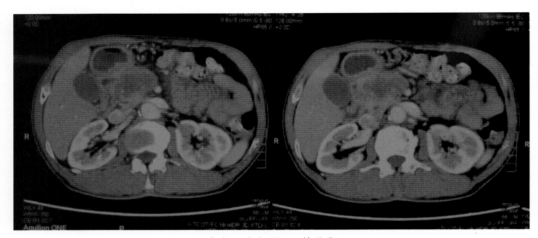

病案二十九图 2　静脉期

鉴于患者无远处转移，无手术绝对禁忌证，遂决定行手术切除。

手术过程

　　患者取平卧位，麻醉后经腹正中切口入腹腔，探查腹腔内无腹水、无腹膜种植结节，肿瘤位于胰腺头颈部，大小约 4 cm×4 cm×3 cm，质硬，与周围正常胰腺分界不清，胰体尾部质韧硬。由于肿瘤侵犯并压迫门静脉（PV）及肠系膜上静脉（SMV）导致远端静脉回流受阻，表现为肠系膜血管广泛迂曲扩张，肠系膜略水肿，组织质脆，触之易出血。同时横结肠系膜根部与肿瘤关系密切，遂决定行全胰腺切除，合并横结肠系膜根部部分切除，门静脉及肠系膜上静脉 5 cm 长度切除，肠系膜上动脉（SMA）廓清，周围淋巴结清扫（病案二十九图 3）。

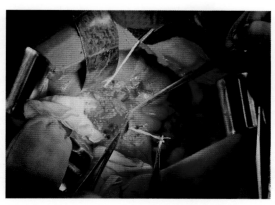

病案二十九图3　开腹所见肿瘤巨大，区域性门脉高压，横结肠系膜受侵，难以切除

　　首先打开胃结肠韧带，见胰腺肿瘤仅侵及横结肠系膜根部，未侵犯胃壁。遂在横结肠系膜根部距肿瘤 3 cm 处，逐次离断系膜，同时切断结肠中动静脉，远端缝扎。观察横结肠无缺血及淤血改变。离断胃结肠韧带，在左侧离断脾结肠韧带、脾肾韧带、脾胃韧带，将脾脏与周围脏器充分分离。此时，将脾脏与侧腹膜分离，左侧在 Toldts 筋膜间将脾脏连同胰尾部掀起，自左向右开始在胰尾背面筋膜间进行分离，上方在分离过程中注意勿损伤胃左动脉。当分离至腹主动脉前方时，可用左手食指扪及小肠系膜根部的肠系膜上动脉搏动。锐性剪刀与电刀交替分离，将胰腺与 SMA 分离开。此时，SMA 再向右侧就是 SMV 的位置。我的手术习惯是：如果要进行肠系膜上静脉＋门静脉切除重建，需要在肠系膜上动脉右侧自下而上进行肠系膜上动脉通向胰头及钩突的胰十二指肠下动静脉（IPDA 和 IPDV）的离断结扎处理。处理之后按胰十二指肠联合切除的固有步骤离断胃窦部，寻找肝总动脉并分离出胃十二指肠动脉（GDA），予以结扎切断，离断胆总管及胆囊，分离 Kocher 切口使十二指肠与侧腹膜分离。Treitz 韧带下方 15 cm 处离断空肠，近端经肠系膜上动脉后方拉至右侧，此时，仅有胰头颈部钩突与所侵犯的 PV-SMV 连接在一起，鉴于此时 PV-SMV 受累超过 5 cm，为避免切除后血管吻合张力过高，遂决定用人造血管进行替代吻合。在受累的门静脉上方 1 cm 处放置血管阻断钳，受累肠系膜上静脉下方 1 cm 处放置血管阻断钳，切除受累血管，连同其前方的全胰腺、脾脏、胆囊、胆管、胃窦、十二指肠、部分空肠等组织整体移出体外之后，再以人造血管进行自体血管与之对端吻合，长度约 6 ～ 7 cm。至此，肿瘤切除完毕（病案二十九图4）。

　　移除标本后，进行周围淋巴结清扫及周围血管骨骼化。由于 SMA 与肿瘤关系密切，所以在清扫时将其表面动脉鞘连同附着的神经纤维完整彻底剥离，长度约 5 ～ 6 cm，之后按照 Child 吻合方式进行消化道重建。剥离干净后的 SMA 及周围血管见病案二十九图5。

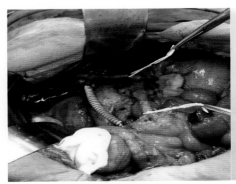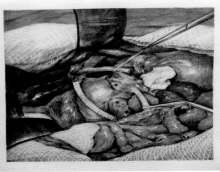

病案二十九图 4

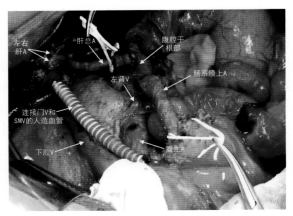

病案二十九图 5

术后管理

　　术后患者转至 ICU 进行管理，由于手术时间较长（6～7 h）、创面较大、渗出较多，术后血压较低（60～80 mmHg/40～50 mmHg），心率较快（100～120 次/分），呈现出一个低血容量休克的表现，给予升压补液，效果一般。术后 4 h 开始出现腹泻，稀水样便。术后当晚 12 h 内腹泻 5～6 次，使用阿托品、山莨菪碱等药物控制效果欠佳。自术后第 1 天开始，症状表现始终欠佳，腹泻 4～12 次/日，导致电解质紊乱（低钾、低钠），且难以纠正，大量碱性液的丢失导致酸碱平衡紊乱，呈代谢性酸中毒表现。

治疗结果

　　术后类似上述的表现反复出现，药物及液体调整效果欠佳，最终于术后第 12 天死亡，死亡原因为水、电解质紊乱，酸碱严重失衡。

第二部分　经验教训及思考

（1）胰腺癌恶性度高，5 年生存率不足 5%，根治性切除是唯一可能治愈的手段，但仅有 15% ~ 20% 的患者在确诊时有手术切除的机会，随着各种诊疗技术及治疗理念的进步，部分局部晚期胰头癌不再被认为是"不可切除的"，形成了一类特殊类型的胰头癌分型，即所谓"边缘可切除型（borderline resectable）胰腺癌"。近期又有学者将其称为"潜在可治愈（potentially curable）胰腺癌"。在 2012 版《NCCN 临床实践指南》对交界可切除胰腺癌定义如下：

① 原发疾病无远处转移。

② 肿瘤对 SMV/ 门静脉（PV）的侵犯存在以下情况之一：肿瘤毗邻 SMV/PV，但未包绕邻近动脉；肿瘤栓子或肿瘤包绕造成短距离的静脉闭塞，但受累血管的近端及远端均存在正常血管，可进行血管切除和重建。

③ 胃十二指肠动脉被包绕，一直延伸至肝动脉，并可伴肝动脉短距离的包绕或邻接，但未累及腹腔干。

④ 肿瘤连接 SMA，但是血管受累周径 ≤ 180°。

（2）从上述对交界可切除胰腺癌的定义标准及术前影像资料来看，该病例应该属于交界可切除型胰腺癌，手术是有价值和意义的。PV-SMV 的切除也是应该的，整体手术方式的选择是正确的，步骤也合理。但是文献中对这类胰腺癌多要求做 SMA 右侧 180° 清扫及骨骼化，目的是为了防止术后因为神经纤维的过度离断而导致肠功能紊乱，进而出现顽固性腹泻。本例中由于进行了 SMA 环 360° 清扫，且清扫及骨骼化长度超过 5 ~ 6 cm，导致术后出现了难以控制的顽固性腹泻，应用生长抑素类、阿托品类药物均无法有效控制，最终因水电解质及酸碱平衡紊乱而死亡。因此，适度地进行清扫及骨骼化处理是安全且有必要的。

（3）这一类患者由于瘤体较大，既侵犯 PV-SMV，也经常会累及横结肠系膜根部。很多医师会由于横结肠系膜受侵，不得不切除横结肠系膜及横结肠，这样就是全胰腺 + 横结肠切除，担心创伤会太大。其实我们的经验是：越靠近系膜根部离断中结肠动静脉，越不会使横结肠缺血或淤血，反之亦然。这主要是左半结肠及右半结肠的动静脉血供通过血管弓进行了代偿，所以胰腺切除前，如果有横结肠系膜受侵，不需要担心，可以直接切除之。

（4）当胰腺癌侵犯 PV-SMV 时，容易出现区域性门脉高压，表现为胰腺周围静脉迂曲，回流障碍，组织质脆，触之易出血，如何处理？我个人认为解决的方式有两种：第一种就是尽量操作简单、轻柔，较粗大的血管预先结扎处理，这是传统且绝大多数人使用的方法；第二种就是当 PV-SMV 受侵长度较长时，可用人造血管进行替代吻合。我自己提出一种"桥跨式人造血管转流"的方法，可以在瘤体切除前预先进行血管转流，可以迅速降低区域性门脉高压，使后续操作简单安全，详见病案二十九图 6 ~ 病案二十九图 15。

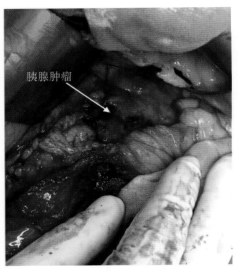

病案二十九图 6　开腹后所见

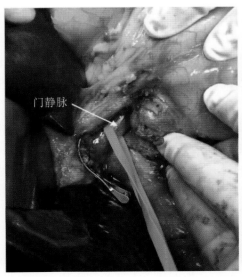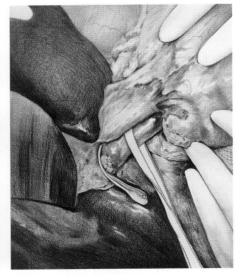

病案二十九图 7　门静脉被游离出来，准备架桥

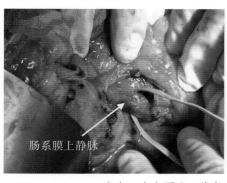
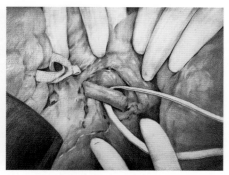

肠系膜上静脉

病案二十九图 8　游离出肠系膜上静脉准备架桥

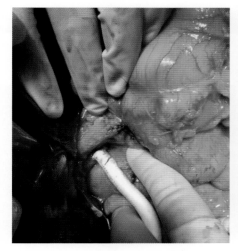
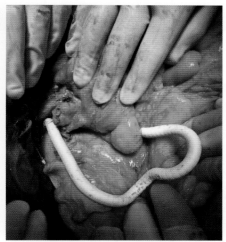

病案二十九图 9　人造血管架桥后　　　病案二十九图 10　架桥后整体观

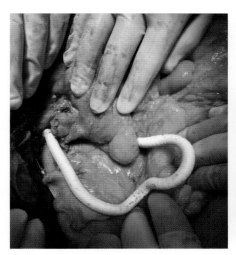
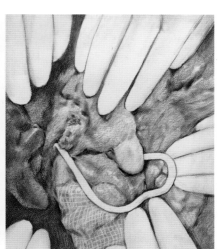

病案二十九图 11　架桥后整体观

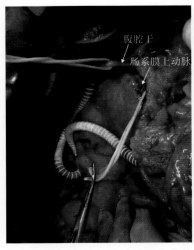
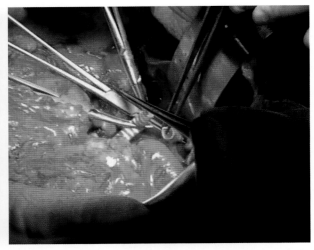

病案二十九图 12　腹腔干清扫完毕　　病案二十九图 13　截除多余冗长的人造血管并准备吻合

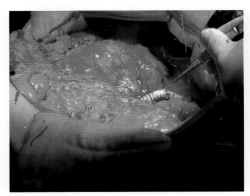
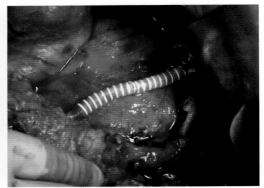

病案二十九图 14　吻合过程中　　　　病案二十九图 15　吻合完毕

（5）PV-SMV 受侵长度多少就难以进行自身对端吻合？我个人认为当 PV-SMV 受侵 ≤ 5 cm 时，两端对端吻合，张力尚可，此时也需要将肝脏向下沉降一点，小肠系膜向上牵拉一点，以缩短 PV-SMV 缺损之间的距离。但当 PV-SMV 受侵 > 5 cm 时，可以采用异体血管或人造血管替代吻合，以防止因张力过大导致的术后血栓形成。

（6）PV-SMV 何种情况下不能进行切除再吻合？我个人认为，当肿瘤尤其是钩突肿瘤向下侵犯 SMV，并累及小肠系膜静脉汇入 SMV 的分叉口处时，无法再进行血管对端吻合或架桥吻合。

（7）人造血管作为替代血管吻合后通常需要肝素化，但很多患者在术后半年内都会出现血管闭塞或狭窄表现，此时也会出现腹膜后侧支循环开放代偿的表现。

（8）做全胰腺切除的手术，在游离胰腺上缘与周围组织粘连时要注意：在离断脾动脉根部的时候一定保护好胃左动脉，否则要行全胃切除，因为此时脾动脉发出的胃网膜左动脉随着脾动脉的离断而没有血流，胃右动脉及胃网膜右动脉随着胰头及胃窦部切除也没有血流，此时残胃仅有胃左动脉作为供血动脉，一旦损伤就会导致残胃缺血，不得不进行全胃切除。

（9）尽管前面内容中根据指南我们对交界可切除胰腺癌仅能做 SMA 右侧 180° 清扫，以避免术后腹泻，但有时 SMA 左侧也有阳性淋巴结，此时是否要清扫？（病案二十九图 16）

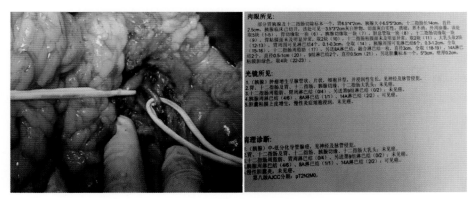

病案二十九图 16

如果进行清扫，环 360° 清扫是否一定会导致腹泻？我们在对一些此类肿瘤处理中完成了部分病例环 SMA 360° 骨骼化清扫，但清扫长度 < 2 cm。术后密切观察，未出现腹泻表现。这让我们也在思考：是否腹泻不一定完全和环 360° 清扫有关，可能也与清扫骨骼化的血管长度有关？这一思考，尚未有确切的答案，但我们把我们观察到现象呈现给读者，以供分析（病案二十九图 17）。

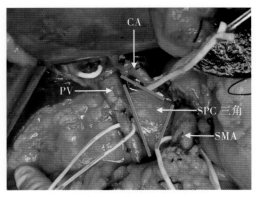

病案二十九图 17

（段伟宏　杜　娟）

参考资料

[1] Al–Haddad M, Martin JK, Nguyen J, et al. Vascular resection and reconstruction for pancreatic malignancy: a single center survival study[J]. J Gastrointest Surg, 2007, 11(9) : 1168–1174.

[2] Varadhachary GR , Tamm EP, Abbruzzese JL , et al. Borderline resectable pancreatic cancer: definitions, management, and role of preoperative therapy[J]. Annals of Surgical Oncology, 2006, 13(8): 1035–1046.

[3] 杨尹默 . 可能切除的胰腺癌外科治疗的争议与共识 [J]. 中国实用外科杂志 , 2015, 35(1): 42 –45.

[4] 曲凤智 , 王刚 , 孙备 , 等 . 临界可切除胰腺癌新辅助治疗的研究进展 [J]. 中华肝胆外科杂志 , 2015, 21(3): 206–209.

病案三十　全胰腺切除术后胰瘘、肝动脉狭窄

诊断：胰头肿瘤侵犯周围血管，术后左肝缺血坏死
术式：胰十二指肠联合切除＋肝总动脉部分切除再吻合

提纲：患者为老年女性，因发现胰头占位病变，并与周围血管关系密切，遂行胰十二指肠联合切除术。术中发现肝总动脉受侵，行部分切除再吻合。术后并发胰液外漏，并有左肝缺血样坏死表现。经保守治疗后，胰液外漏及左肝缺血表现均得以治愈，术中未触及静脉系统，术后肝缺血原因为何？为何是左边一侧？值得探讨。

第一部分　诊疗过程

既往病史

　　患者女性，66 岁，因体检发现胰头占位病变入院。患者 2014 年 7 月发现乳腺癌（右侧），行乳腺癌改良根治术。术后 3 年发现胆囊占位病变，怀疑胆囊癌，遂在当地医院行胆囊癌根治术（胆囊切除及部分肝切除＋区域淋巴结清扫）。入院前 1 个月体检发现胰头区有占位病变，无黄疸等表现，为行治疗入院（病案三十图 1 ～病案三十图 4）。

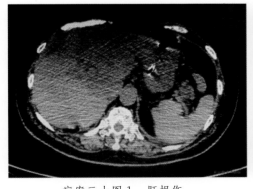

病案三十图 1　肝损伤

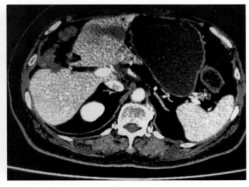

病案三十图 2

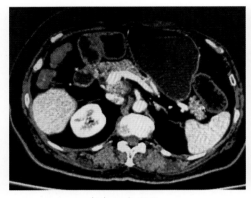

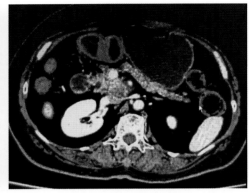

病案三十图 3　　　　　　　　　　　　　　病案三十图 4

手术过程

　　患者平卧位，常规消毒铺无菌巾及手术单，取上腹部正中切口至脐部向左呈横"L"形，总长约 35 cm，逐层进腹，探查见：见腹腔粘连严重，少量腹水，仔细分离粘连，术中见胰头钩突一肿物，质硬，大小约 4 cm×3 cm×3 cm，与周围边界不清，与门静脉、下腔静脉、肝动脉、肠系膜动静脉受侵犯，胆总管扩张，切开横结肠系膜前叶及胰腺被膜，于根部结扎胃网膜右静脉，显露肠系膜上静脉，钝性分离其前方与胰腺的间隙，剪开肝十二指肠韧带表面组织，显露游离胆总管并予以切断，肝动脉局部受侵长度约 1.5 cm，遂行局部切除、端端吻合，仔细游离下腔静脉、门静脉与胰腺的间隙，使得胰腺颈部与后方血管间隙完全游离，游离远端胃，切断远端胃，切断胰颈部（靠近 PV-SMV 左侧），找到主胰管。距 Treitz 韧带 15 cm 处切断小肠及系膜等，从肠系膜上动脉后方拉到右侧，切断结扎钩突与门静脉间血管，完整切除钩突。

　　于肝总管处横断，最终切除整体肿瘤，移出标本，并行消化道重建。

　　（1）胰肠吻合，经主胰管插入一软胶管，缝合固定，黏膜对黏膜行胰管肠管黏膜吻合，胰腺组织与空肠浆膜缝合。

　　（2）胆肠吻合为（吻合口距胰肠吻合口约 10 cm）吸收线全层连续内翻缝合。

　　（3）胃肠吻合（胆肠吻合口 30 cm，结肠前）：26 号吻合器行胃后壁与空肠端侧吻合，闭合器闭合胃残端，冲洗腹腔，于胆肠吻合口后、胰肠吻合口后、胰肠吻合口下、胆肠吻合口前各放置引流管一根，并于腹壁右侧戳口引出。胃肠吻合口放置引流管一根，在腹壁左侧出口引出，切口皮下放置引流管一根。术中出血约 800 ml，术中输 A 型 RH（＋）悬浮红细胞 4 U，血浆 400 ml，回房测血压 166/85 mmHg。

术后管理

　　患者术后一般情况尚可，但术后第一天，谷草转氨酶 6700 U/L，谷丙转氨酶 5210 U/L，总胆红素 40.7 μmol/L。行腹部 CT 检查，提示：左肝大片区域性缺血坏死表现（左半肝区域），右肝片状区域缺血坏死，此时体温持续升高，最高达 39℃，为进一步治疗，由当地医院转至本院。在本院行 CT 检查（病案三十图 5 ~病案三十图 12）。

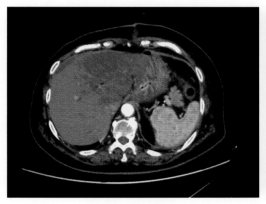

病案三十图 5

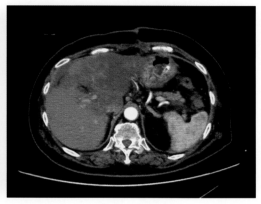

病案三十图 6

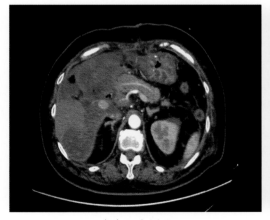

病案三十图 7

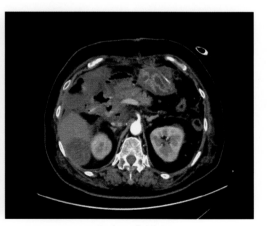

病案三十图 8

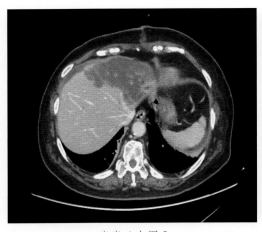

病案三十图 9

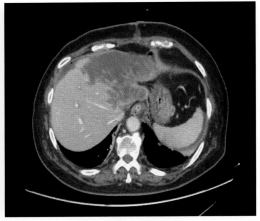

病案三十图 10

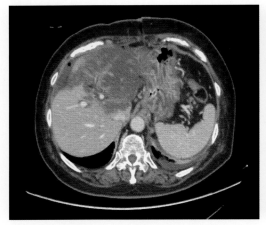

病案三十图 11

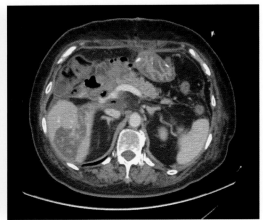

病案三十图 12

　　初步考虑胰瘘、肝动脉吻合口狭窄，引起肝脏缺血表现。遂进行充分冲洗引流、抗生素治疗及补充营养，同时化验：谷丙转氨酶 473.1 U/L，总胆红素 81.05 μmol/L，D- 二聚体 27.4 mg/L，但 WBC 9.16×10⁹/L，尚正常，保守治疗。7 天后复查，WBC 5.0×10⁹/L，谷丙转氨酶 25.8 U/L，总胆红素 112.38 μmol/L，患者状态稳定，无发热，持续冲洗，此时，患者再次转回当地手术的医院进行后期恢复。术后 8 个月行 CT 复查，肝脏坏死区域已明显吸收，右肝完全吸收，左肝基本吸收，各项肝功能正常。

治疗结果

　　术后 8 个月行 CT 复查，肝脏坏死区域已明显吸收，右肝完全吸收，左肝基本吸收，各项肝功能正常（病案三十图 13 ～病案三十图 14）。

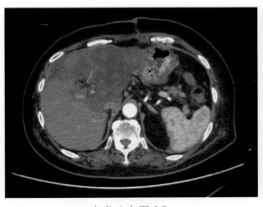

病案三十图 13

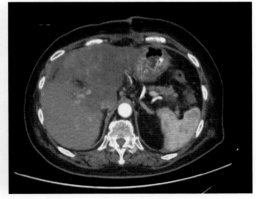

病案三十图 14

第二部分　经验教训及思考

（1）本例患者是因出现胰头占位性病变而就诊行手术治疗的，术前阅片时见胰头钩突部肿瘤与 PV、SMA、CA 等血管关系较近，在彻底切除及清扫时容易损伤。根据 Hiatt 等报道的供肝肝动脉 6 种常见走行类型，75.7% 为正常解剖结构，即肝总动脉起源于腹腔动脉干，再分成肝固有动脉及胃十二指肠动脉，前者进一步分为左、右肝动脉；10.6% 存在起源于 SMA 的异位或副右肝动脉；9.7% 存在起源于胃左动脉的异位或副左肝动脉；2.3% 同时存在起源于胃左动脉的异位或副左肝动脉和起源于 SMA 的异位或副右肝动脉；1.5% 肝总动脉起源于 SMA；0.2% 肝总动脉起源于腹主动脉。

（2）手术过程中避免了门静脉的损伤和部分切除，在向上方清扫腹腔干周围淋巴结时，见淋巴结浸润腹腔干，动脉被包绕其中。剥离过程中损伤了腹腔干发出的肝总动脉。此时，由于在外地手术，没有精细血管吻合器械，同时血管被肿瘤侵犯后痉挛变细，吻合条件欠佳，在各种不利条件下，完成了动脉吻合，但术中发现动脉吻合远端搏动并不理想，此时的肝脏动脉供血系统中，由于术中行胰十二指肠联合切除，将胃十二指肠动脉（GDA）已经离断，如果腹腔干→肝总动脉→肝固有动脉→左、右肝动脉这样一个动脉供血途径出现障碍，即使双侧膈下动脉可以进行肝脏的替代供血，但毕竟效力有限，出现急性肝脏缺血可能性是比较大的。术后的肝脏功能化验指标证实了这一点：早期转氨酶升高明显，胆红素缓慢持续升高，而胆红素是预测肝功中相对较敏感的指标。随着时间推进，转氨酶逐渐下降，胆红素逐渐升高，预示着肝功能的持续恶化。本例患者行胰十二指肠切除，术后胰瘘增加了腹腔感染的概率，此时的腹腔感染可严重影响肝脏功能，使肝功能不全，甚至衰竭，而肝功能不全又会反过来导致白蛋白及免疫因子产生减少，使组织修复及抵抗能力进一步降低，造成恶性循环，因此，当时的患者状态是比较危险的。

（3）当术后看到患者肝脏的 CT 片后，有很多疑问：① 缺血区域为何是左半肝 + 部分右后叶？② 动脉吻合狭窄的部位在肝总动脉，为何术后 CT 看到坏死的左肝内有动脉血供，而门静脉显示不清？（病案三十图 13 ~ 病案三十图 14）

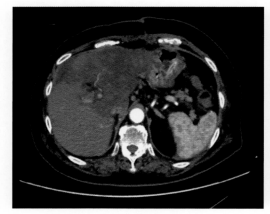
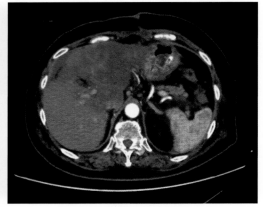

病案三十图 13   病案三十图 14

术中没有进行门静脉的切除吻合或有任何门静脉主干及分支的触碰，更无损伤，那为何门静脉左支显示不清？针对这样的疑问，我们在思考：

① 肝动脉损伤后膈下动脉会有代偿性替代，左肝、右肝可能并不是完全一致和平均的。

② 患者术前有过胆囊癌手术病史，术中行部分肝切除对门静脉、肝动脉区域是否有影响并不明确。

③ 本例中左肝坏死及右后叶部分坏死，用单纯动脉吻合口狭窄不能完全解释。因为肝总动脉处狭窄影响的是双侧肝动脉，仅左侧一侧缺血并不完全成立。可能的原因是否为门静脉左支及右后叶支在胰瘘感染的情况下出现血栓，引起部分缺血，而动静脉同时的部分狭窄导致了肝脏特定区域的缺血？

④ 还有一种可能是：虽然肝动脉缺血，但右肝的膈下动脉粗大且血供丰富，有效代偿了右肝动脉缺血带来的影响，而左侧膈下动脉细小且血流不丰富，无法有效代偿左肝动脉缺血带来的影响，因此导致最后的结果发生。

（4）动脉吻合有三个重要的时刻与步骤，即吻合前准备、吻合中操作、吻合后管理，这些都极端重要。吻合前准备包括充分良好的暴露，断端不能有内膜损伤；吻合中的操作包括间距精准，不能有内翻，不能有反复进出针，以免损伤内膜；吻合后管理包括适当用肝素化来避免血栓形成，我们通常会用 12500 U/24 h 持续泵入，1 周左右即可。

（5）该患者术后 7 个月复查，肝功能完全正常，肝脏坏死区域修复（见前述结果），说明肝脏的代偿能力是比较强大的，但代偿终究是有限度的。超出了代偿的极限，术后会发生不可逆性肝损害，严重肝功能不全，直至肝功能衰竭。因此，正确保肝和并发症及时准确的处理是此次治疗成功的一个根本点。

（6）肝总动脉结扎，在 GDA 存在时多没关系，不影响肝脏功能。肝脏的血流供应除了主通道及膈下动脉供应外，还会由肠系膜上动脉→胰十二指肠下动脉→胰十二指肠上动脉→胃十二指肠动脉→肝固有动脉→左肝动脉→肝脏这样一条供血途径支持。但如果 GDA 不存在时（例如胰十二指肠切除术后），则此时肝总动脉的损伤带来的肝功能影响非常大，这时应尽最大力量进行动脉重建，如果同时合并门静脉损伤，则术后肝功能衰竭概率极大，因此术中精细的操作和术后精细的管理才是保证此类手术安全的最重要因素。

（段伟宏　来运钢）

参考资料

[1] Lindskog DM, Baumgaertner MR. Unstable intertrochanteric hip fractures in the elderly[J]. J Am Acad Orthop Surg, 2004, 12(3): 179–190.

[2] 谢浩荣，王恺，周杰. 白蛋白 – 胆红素评分与 Child–Pugh 评分预测肝癌患者术后肝功能衰竭的效果比较 [J]. 中华肝胆外科杂志, 2018, 24(3): 173–178.

病案三十一　胰十二指肠切除术后胰瘘、出血

诊断： 十二指肠乳头癌，多次手术

术式： 第一次手术为十二指肠乳头癌行胰十二指肠联合切除术

第二次手术为术后胰瘘出血，剖腹探查，胰肠吻合口修补

第三次手术为腹腔胰瘘再次出血，行胆胰分离，胰管经窦道外引流术

提纲： 患者因十二指肠乳头癌，行胰十二指肠联合切除术。术后第 2 天，因腹腔出血行剖腹探查，术中行胰肠吻合破裂处修补。术后 16 天再次出血，行第三次手术，术中清除胰腺表面坏死物质，并行胆胰分离，胰管经窦道外引流术。术后 19 天突发呼吸困难，经抢救无效死亡。

第一部分　诊疗过程

既往病史

患者男性，43 岁，因无明显诱因出现柏油样便一次，伴心慌、乏力，无腹痛、胸闷、气短，就诊于当地医院。急诊胃镜检查提示："十二指肠乳头出血"，遂收入院。入院后行腹部 CT 检查，提示"十二指肠乳头癌"（病案三十一图 1 ～病案三十一图 4）。

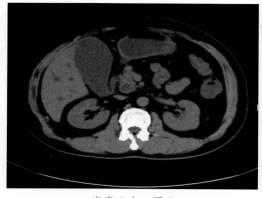

病案三十一图 1

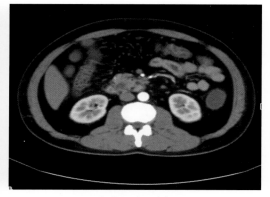

病案三十一图 2

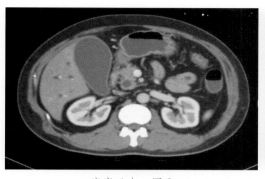 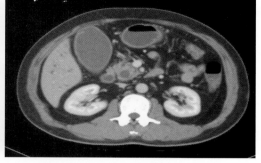

病案三十一图 3　　　　　　　　　　　　　病案三十一图 4

　　于 2018 年 5 月 7 日行胰十二指肠联合切除术。术中胰管很细，而支撑管较粗，二者不匹配，反复穿插。术后第一天夜间即觉口渴明显。心率 150 次 / 分，氧饱和度 94%。术后第二天患者切口敷料可见大量血性渗液，加压包扎无效，遂于 2018 年 5 月 9 日紧急行二次手术剖腹探查，术中情况详见手术记录。第 2 次手术后，给予患者保肝、扩容、抗炎等处理，但患者恢复状况不满意。持续发热，间断高热，腹腔引流液逐渐有肠液样引流物流出。2018 年 5 月 20 日出现切口草绿色肠液渗出，后为暗红色液，考虑腹腔出血。同时白细胞、红细胞、血小板全面降低，考虑为重度感染及出血所致，同时有腹腔引流不畅，骨髓抑制（病案三十一图 5 ～病案三十一图 8）。

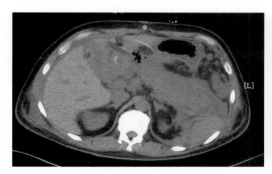 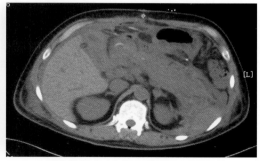

病案三十一图 5　　　　　　　　　　　　　病案三十一图 6

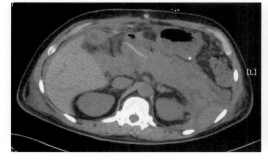 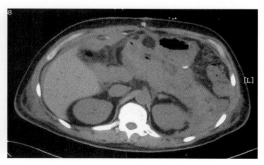

病案三十一图 7　　　　　　　　　　　　　病案三十一图 8

　　于 2018 年 5 月 25 日第三次行手术剖腹探查，具体情况详见第三次手术记录，第三次手术后患者状态有较明显改善（病案三十一图 9 ～病案三十一图 12）。

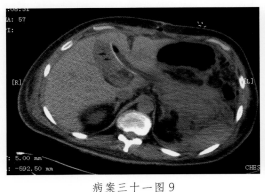

病案三十一图 9

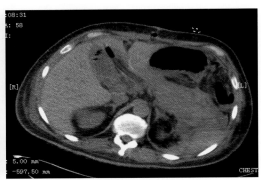

病案三十一图 10

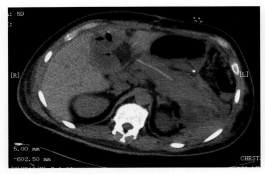

病案三十一图 11

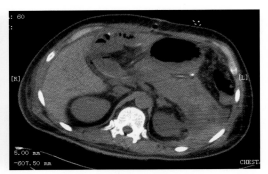

病案三十一图 12

　　但偶有发热，已逐渐开始经营养管进食（病案三十一图 13 ～病案三十一图 16）。

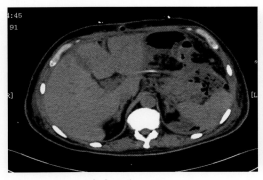

病案三十一图 13

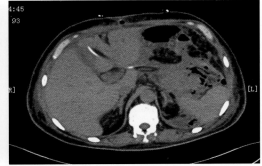

病案三十一图 14

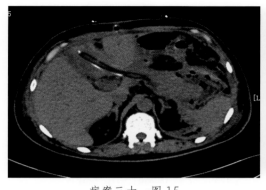
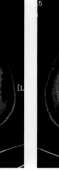
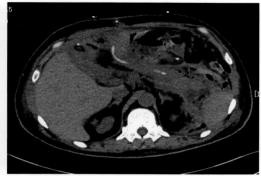

病案三十一图 15　　　　　　　　　　　　　　　　病案三十一图 16

但在术后第 19 天，即 2018 年 6 月 13 日突然出现呼吸困难，吸氧等治疗无效，最终死亡。该过程较快，当地医院怀疑是长期卧床出现下肢静脉血栓形成并脱落，但未行尸检。

手术过程

（1）第一次手术过程：患者取仰卧位，上腹部正中切口，长约 20 cm。依次进腹，护皮。探查见肝脏颜色灰暗，重度淤胆，胆囊张力高，胆总管直径 1.5 cm。腹主动脉旁及肠系膜根部未触及肿大淋巴结。游离胃结肠韧带，剪开十二指肠外侧腹膜，于十二指肠内乳头处触及直径 1.5 cm 肿物。游离十二指肠后壁至下腔静脉左侧。纵行切开胆总管，置入细尿管做引导，尖端放置于十二指肠乳头部位。切开十二指肠第二段前壁，沿引导尿管切除肿物，注意保护胰管。另于副乳头处可见副胰管开口，胰管及副胰管均可见胰液溢出。切除肿物送快速病理检查，30 min 后病理提示恶性肿瘤，决定行胰十二指肠切除术。剪开胰腺下缘后腹膜，于胰腺后、SMV 前分离贯通至胰腺上缘。游离胆总管下端及肝胃韧带，明确肿瘤与肠系膜血管无粘连。于胃远端 1/3 处强生线型切割闭合器断胃，于 SMV 左侧缘上方切断胰腺，游离出钩突并切断钩突系膜。横断胆总管下端，游离十二指肠水平部至 Treitz 韧带，游离出近端空肠 15 cm 并切断，移出标本，完整切除十二指肠、胰头、胆总管远端、胃远端、近端空肠。创面彻底止血，将空肠断端提至胰腺断端，行胰肠端侧吻合，胰管内置小儿尿管做支架引出体外（尿管侧壁剪有侧孔），可见胰液流出。距胰肠吻合口 8 cm 肠壁切口行胆肠吻合。距胆肠吻合口 40 cm 行胃空肠侧侧吻合（25 mm 强生管型吻合器吻合），距胃肠吻合口 15 cm 处行空肠侧侧吻合。将胃管送入输入襻。另置空肠造瘘管于左上腹引出体外，温蒸馏水冲洗腹腔。文氏孔、脾窝分别置空心引流管，刺口引出，缝线固定。检查无活动出血，清点无误，逐层关腹。

（2）第二次手术过程：患者仰卧位，取原切口进腹，护皮。探查见肝脏颜色灰暗，重度淤胆，胆总管直径 1 cm。腹腔内大量血性腹水，吸引干净，探查下腔静脉、肠系膜血管、胃网膜血管、小肠系膜均未见明显出血，胆肠吻合口、胰肠吻合口、胃肠吻合口及肠肠吻合口未见出血。胰腺表面发黑，质韧，水肿严重，诊断为急性坏死性胰腺炎。因术后胰液流出量少，考虑胰液引流不畅，拆除胰肠吻合口，更换胰液引流管，可见胰液流出。再次行胰腺空肠间断拉拢靠近缝合。温蒸馏水冲洗腹腔。胰腺上下缘分别置双套管，刺口引出，缝线固定。检查无活动出血，清点无误，逐层关腹。

（3）第三次手术过程：麻醉后进腹，见腹腔内大量肠液，组织水肿明显，分离开大网膜及横结肠后，见肝脏颜色灰暗，重度淤胆，胆肠吻合口，胃肠吻合口及肠肠吻合口未见异常，胰肠吻合口处可见一 2 cm 的小破口，肠液及胆汁流出，胰腺表面被覆大量发黑发臭的淤泥样坏死物质，周围大网膜表面有皂化斑形成。此时首先拆除胰腺空肠吻合，将小肠断端向右侧分离，分离大约 3 ~ 4 cm 至胆肠吻合口左侧，此时小肠肠壁正常，以 75# 切割闭合器闭合之。断端间断包埋缝合，将胰腺表面坏死物质用胆道刮匙刮除，直至显露相对正常的胰腺组织，但此时胰腺体尾部后方仍有淤泥样坏死物质，无法刮除。找到胰腺断端胰管，插入较细支撑管，绞锁缝合固定，将该支撑管经旁边小肠后壁穿入、前壁穿出，引流至体外，再次加强原造瘘口，多摆放局部冲洗引流管后逐层关腹。

术后管理

（1）术后重视冲洗引流，要 24 h 不间断对胰管周围引流管进行冲洗引流，目的是将流出至腹腔的胰液冲洗出来，两周后逐渐形成窦道后可减少冲洗量。

（2）抗生素适当应用，应根据细菌培养及药敏，逐渐从广谱全覆盖至窄谱有特效，进行抗生素选择。

（3）重视营养，早期肠道外营养，但要结合肝脏淤胆与肝功能不好的情况酌情安排，当患者排气排便时，可经营养管进少量糖盐水。腹腔无肠瘘时可适当并逐渐进肠道内营养。

（4）腹腔引流不到位的时候往往合并有发热及血象升高，此时要仔细用超声及 CT 排查，争取穿刺彻底引流。

治疗结果

该患者第一次手术后两天再次手术，第二次手术后 16 天再次行第三次手术，第三次手术后 19 天呼吸、心跳停止，死亡。

第二部分　经验教训及思考

（1）该患者先后经历了三次手术治疗，第一次行 whipple 手术，术后两天就因腹腔出血、肠液流出而行剖腹探查，这次出血与胰肠吻合口瘘有关系，也是胰瘘消化致出血，但是它与常规 Whipple 术后 7 ~ 12 天期间出现的胰瘘致出血相比明显提前，详细追问术中操作过程，知道术中胰管很细，而支撑管相对较粗，反复插入，这个过程破坏了胰管黏膜，诱发了胰腺炎，在第二次手术中可见大量皂化斑，这个现象证实了"创伤性胰腺炎"的发生（尽管血淀粉酶并未明显升高，但不能借此完全否定这一诊断）。而胰腺的炎症，会导致胰肠吻合口不愈合，进而引起混合了胆汁的胰液漏出，腐蚀血管造成出血。

（2）何为创伤性胰腺炎？

创伤性胰腺炎的诊断在腹部闭合性损伤患者中，因胰腺解剖位置特殊、损伤后症状不明显而易被忽略；同时常合并其他脏器的损伤，临床症状易被掩盖，影响早期诊断，且易造成漏诊。在临床诊治过程中，出现以下情形更需考虑胰腺损伤可能：① 采集病史对于致伤因素的询问，对于胸部上腹部暴力撞击或挤压伤患者，需警惕胰腺损伤可能；② 剧烈腹痛伴进行性肠麻痹，逐渐加重的全身中毒休克症状，可伴有高热、脉率增快；③ 血、尿、腹腔穿刺液淀粉酶测定明显升高；④ 腹部 CT 检查发现胰腺肿大，周边有渗出液等改变。胰腺挫伤可分为挫伤、断裂伤和撕裂伤，一般情况下 CT 较难分清损伤类别，怀疑胰管断裂建议行 MRCP 检查，MRCP 对胰管断裂诊断有特别价值；⑤ 在剖腹探查时，如发现后腹膜、大网膜等脂肪组织有皂化斑，小网膜囊、十二指肠、横结肠根部血肿，胰被膜出血坏死灶、胰周组织水肿等征象，均为胰腺损伤的间接依据。

本诊断描述中没有特别描述出在手术中对胰腺反复穿刺造成创伤、进而诱发创伤性胰腺炎，但在第二次术中发现大量皂化斑，第三次术中发现胰腺肿胀，前壁及后壁后面均有典型的胰腺炎引起坏死组织（如淤泥样）覆盖在其表面及后方，从这一表现来看，创伤性胰腺炎的诊断是成立的。但其术后复查，血淀粉酶不高，是否化验时机不及时？或此类胰腺炎可以不引起淀粉酶增高？尚不得而知。

（3）创伤性胰腺炎的发生原因。

医源性创伤性胰腺炎发生原因为：① 患者进行内径逆行胰胆管造影术（ERCP）时，由于给予压力过高的造影剂注射，导致患者体内胰腺损伤，出现高淀粉酶血症（暂时性），甚至发生胰腺炎；② 患者实施手术治疗时，由于操作人员失误，直接使患者胰腺组织或腺管造成损伤，患者发生供血障碍、水肿或胰管梗阻情况；③ 患者实施手术治疗后，体内胰液中胰酶抑制因子产生减少；④ 患者实施手术治疗过程中出现低血容量性休克，从而导致其体内胰腺中血液未进行充足灌注，或形成微血栓；⑤ 患者实施器官移植手术后出现排斥反应及使用免疫制剂均可诱发胰腺炎。

（4）如何治疗创伤性胰腺炎？

创伤性胰腺炎的治疗可分为手术和非手术治疗，其治疗原则依据患者病情而定。单纯创伤性胰腺炎，无其他腹腔脏器严重合并伤，症状体征轻微者可以先行非手术治疗。非手术治疗的措施包括：禁食禁水，胃肠减压，肠内外营养支持，纠正水电解质紊乱，抗感染，抑制胰腺分泌，改善胰腺微循环，清除血液炎性介质等，并定期复查腹腔 CT 或彩超；若腹腔积液、坏死组织积聚到一定程度，可行超声引导或 CT 定位下腹腔穿刺置管至腹腔局限性积液区域，充分、有效的腹腔引流及对口冲洗，与传统手术引流的方法比较，具有创伤小，操作简便，并可反复多次穿刺等优点。绝大多数创伤性胰腺炎可通过非手术治疗为主的综合治疗而治愈。

单纯胰腺急性重症损伤或合并腹腔其他脏器严重损伤需剖腹探查时，应在损伤控制、维持生命体征后尽快手术治疗。开腹后首先处理腹腔血管损伤及肝脾等实质性脏器的损伤，控制出血，其次处理胃肠等空腔脏器损伤，随后是探查和处理胰腺。胰腺损伤的外科处理原则是彻底止血，切除失活的组织，并尽可能保留有活力的胰腺组织，合理放置胰周引流管以便于充分有效的胰周引流及腹腔冲洗。

（5）第二次手术时，仅仅在原破裂的胰肠吻合口进行修补的方式是不足的。多数单位会采取这样的措施，但是在持续炎症环境下，这样的再缝合几乎是长不住的。一旦再漏还会再次出血，我们曾经历过胰腺 Whipple 术后连续 7 次进手术室处理的病例，因此这种方式不是安全可靠的。

（6）第三次手术我们采取了我们自己创立的手术方式"胆胰分离 + 胰管经窦道外引流术"。

① 胰瘘诊断标准及分级：国际胰瘘研究小组（International Study Group of Pancreatic Fistula，ISGPF）标准：术后 3 天胰肠吻合口引流液淀粉酶超过血清 3 倍，共分为 3 级。

A 级：短暂的胰瘘，对预后无影响，无须特殊治疗。

B 级：有临床意义的胰瘘，需延长住院时间，经原位引流后可治愈。

C 级：严重的胰肠吻合口瘘，可出现腹腔内脓肿导致多脏器功能衰竭。

② 胰瘘发生机制：

a. 吻合口存在间隙，手术缝合会有不同程度的空隙，且吻合处常伴有水肿，其导致的缝隙不可避免。

b. 肠腔内压力增高，尤其是术后，胃肠道激素水平及代谢紊乱，肠道内容物不能及时排除，导致压力增高，引发胰瘘。

c. 吻合口愈合缓慢，肠道黏膜缺乏愈合功能，空肠切断后黏膜容易外翻及黏膜缺血均不利于伤口愈合。

230

　　d. 胰酶本身具有消化作用，胆肠液积聚激活胰酶，损伤吻合口，导致胰瘘发生。

　　③ 我们创立该手术的原理：单纯的胆瘘（如肝门胆管癌切除后行胆肠吻合后的瘘）及单纯的胰瘘（如胰腺体尾部癌切除后胰瘘）都没有严重的临床危害，原因在于单纯的胆汁、胰液腐蚀性相对较弱；而胆汁与胰液混合后便激活了胰液的消化活性，导致腐蚀性大幅增强；胰头癌术后的胰瘘就是这种混合了胆汁胰液的有活性的消化液，因此阻断二者的混合是保证二次手术成功的重要目标。

　　在保证胆汁、胰液分离的基础上，我们还要争取胆汁、胰液都要进入消化道进行食物的消化吸收。因此，需要有一种手术方式能满足下列要求，即彻底止血、胆胰分离、胆汁胰液有各自的流入通道、尽量保留胰腺功能（病案三十一图 17 ～病案三十一图 23）。

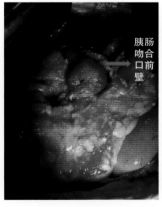

病案三十一图 17　开腹后可见胰肠吻合口前壁被覆黄苔及凝血块，肠管内有积血造成肠管略扩张

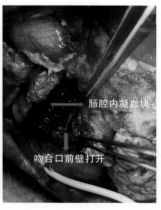

病案三十一图 18　打开吻合口前壁可见肠腔内的凝血块

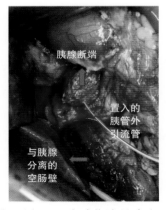

病案三十一图 19　此时将胰肠吻合口彻底离断，置入胰管外引流支撑管

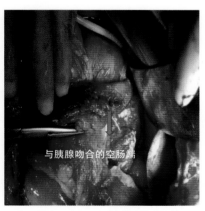

病案三十一图 20　将空肠断端充分游离，准备用闭合器在距离胆肠口 3 cm 处切断空肠

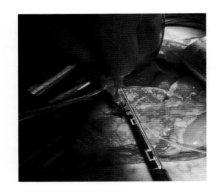

病案三十一图 21　使用切割闭合器离断空肠，使胆肠吻合与胰腺断端彻底分离

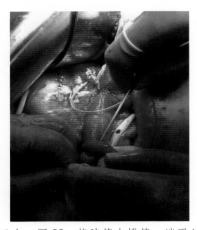

病案三十一图 22　将胰管支撑管一端置入胰管内，另一端选择附近的空肠或胃，从一侧壁进入，另一侧壁穿出，目的是未来建立一个胰液流入空肠的窦道

病案三十一图 23　胆管空肠吻合与胰腺断端彻底分离，且胰管支撑管经过了空肠

在完成上述工作后，就是在胰腺断端附近放置多根冲洗引流管，术后即开始进行24 h 不间断冲洗引流，因为此时会有胰液顺着管流入到腹腔，利用冲洗可以将胰液带入体外，10 天左右之后会形成局部窦道，将空隙封闭，此时才是相对比较安全的时期。1～2 个月后将各种管道逐次拔除，胰液会沿着形成的窦道进入空肠，帮助进行消化。

　　④ 该术式特点：

　　a. 手术简单，操作迅速，分离有效，止血可靠。

　　b. 它可以使胆汁、胰液彻底分离，使得消化腐蚀性大大降低。

　　c. 避免残余胰腺切除，保留了胰腺功能。

　　d. 胰液经胰管窦道外引流，保证了胰液未来进入肠道的通道。

（7）本例患者经历三次手术，而最后仍死亡，其死亡原因当地怀疑是为长期卧床引起下肢静脉栓塞，但未行下肢超声检查，死后未行尸检，因此真实原因尚不能下定论。但去世前患者经 CT 片证实，整体恢复良好，不过因为下方个别区域及左胸腔有少量积液，这点积液也会引起发热，同时第三次手术中看到的胰体尾部后方有淤泥样坏死物质，也会影响区域吻合生长（病案三十一图 24 ～病案三十一图 27）。

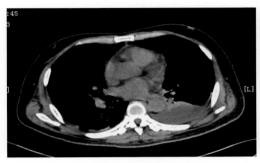
病案三十一图 24

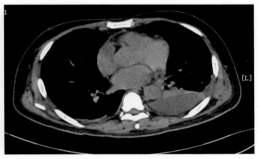
病案三十一图 25

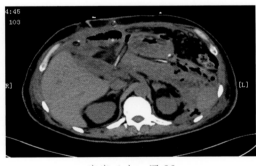
病案三十一图 26

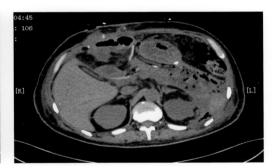
病案三十一图 27

因此对于这样复杂的手术，多次手术打击及合并多种并发症处理是相当棘手的，需要准确判断主要矛盾，及时处理严重并发症，最终才能获得好的结果。

（段伟宏　吕　伟　王全晖）

参考资料

[1] 吴吉平, 陶永伟. 创伤性胰腺炎临床与 CT 表现 [J]. 现代中西医结合杂志, 2007, 16(3): 379–380.

[2] 刘允怡. 胰腺损伤的诊断和处理 [J]. 中国实用外科杂志, 2002, 22(1): 25.

[3] 李福年, 陈栋, 王洪友, 等. 胃癌根治术后急性胰腺炎的发病特点和防治 [J]. 青岛大学医学院学报, 2012, 39(3): 155–156.

[4] Langwieler TE, Knoefel WT, Izbicki JR, et al. Pancreatic injury in severe trauma, early diagnosis and therapy improve the outcome [J]. Dig Surg, 2002, 19(4): 291 –297.

[5] Thakur DY, Sabareesh KN, Venkala MGK, et al. Spleen preserving distal pancreatectomy for Pancreatic trauma: a series of six cases[J]. JOP, 2007, 8(4): 422 –428.

[6] Chen CF, Kong MS, Lai MW, et al. Acute pancreatitis in children: 10 year experience in a medical center[J]. Acta Paediatr Taiwan, 2006, 47(4): 192 –196.

病案三十二　全胰腺切除术后腹腔出血

诊断： 胰腺癌 $T_3N_2M_0$ Ⅲ B 期

术式： 胰腺颈部癌行全胰腺切除的胰十二指肠联合切除，合并肝总动脉肝固有动脉及门静脉切除、大隐静脉替代肝动脉吻合、人造血管替代门静脉系统吻合

　　提纲： 患者在我院行"全胰腺切除的胰十二指肠联合切除，合并肝总动脉肝固有动脉及门静脉切除、大隐静脉替代肝动脉吻合、人造血管替代门静脉系统吻合"。术后 11 天突发腹腔出血，继发失血性休克，氧饱和度持续下降，家属放弃治疗。

第一部分　诊疗过程

既往病史

　　患者老年男性，因"上腹部不适 2 个月，发现胰腺占位性病变 1 个月"入院。患者入院 2 个月前无明显诱因下出现腹胀不适，伴纳差，曾就诊于青岛大学附属医院，行腹部 CT 提示：胰头胰颈癌伴腹膜后淋巴结转移可能性大。入院 2 周前就诊于复旦大学附属肿瘤医院，并行超声内镜穿刺活检，病理提示腺癌。随后开始行化疗，具体方案：吉西他滨联合替吉奥方案。此次为行手术治疗转至我院。入院后完善术前检查，发现其门静脉系统、肝动脉系统均被肿瘤侵蚀（病案三十二图 1 ~ 病案三十二图 6）。

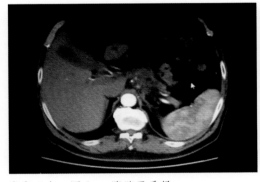

病案三十二图 1　腹腔干受侵

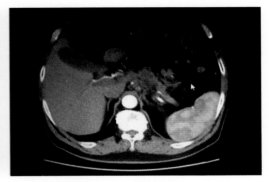

病案三十二图 2　肝总动脉受侵

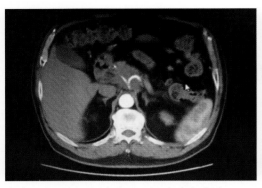

病案三十二图 3　腹腔干、肝总动脉受累

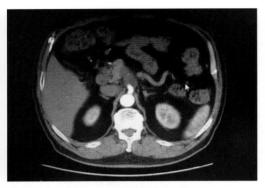

病案三十二图 4　腹腔干根部正常

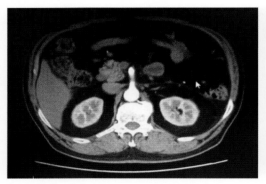

病案三十二图 5　肠系膜上动脉尚好

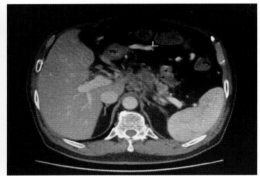

病案三十二图 6　门静脉受侵

　　考虑到患者背部困痛显著，药物缓解效果欠佳，但未出现远处转移及腹膜种植转移，遂决定行全胰腺切除，同时行大隐静脉截取，替代肝动脉吻合，人造血管替代门静脉系统吻合。手术过程较顺利，但时间较长，术后 5 ～ 6 天患者不能脱离呼吸机，但生命体征尚平稳。术后 11 天突然出现腹腔出血，继发失血性休克，氧饱和度持续下降，最终家属要求出院。

手术过程

　　患者平卧位，于脐下 1 cm 处切开皮肤、皮下约 1 cm，制造人工气腹，10 mm 套管针穿刺，放入腹腔镜，探查见肝脏色泽正常，边缘锐利。腹盆腔未见广泛粟粒样转移性结节，未见明确转移灶，未见腹水。遂按术前计划中转开腹手术。开腹前由骨科医师行左下肢大隐静脉部分切除取出术，手术顺利，取出大隐静脉一段，约 10 cm，分辨好进血端和出血端并标记后置一旁备用。

　　取上腹正中切口，自剑突下绕脐至脐下长约 22 cm，切开皮肤、皮下、逐层进腹。再次明确盆腔未发现占位性病变，肝脏色泽红润、质地良好，胆囊无明显水肿，胆总管不扩张。腹主动脉旁未扪及明显肿大淋巴结。打开胃结肠韧带，显露胰腺，探查后可触及胰腺颈体部占位性病变，质硬，游离、显露胰腺颈部后方的肠系膜上静脉、门静脉，可见后方门静脉被肿瘤包绕，在胰腺上缘可评估肿瘤体与腹腔干血管关系密切，结合术前影像学检查结果，遂决定行全胰联合十二指肠切除、全胃切除、脾脏切除术，以及门静脉部分切除、人工血管重建术，腹腔干部分及肝总动脉切除、自体大隐静脉架桥分别与腹腔干根部及肝左右动脉吻合重建术。

1.门静脉人工血管架桥

因肿瘤浸润包绕门静脉及部分肠系膜上静脉，无法剥离。拟将该段浸润静脉切除，根据术前计划行人工血管重建。为保证局部静脉回流，先行人工血管架桥（肿瘤灶右侧），将直径为 12 mm 的人工血管修剪后，一端于肠系膜上静脉断端行端端吻合、另一端与门静脉断端行端端吻合，置于肿瘤灶右侧，吻合后开放血流，吻合口出血处 5-0 Prolene 线修补。

2.病变切除

（1）游离胃、切断胆总管、游离空肠上段：在十二指肠上缘、胆总管内侧切开小网膜，在胃十二指肠动脉分出胃右动脉并结扎，切断胃右动脉，游离胃远端 1/3。在系膜根部左侧确认 Treitz 韧带，并在其下方第二个血管弓约 10 cm 处游离空肠，自 Treitz 韧带下方 10 cm 处切断空肠。向右侧牵拉胃远端，充分显露肝十二指肠韧带和胰腺。逆行切除胆囊，打开肝十二指肠韧带，分离出胆总管，将胆总管中下段连同周围结缔组织一并向下方游离至胰腺上缘，自胆总管中上段横断胆总管。

（2）标本移除：自十二指肠、胰腺头颈部自前向后连同门静脉切除段（部分肠系膜上静脉、脾静脉）一起向左游离至肿瘤灶与腹腔干待处理处。进一步解剖评估肿瘤灶与腹腔干关系，肿瘤灶与肝总动脉、脾动脉自腹腔干分叉处关系密切，未侵犯胃左动脉自腹腔干发出处。遂拟行腹腔干部分及肝总动脉切除、自体大隐静脉架桥分别与腹腔干根部及肝左肝右动脉吻合重建术。

切除脾脏、胰体尾：自胰腺上方找出脾动脉予以结扎。分离、切断脾结肠韧带，自左侧将脾脏翻起游离脾脏，向上游离脾胃韧带，注意缝扎胃短动脉，将脾脏后方游离后分离脾蒂，以血管钳分离后分别结扎。自左向右自胰尾后方游离胰腺至肿瘤灶与腹腔干待处理处，在胰腺上缘（肿瘤灶）肝总动脉之起始部找到胃左动脉，分别显露胃左动静脉，距起始部 0.5 cm 处先后切断并结扎胃左动静脉，近端血管钳夹闭待吻合，胃左静脉近心端加贯穿缝合，游离全胃。胃食管交界为切除线，近端荷包钳钳夹，留置一个吻合器底座。远端大直角钳钳夹待标本移除。

于肝左肝右动脉分叉处离断肝动脉，距离腹腔干根部 0.5 cm 处离断腹腔干，腹腔干部分及肝总动脉切除、自体大隐静脉架桥分别与腹腔干根部及肝左肝右动脉吻合重建术，血管重建后吻合口无出血，整体血管长度自然、无成角，搏动无减弱。

移除标本：将全胃，十二指肠，全胰腺（连同胆总管下端、门静脉切除段、脾静脉），脾脏，空肠上段，整块切除，移除标本。胰腺后腹膜未发现肿大淋巴结。

进一步游离肝十二指肠韧带，游离门静脉及肝动脉，将其周围淋巴脂肪组织切除，行肝十二指肠韧带骨骼化。调整人工血管长度，行部分切除端端吻合术，过程顺利。以大量温热生理盐水冲洗腹腔，彻底止血。

（3）重建消化道。

① 食管－空肠吻合：将远端空肠提至结肠前，25.5 mm 管状吻合器经远端空肠端置入约距端口 35 cm 空肠处，自肠管壁无血管区穿出，与食管吻合器底座连接牢靠后行空肠－食管侧端吻合，无扭转及成角。

② 胆总管－空肠吻合：横结肠后方将远端空肠断端上提，距该断端约 5 cm 处系膜对侧做长轴向切口，以 3-0 胆道缝合线无张力下行胆管空肠后壁连续、前壁连续全层吻合。吻合完毕后检查胆肠吻合口未见胆汁漏出。空肠袢断端直线切割闭合器闭合，并丝线行浆肌层加强缝合。关闭横结肠系膜孔后行输入袢空肠－输出袢空肠侧侧吻合，检验其吻合口可通过一手指。

③ 止血、引流：大量温生理盐水冲洗腹腔，彻底止血，分别于胆肠吻合口、食管空肠吻合口处放置止血纱布，并于胆肠前后放置脑室、双套管引流管各一根、食管空肠吻合后放置脑室引流管一根、脾窝双套管引流管一根。清点纱布器械准确无误，逐层关腹。

关键部分见病案三十二图 7 ～病案三十二图 20。

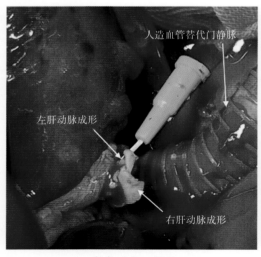

病案三十二图 7

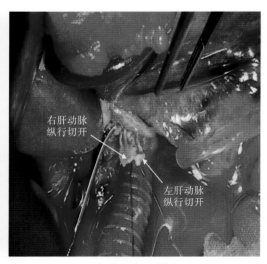

病案三十二图 8

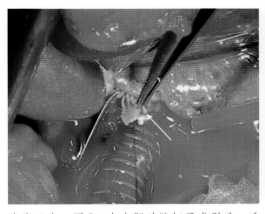

病案三十二图 9 左右肝动脉切开成形后，后壁连续吻合，前壁敞开准备与替代血管吻合

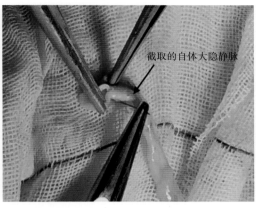

截取的自体大隐静脉

病案三十二图 10 纵行切开 1.5 cm，准备与肝动脉吻合

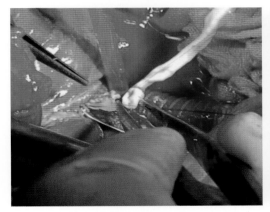

病案三十二图 11 自体大隐静脉准备与成形后的肝动脉吻合

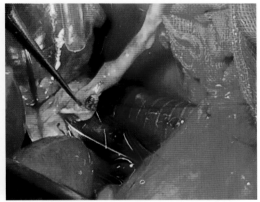

病案三十二图 12 大隐静脉与肝动脉吻合中

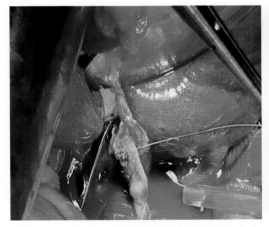

病案三十二图 13 肝动脉与大隐静脉吻合完毕

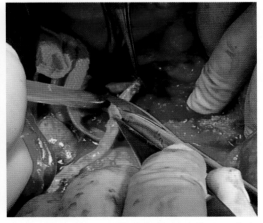

病案三十二图 14 截除部分大隐静脉，准备与腹腔干吻合

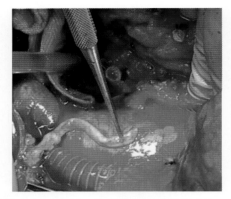

病案三十二图 15 腹腔干切除后遗留 0.5 cm 以备吻合

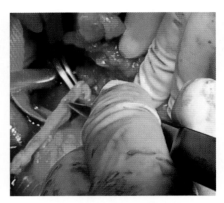

病案三十二图 16 自体大隐静脉与腹腔干吻合中

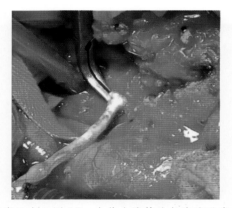

病案三十二图 17 自体大隐静脉与腹腔干吻合完毕

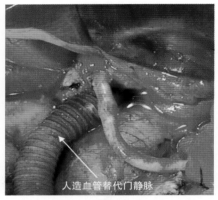

病案三十二图 18 自体大隐静脉与腹腔干、肝动脉吻合完毕

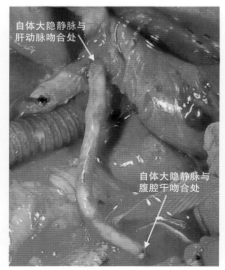

病案三十二图 19

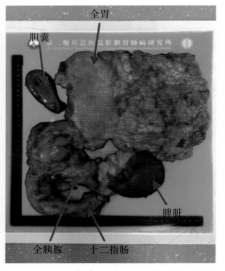

病案三十二图 20

术后管理

（1）术后注意补液，注意调节血糖变化，血糖应每2h监测一次。保持在7～13 mmol/L。不宜过低。以免引起胰岛素性休克。

（2）该病例术后生命体征尚平稳，早期4～5天未拔除气管插管，同时小剂量多巴胺给予血压维持。术后6天拔除气管插管并搬回普通病房，恢复效果较好，背部疼痛消失，并经营养管给予肠内营养支持，为避免肝动脉血栓形成，术后低分子肝素钠12500 U/d，持续静脉泵入。

（3）由于术中门静脉重建、肝动脉重建引起肝脏缺血时间较长，术后复查CT可见肝脏血流虽然通畅，但部分肝脏区域出现片状低密度坏死区（病案三十二图21～病案三十二图22）。

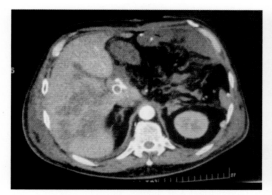 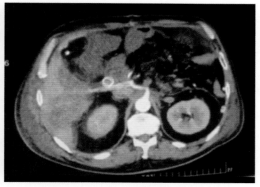

病案三十二图 21　动脉期血流较好　　　病案三十二图 22　架桥的大隐静脉代替肝动脉血流好

（4）术后短时间内肝功能波动较大，但很快恢复正常（病案三十二图23）。

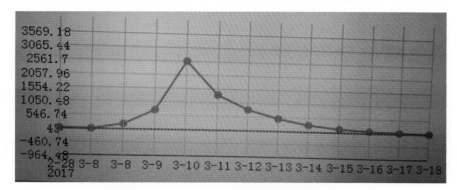

病案三十二图 23　谷丙转氨酶变化趋势图

（5）术后D-二聚体也逐渐从较高水平回落至正常（病案三十二图24）。

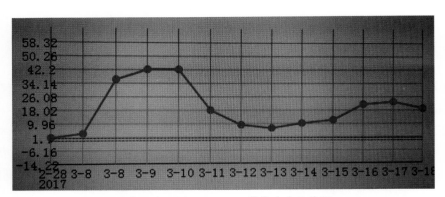

病案三十二图 24　D－二聚体变化趋势图

治疗结果

　　术后经过反复多次的恢复后，于术后 8 天病情逐渐平稳，并从监护室搬出，回到普通病房，无消化道瘘表现，体温正常，开始进流食、半流食，但术后第 12 天突然出现腹腔出血，速度较快，考虑动脉出血，不排除静脉出血，此时考虑尽快手术止血，但家属因经济原因放弃手术，后因失血性休克死亡。

第二部分　经验教训及思考

　　（1）该病例是一名胰腺头颈部肿瘤患者，由于肿瘤侵犯了腹腔神经丛，因此疼痛非常剧烈。同时肿瘤也侵犯了肝动脉、门静脉，导致病变难以切除，近年来，对手术治疗胰腺癌的价值及地位更为客观，特别是在切缘状态对患者预后的影响方面的认识上更趋理性，对"可切除"及"不可切除"的定义内涵亦更趋明确。影像学技术的进步使术前可切除性评估更为准确。经薄层 CT 扫描，结合临床手术切除可能性，可将胰腺癌分为四期：其中 I 期和 II 期为临床可切除肿瘤，III 期为局部进展难于切除的肿瘤，IV 期则为伴有远处转移或不可切除的肿瘤。

　　随着各种诊疗技术及治疗理念的进步，部分局部晚期胰头癌不再被认为是"不可切除"的，形成了一类特殊的胰头癌分型，即所谓"边缘可切除（borderline resectable）胰头癌"。该类疾病在影像学表现、手术及其对预后的影响方面，介于"可切除"与"不可切除"之间，正越来越多地受到重视。

　　（2）《2012 年 NCCN 胰腺癌临床实践指南》对交界可切除标准定义如下：

　　① 原发疾病无远处转移。

　　② 肿瘤对肠系膜上静脉（SMV）/门静脉（PV）的侵犯存在以下情况之一：肿瘤毗

邻挤压 SMV/PV，并导致血管管腔狭窄；肿瘤包绕 SMV/PV，但未包绕邻近动脉。肿瘤栓子或肿瘤包绕造成短距离的静脉闭塞，但受累血管的近端及远端均存在正常血管，可进行血管切除和重建。

③ 胃十二指肠动脉被包绕一直延伸至肝动脉，并可伴肝动脉短距离的包绕或邻接，但未累及腹腔干。

④ 肿瘤邻接肠系膜上动脉（SMA），但是血管受累周径≤ 180° 。

MD Anderson 中心在上述以 CT 影像为基础的解剖学标准上增加了两条临床的诊断标准：

a. 患者具有尚未确诊或可疑的远位转移病灶。

b. 患者一般情况较差或并发症较多，以致不能立即实施手术而需延期进一步评估。

该补充诊断标准主要基于治疗层面，即建议对"可能切除"的胰头癌先行新辅助放化疗。

（3）从上述指南及本例患者的 CT 影像资料看，本病例属于"不可切除型"是因为腹腔干受侵，且为几乎 360° 包绕（病案三十二图 25 ～病案三十二图 26）。

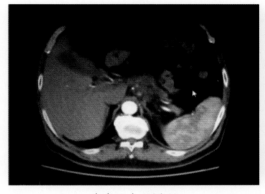
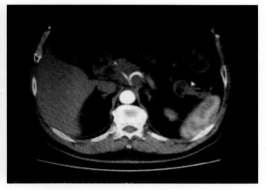

病案三十二图 25　　　　　　　　　　　病案三十二图 26

但这个腹腔干受侵真的就是不可切除的状态么？我们对此有怀疑，理由如下：

① 医学的认识不断进步，当年的门静脉受侵就是一个手术的禁忌证，现在被打破。

② 腹腔干受侵属于局部侵犯，没有远处转移，在某种意义上说，是手术难度与风险加大了，不是完全意义上的毫无价值。

③ 当年胰腺体尾部肿瘤侵犯腹腔干属于禁忌证，后来国外学者开发了 DP-CAR（联合腹腔干切除的胰体尾切除），不但提高了切除率，还提高了生存率。

④ 同样是腹腔干受侵，胰体尾癌可以切除，全胰腺为何不能切除？只是此时全胰腺切除没有了 GDA 和胰十二指肠动脉环的入肝血流，手术难度与风险增加了很多，需要动脉架桥吻合。

本例患者门静脉、腹腔干均受侵，经过两个疗程化疗，但肿瘤仍进展较快，患者背部疼痛剧烈，强烈要求手术。部分专家认为化疗期肿瘤仍进展的，手术也不会获益，因为术后没有有效的支持，该观点有道理，但是缺乏大数据支持。

（4）本例手术中主要的难点在于肝动脉受侵，而我个人认为在胰腺癌尤其是中晚期复杂胰腺癌手术中最困难最危险的血管就是肝动脉。原因如下：

① 除了在个别做 DP-CAR 时候可以切除肝总动脉（此时也有可能部分肝脏坏死）外，绝大多数情况下肝总动脉及肝固有动脉是肝脏最主要的供应动脉，术中的损伤会导致肝脏立刻出现萎陷，颜色变暗，依靠膈下动脉等进行肝脏的完全血供是不可靠的。

② 极端复杂的胰腺癌，通常门静脉肠系膜上静脉会同时受侵，此时肝脏的血供对肝动脉的依赖会增加，此时如果门脉血供受影响同时肝动脉再受损，将可能直接导致患者死亡。

③ 由于肝总动脉及肝固有动脉位置较浅，在复杂胰腺癌中这两支动脉特别容易受侵犯。

④ 肝动脉的鞘膜比腹腔干和肠系膜上动脉要薄得多，分离时很容易导致血管受损破裂出血。

因此，当手术中分离肝动脉时血管受激惹变细，再加上肿瘤与侵犯的动脉还未能分离开，此时一旦动脉出血将导致既不能不缝又很难缝住的危险局面，相信有过这样经历的专家都印象深刻。

（5）我们在实践中针对肝动脉受累的情况，主张进行临床探索。在重视辅助化疗等综合治疗的前提下，更希望用高超的外科技术进行联合动静脉的整体切除，除了本例选用大隐静脉替代肝动脉的方法外，我们还采用了以下方法：

① 肝动脉切除，保留腹腔干。将脾动脉充分游离，翻转过来替代肝总动脉与肝固有动脉吻合（病案三十二图 27 ～病案三十二图 28）。

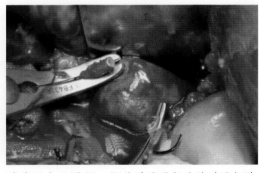
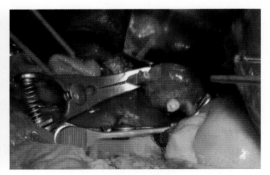

病案三十二图 27　肝总动脉及部分脾动脉切除　　病案三十二图 28　肝总动脉及部分脾动脉切除

② 胰颈部肿瘤时，预先截取相对正常的胰尾部脾动脉 2 ～ 3 cm，之后再用这段截取的脾动脉分别与腹腔干及肝固有动脉吻合（病案三十二图 29 ～病案三十二图 32）。

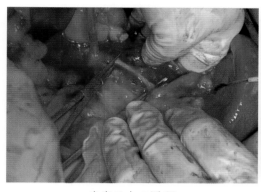

病案三十二图 29

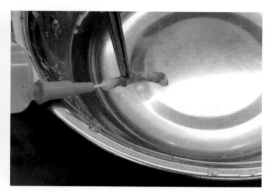

病案三十二图 30

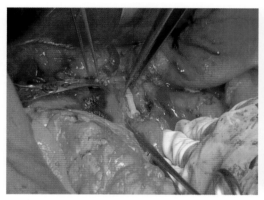

病案三十二图 31

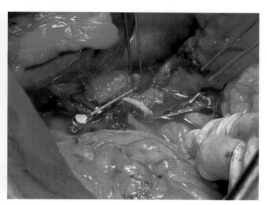

病案三十二图 32

（6）这位患者有成功的经验值得总结，更有失败的教训值得思考。

① 术中由于动脉吻合及门静脉吻合费时较长。术后出现了肝脏片状坏死，虽然是可逆的过程，但提高外科血管吻合技术是很重要的。

② 以往我们在胰腺癌切除时往往有六切面要检测：胃断面、空肠断面、胰腺断面、钩突断面、胆管断面及腹膜后组织断面。当胰腺血管受侵犯时，后腹膜断面很难在血管不被切除情况下获得 R0 切除，但在联合动静脉整体切除的情况下，我感觉可以向下多切除 1～2 cm 腹膜后组织。此病例在术后病检中后腹膜切缘为阴性可说明这一问题。

③ 该病例最后在术后 12 天出现腹腔出血，是动脉出血还是静脉出血不好判断，但如果是动脉出血，则有可能是肠系膜上动脉的一些钩突小血管结扎线脱落，也有可能是大隐静脉与腹腔干、肝动脉结合部，甚至是自身血管壁出现了问题，这些都是惨痛的教训，值得深刻思考。

因此，随着外科技术的提高，理念的变化发展，未来胰腺癌侵犯动脉是否像联合静脉切除一样同时切除呢？这还需要探索并认真归纳总结才能得出结论。

（段伟宏　吕　伟　卞　策）

参考资料

[1] 张太平, 曹喆, 赵玉沛. 《2015年美国国立综合癌症网络胰腺癌临床实践指南 (V2版)》外科相关部分解读 [J]. 临床肝胆病杂志, 2015, 31(5): 654–656.

[2] 符稳, 苏志雷, 姜兴明, 等. 联合腹腔干的胰体尾切除术研究进展 [J]. 中华消化外科杂志, 2019, 18(1): 102–106.

病案三十三　胰十二指肠切除术后胰瘘、出血

诊断： 壶腹周围癌行胰十二指肠联合切除后胰瘘并出血

术式： 行胆胰分离术（胰管经窦道外引流的胆胰分离术）

　　提纲： 患者老年男性，因皮肤、巩膜黄染在当地医院诊断为"壶腹周围癌"。行胰十二指肠联合切除术，术后发现消化道出血并腹腔出血，行肝动脉介入栓塞，效果欠佳。再次行剖腹探查、胆胰分离术，术后有肠瘘、肝脓肿等多种并发症，对症治疗等之后好转。

第一部分　诊疗过程

既往病史

　　患者男性，70岁，因发现皮肤、巩膜黄染在当地医院被诊断为"壶腹周围癌"（病案三十三图1）。于2018年6月5日在全麻下行开腹胰头十二指肠切除术；术后1周时出现腹腔引流管周围渗血，急查凝血显示凝血较差，给予凝血因子及血浆等对症治疗，效果可，未见出血，之后恢复顺利（病案三十三图2），术后3周出血；出院2周后患者突发呕血，伴便血，为进一步诊治就诊于河北省第四人民医院，诊断为消化道出血，给予对症止血、输血治疗（病案三十三图3）。2018年7月10日患者突发腹痛，伴休克，给予诊断性穿刺可见腹腔不凝血，给予急诊介入治疗，介入下发现胃十二指肠动脉出血，故给予肝总动脉介入栓塞止血，效果可，介入术后出现肝功能损害。7月15日患者再次出现腹痛，超声引导下抽出暗红色血性液体，再次复查CT发现腹腔积液，决定再次手术治疗。于2018年7月15日在全麻下行开腹胰肠吻合口打开、腹腔冲洗引流、胰管空肠架桥引流、腹腔引流术（病案三十三图4）；术后入ICU，因重症感染，给予三次血液透析，病情平稳后转入普通病房。患者于2018年7月26日再次出现发热，体温最高为38.4℃，给予对症处理，效果可。之后患者出院回家调养，术后半年左右患者反复出现发热，伴寒战，体温最高为39℃，当地医院诊断为肝脓肿（病

案三十三图 5），肝脏局部穿刺引流，可见脓性液体引出；现患者持续冲洗引流，一般情况较好（病案三十三图 6）。

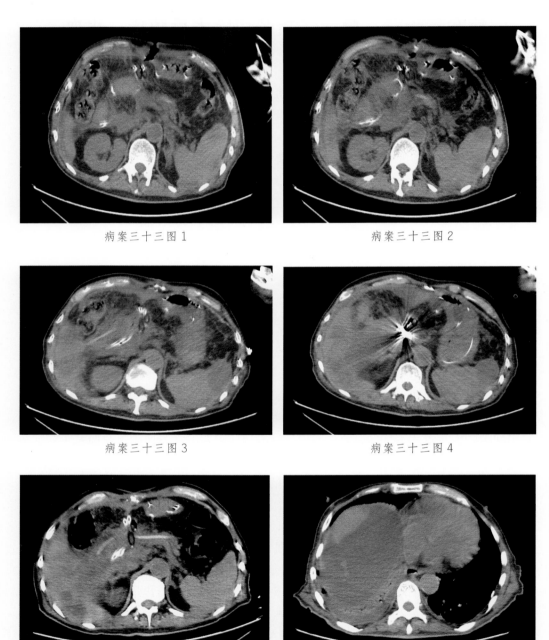

病案三十三图 1

病案三十三图 2

病案三十三图 3

病案三十三图 4

病案三十三图 5

病案三十三图 6

手术过程

　　麻醉后，患者取平卧位，原切口入腹腔，见腹腔内较多积血。将横结肠向下分离后，可见肝下有较多陈旧血凝块，并有恶臭气味，考虑为陈旧积血感染。检查胰肠吻合口，见胰肠吻合口下方有一1.5～2 cm大小破裂口，胰液可从中流出，术中证实为胰肠吻合口瘘，遂将胰肠吻合口彻底拆除，将空肠向右侧分离，距胆肠吻合口处约2 cm处用切割闭合器闭合空肠，残端包埋。用头皮针所带细胶管塞入胰管内作为支撑管，周围绞锁缝合并固定。该支撑管另一端塞入旁边的空肠内，荷包缝合固定，使胰液经此流入空肠内。在胰管支撑管旁边放置多枚冲洗引流管，之后逐层关腹。

术后管理

　　（1）术后即开始24 h不间断冲洗引流，目的是将胰管周围漏出的胰液带出体外，避免腐蚀血管。此时术后早期可见各引流管周围无液体积聚，但组织水肿还未完全消散（病案三十三图7）。

　　（2）持续冲洗14天左右，组织水肿消退比较明显，此时窦道初步形成，冲洗量可根据患者体温及引流量多少而具体决定：是继续持续冲洗？还是可以间断冲洗？此时复查CT，可见水肿消退明显（病案三十三图8）。

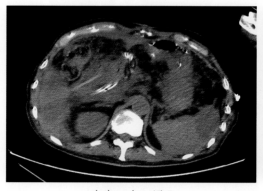 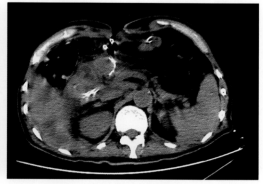

病案三十三图7　　　　　　　　　　　　　　病案三十三图8

　　（3）该病例术后发现空肠闭合端有一较小的肠瘘，开始引流不是很充分，有发热表现。经CT检查证实后再次留置额外引流管，体温逐渐正常。第二次术后4个月时，复查CT明显好转（病案三十三图9～病案三十三图10）。此时虽然引流管内还有肠液样液体，但是由于患者无发热且窦道形成时间较久，因此决定彻底将其拔除。拔除后无发热、无渗漏，回家休养，一般状态比较好。

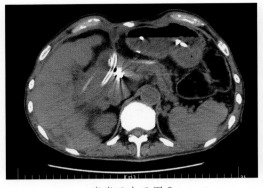
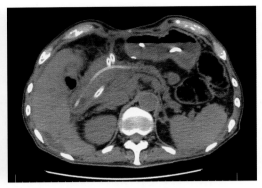

病案三十三图 9　　　　　　　　　　　病案三十三图 10

（4）第二次手术半年后，患者再次出现发热、寒战，消瘦明显，复查 CT 后发现出现巨大肝脓肿病灶（病案三十三图 11 ～病案三十三图 12）。遂在医院行肝脓肿穿刺引流，引流出较多果酱样坏死感染物质。

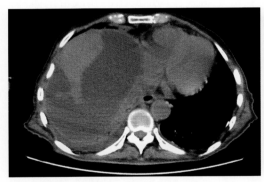
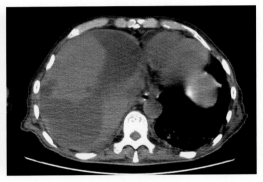

病案三十三图 11　　　　　　　　　　　病案三十三图 12

（5）经过 10 天左右局部穿刺引流及全身抗感染、增加营养，患者体质逐渐好转，引流液逐渐减少，肝脏表现明显好转（病案三十三图 13 ～病案三十三图 14）。

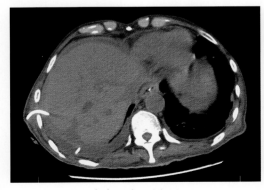
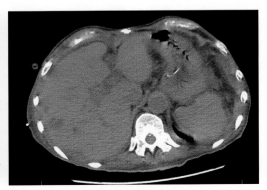

病案三十三图 13　　　　　　　　　　　病案三十三图 14

治疗结果

目前患者回家休养，一般情况较好。

第二部分　经验教训及思考

1. 胰瘘及目前国际上最新分类说明

术后胰瘘（postoperative pancreatic fistula，PODF）作为胰腺手术最常见和最具危险性的并发症，一直是外科医师必须面对的棘手问题。2005 年，国际胰瘘研究组（International Study Group of Pancreatic Fistula，ISGPF）经过大量研究和讨论，制定了国际通行的术后胰瘘定义和分级系统（病案三十三表 1）。在随后十余年中，该定义和分级系统在临床实践和科学研究中得到广泛应用，但也发现一些问题和不足，基于此，国际胰腺外科研究组（International Study Group on Pancreatic Surgery，ISGPS）对相关内容进行了更新，发布了 2016 版术后胰瘘的定义和分级系统（病案三十三表 2）。

病案三十三表 1　2005 版术后胰瘘分级临床评定表

	临床表现	特殊治疗*	US/CT	持续引流（> 3 周）#	二次手术	术后胰瘘相关死亡	感染征象	脓毒症	再入院
A 级术后胰瘘	良好	无	阴性	无	否	否	无	无	否
B 级术后胰瘘	通常良好	有 / 无	阴性 / 阳性	通常有	否	否	有	无	是 / 否
C 级术后胰瘘	病容 / 差	有	阳性	又	是	可能会	又	有	是 / 否

注：* 部分（外周）或全肠外营养、抗生素、肠内营养、生长抑素类似物和（或）微创引流；# 有或无原位引流。US= 超声检查；CT= 计算机断层扫描

病案三十三表2　2016 版术后胰瘘分级临床评定表

	引流液淀粉酶含量大于血清淀粉酶正常值上限的 3 倍	胰周持续引流 >3 周	临床相关的胰瘘治疗措施改变 #	经皮或内镜下穿刺引流	血管造影介入治疗术后胰瘘相关出血
BL（非术后胰瘘）	是	否	否	否	否
B 级术后胰瘘 *	是	是	是	是	是
C 级术后胰瘘 *	是	是	是	是	是

	二次手术	术后胰瘘相关的感染征象	术后胰瘘相关器官衰竭△	术后胰瘘相关死亡
BL（非术后胰瘘）	否	否	否	否
B 级术后胰瘘 *	否	是，但未出现器官衰竭	否	否
C 级术后胰瘘 *	是	是，出现器官功能衰竭	是	是

注：* 临床相关的术后胰瘘被定义为引流液淀粉酶含量大于血清淀粉酶正常值上限的 3 倍且发生了与术后胰瘘直接相关的临床状态及预后改变。# 表示住院或重症监护室停留时间延长，包括采取治疗胰瘘的一些相关措施，以及使用生长抑素类似物、完全肠内或肠外营养、输注血液制品或其他药物治疗。△ 术后器官衰竭被定义为呼吸功能障碍发展到需要再插管，肾功能不全发展到需要血液透析，心功能不全发展到需要使用强心药物

（1）2005 版存在的主要缺陷和问题：在 2005 版中，A 级胰瘘是否为真正意义上的胰瘘受到了广泛质疑。Pratt 等和 Kim 等在对不同患者的连续观察中均发现"没有胰瘘"和"A 级胰瘘"间并不存在明显的临床预后差异。同时，虽然胰瘘相关的危险因素已被认知，但 A 级胰瘘的发生却无法被危险因素所预测。因此，文献报道对于胰瘘发生率的计算是否纳入了 A 级胰瘘存在不一致的情况。在一项国际多中心研究中，纳入与不纳入 A 级胰瘘的术后胰瘘发生率分别为 19.2% 和 11.1%，故纳入与不纳入 A 级胰瘘会使计算的总胰瘘发生率存在巨大差别。此外，一些研究对低危胰瘘患者在术中并不放置引流管，是否发生 A 级胰瘘变得无法检测判断。既往出院时携带引流管被作为发生临床相关胰瘘（即 B 级和 C 级胰瘘）的特征之一。但随着胰体尾切除微创手术的广泛开展，这些患者通常在术后不久就携带引流管出院，使得以此判别是否发生临床相关胰瘘变得不准确。此外，由于 2005 版中对发生术后经皮或内镜穿刺引流到底是归为 B 级还是 C 级胰瘘表述不清，在实际使用中，文献报道亦存在不一致的情况。

（2）ISGPS 2016 版更新内容解读：术后胰瘘的定义和诊断术后胰瘘的定义为"胰腺导管系统和另一个上皮表面之间形成的富含胰腺来源酶液体的异常通道"。2005 版诊断标准为"术后 > 3 天时，引流液淀粉酶含量大于血清淀粉酶正常值上限的 3 倍"。2016 版诊断标准为"术后 > 3 天时，引流液淀粉酶含量大于血清淀粉酶正常值上限的

3 倍，且与临床治疗预后相关"。新版强调胰瘘的临床相关性，如果患者引流管淀粉酶含量达到诊断标准而未影响临床治疗的过程和预后，并不认为发生了胰瘘。

术后胰瘘依然是目前胰腺手术最常见和最具危险性的并发症之一。对术后胰瘘的准确定义和分级有助于更好地进行临床实践和科学研究。2016 年新版 ISGPS 术后胰瘘的定义和分级系统在 2005 年 ISGPF 版的基础上，针对后者存在的问题和缺陷，依据最新的临床实践和研究证据进行了更新。新版的定义和分级系统更加简明扼要，并具有良好的临床可操作性，但其是否更为合理，仍有待更大范围的临床应用加以验证。

2. 经验教训及思考

该病例在当地医院行胰十二指肠吻合术，术后 1 周左右引流管有少许渗血，保守治疗后好转。同时，CT 扫描未见明确的胰瘘及出血征象。出院两周后突发呕血、便血，当地医院诊断为"消化道内出血"，对症治疗；次日突发腹痛伴休克，腹腔穿刺不凝血，遂行介入治疗，效果欠佳，且出现肝功能损害，这里面有几个重要的问题要引起高度重视：

（1）通常胰瘘及出血会在术后 3 ~ 14 天发生，最多见于 7 ~ 11 天，伴出血。但超过这个时间是否就没有胰瘘及出血之虞了呢？答案是否定的。本病例术后早期复查CT 确实没有明显的胰瘘迹象，但是细究起来，术后 1 周左右出现的渗血本身就说明了有可能是小的胰瘘导致，此时量很轻微。正确的方式是引流管适当多摆放几天，同时注意体温。

（2）从第二次手术情况推断当时应该有一个很小的胰瘘，但随着压力越来越大，小瘘口变为大瘘口，最终胰液腐蚀血管引起出血。

（3）单纯消化道内出血在胰腺术后多有发生，常见于全胰切除术后，吻合口附近单发出血灶，可导致休克，需急诊内镜下止血或开放下止血（病案三十三图 15 ~ 病案三十三图 16），此原因不明。但胰十二指肠术后消化道呕血及便血一定要高度怀疑是胰瘘腐蚀血管，出血后既向腹腔出血，又可经漏开的空肠流入肠腔内，导致假性消化道出血。

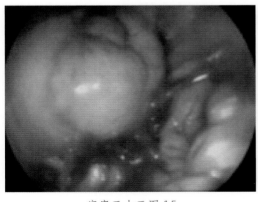 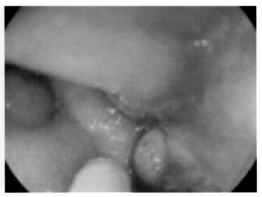

病案三十三图 15   病案三十三图 16

（4）肝动脉介入栓塞是一个确切的动脉止血手段，但它不是一个能用于门静脉等静脉系统出血的止血方法。尤其在不能明确是否为动脉出血的前提下盲目进行大范围栓塞，这样既不能解决当下的出血问题，又为远期肝功能损害并继发胆道坏死感染埋下了隐患。此患者术后半年出现肝脓肿，考虑有反流性胆管炎原因，也有可能是当初局部胆道坏死而造成结构及免疫力破坏，无法抵御细菌感染的原因。如果需要做介入栓塞，最好能做到：① 明确是否有动脉出血；② 尽量行高度选择性栓塞止血；③ 避免大范围栓塞。

（5）术后引流管何时拔除？这是一个很有临床实际意义的事情。当出现肠瘘时，一般要等待完全没有肠液外漏后才会拔除，但是在小肠肠液外漏量比较多、时间比较长的情况下，此时是否可以拔掉呢？我们的经验是：① 拔管要遵循由多管变少管、由深处变浅处、由粗管变细管的原则，逐次拔除；② 对于引流超过 2 个月且窦道形成很完整、超过 1 周没有体温升高、影像学观察没有周围瘘的患者，可以一次性拔除引流管，如果此时仍有 300 ml/24 h 以上液体，拔掉之后用庆大霉素纱条覆盖皮肤管口 1/3 直径，目的是不要让伤口封闭，次日用生理盐水经管口再使劲冲入 60 ml 盐水，然后侧卧位，使液体流出，如此每天一次，2 ~ 3 次就可以，之后等待引流管窦道自然闭合。

（段伟宏）

参考资料

[1] Bassi C, Dervenis C, Butturini G, et al. Postoperative pancreatic fistula: an international study group (ISGPF) definition[J]. Surgery, 2005, 138(1): 8–13.

[2] Bassi C, Marchegiani G, Dervenis C, et al. The 2016 update of the International Study Group (ISGPS) definition and grading of postoperative pancreatic fistula: 11 Years After[J]. Surgery, 2016 , 28[Epub ahead of print].

[3] Pratt WB, Maithel SK, Vanounou T, et al. Clinical and economic validation of the International Study Group of Pancreatic Fistula (ISGPF) classification scheme[J]. Ann Surg, 2007, 245(3): 443– 451.

[4] Kim WS, Choi DW, Choi SH, et al. Clinical validation of the IS–GPF classification and the risk factors of pancreatic fistula formation following duct–to–mucosa pancreaticojejunostomy by one surgeon at a single center[J]. J GastrointestSurg, 2011, 15(12): 2187–2192.

[5] Pratt WB, Callery MP, Vollmer CM, Risk prediction for development of pancreatic fistula using the ISGPF classification scheme[J]. World J Surg, 2008, 32(3): 419–428.

[6] McMillan MT, Soi S, Asbun HJ, et al. Risk–adjusted outcomes of clinically relevant pancreatic fistula following pancreatoduodenectomy: A model for performance evaluation[J]. Ann Surg, 2016, 264(2): 344–352.

[7] McMillan MT, Fisher WE, Van Buren G, et al. The value of drains as a fistula mitigation strategy for pancreatoduodenectomy: something for everyone? Results of a randomized prospective multi-institutional study[J]. J GastrointestSurg, 2015, 19 (1): 21-30; discussion 30-31.

[8] McMillan MT, Malleo G, Bassi C, et al. Drain management after pancreatoduodenectomy: Reappraisal of a prospective randomized trial using risk stratification[J]. J Am CollSurg, 2015, 221 (4): 798-809.

病案三十四　胰十二指肠切除术后胰瘘、出血

诊断：右肾透明细胞癌侵犯十二指肠，术后胰瘘出血

术式：右肾透明细胞癌术后复发，侵犯十二指肠，行胰十二指肠联合切除术；术后胰瘘出血，行胰管重新经空肠外引流术

提纲：患者中年男性，半年前因发现右肾癌，在当地医院行右肾切除术。术后半年出现上消化道出血，胃镜检查示：透明细胞癌局部复发，侵犯十二指肠。同时行CT检查，示"肿瘤局部复发，同时合并肝脏S6有一小转移结节"。遂在当地医院行胰十二指肠联合切除＋局部复发肿瘤切除＋S6转移病灶切除。术后9天出现引流管内有血性引流液，遂转至上级医院，再次行剖腹探查，证实胰管支撑管折弯，局部有皂化斑，伴胆肠吻合口瘘。遂拆掉原支撑管，重新置入另一新引流管，经空肠引流至体外，并给予冲洗引流、抗感染等治疗，好转。

第一部分　诊疗过程

既往病史

患者因胰头十二指肠切除术后10天、腹腔出血1天入院。10天前患者因右肾癌术后复发就诊于当地医院行剖腹胰头十二指肠切除术，术后康复尚可，未见恶心、呕吐、寒战、发热、黄染等症状，1天前突发腹腔引流（胆肠吻合口旁）见黑褐色血性液体，量约600 ml，同时伴有腹胀及上腹进行性增大包块，考虑胰头十二指肠切除右肝部分切除术后发生胰瘘、胆瘘伴腹腔出血，予以对症输血、止血等治疗，效果欠佳，血检血红蛋白呈进行性下降趋势，同时心率呈进行性增快表现，伴发热（体温38.5℃），为进一步手术治疗急诊入院。影像资料见病案三十四图1～病案三十四图4。

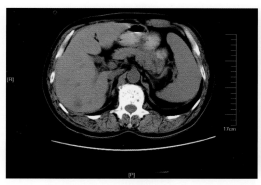

病案三十四图 1　术前影像

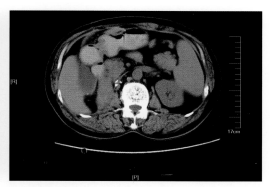

病案三十四图 2　术前影像

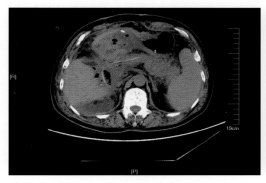

病案三十四图 3　术后 9 天影像

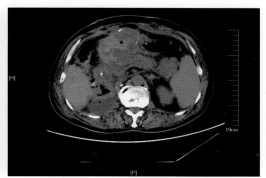

病案三十四图 4　术后 9 天影像

手术过程

　　患者取仰卧位，取腹部原切口，拆除切口处缝线，逐层切开腹壁各层，见切口广泛水肿，并见大量灰褐色感染性液渗出，快速清除切口渗出后进腹。探查见腹腔内广泛粘连。轻柔分离腹腔粘连，见上腹大量血凝块，清除腹腔内血凝块，轻柔沿肝脏下缘分离粘连，显露原胰肠吻合口（胰管支撑、肠管内引流），见胰肠吻合口周围有较大的血凝块附着，周围见胆汁样及灰褐色渗出，清除血凝块及腹腔渗出，胰腺创面见大量皂化斑并见坏死组织附着，周围可见多处缝合线，温盐水反复冲洗，电刀电凝创面止血。再次探查腹腔：胃肠吻合口未见明确瘘口、出血及梗阻，向右侧轻柔探查胆肠吻合口，见胆肠吻合口前壁大小约 1 cm 瘘口，可见胆汁及肠液溢出。结合术中探查腹腔重度感染状况，难以再行吻合术，遂决定拆除原胰管内支撑管，重新置入新管行胆胰分离术。

　　4-0 Prolene 线轻柔连续缝合胆肠吻合口前壁，经原 T 管注水，未见明显渗漏；拔除原胰管内支撑管，见清亮胰液流出，将 8# 白色尿管作为胰管支撑管置入主胰管，4-0

Prolene 线缝合胰腺残端并固定支撑管，向右侧经胆肠吻口空肠残端肠腔穿出后完全外引流胰液（胰腺残端距离空肠残端肠腔距离约 2 cm），而后于其周围留置多根引流管，形成对冲引流。再次探查腹腔未见明显出血点，大量生理盐水冲洗腹腔，检查腹腔无渗血渗液。刮除原切口周围坏死组织，过氧化氢清洗，清点纱布器械无误后，逐层关腹；脂肪层下留置脑科引流管两根为切口引流。术中情况见病案三十四图 5 ～病案三十四图 8。

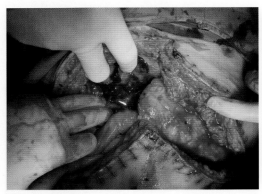
病案三十四图 5　术中见腹腔内大量积血块

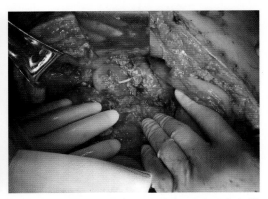
病案三十四图 6　术中见胰腺断面周围有大量皂化斑

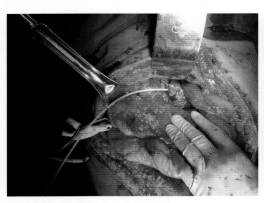
病案三十四图 7　术中重新放置胰管支撑管

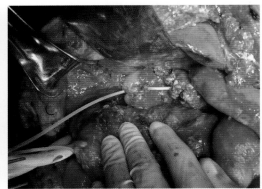
病案三十四图 8　术中将胰管支撑管经旁边空肠穿过后引流至体外

术后管理

（1）术后持续冲洗引流，将可能渗漏的胰液引出体外，14 ～ 21 天窦道才能相对牢固闭合（病案三十四图 9 ～病案三十四图 10）。

（2）由于切除肝脏S6局部转移结节，该创面有胆瘘，第二次术中分离困难，引流管放置不到位，致使术后该区域总有引流不畅，多次在CT下放置引流管才得以引流（病案三十四图11～病案三十四图12）。

（3）术后注意肠道营养摄入，否则长时间不经口进食易引起胃肠道壁菲薄，导致细菌移位发生。

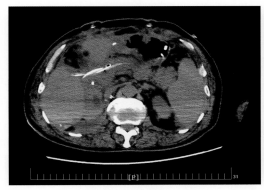
病案三十四图9

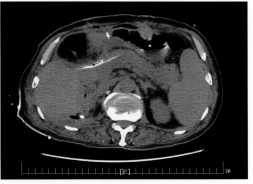
病案三十四图10

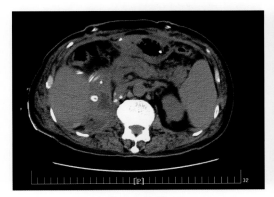
病案三十四图11

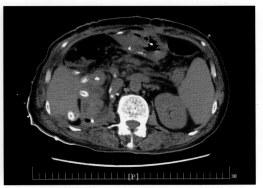
病案三十四图12

治疗结果

经综合治疗后，目前患者一般情况好，进食正常。

第二部分　经验教训及思考

（1）这一患者在行胰十二指肠联合切除手术时，由于联合肝脏切除，创面较大，为保险起见，当时决定在术中使用胆胰分离的手术方式以避免较严重的术后胰瘘。但在将支撑管放置在胰管内之后，不是将该管直接经空肠引流至体外，而是直接放置在胆肠吻合口旁边的空肠内，并进行荷包缝合固定。结合第二次手术中胰腺的表现及拆除胰管时的情况，初步考虑该支撑管在空肠内打弯对折（是否由于缝合所致，尚不能明确）。导致术中继发"创伤性胰腺炎"，局部的炎性环境不利于组织愈合，造成胆肠吻合口左侧出现一 0.8 cm 大小裂口。胆胰液混合后的胆瘘造成旁边血管腐蚀出血，引起一系列连锁反应（病案三十四图 13 ～病案三十四图 14 ）。

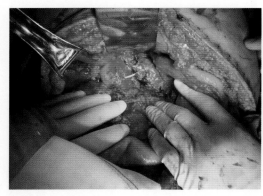 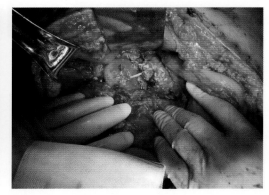

病案三十四图 13　显示皂化斑　　　　　病案三十四图 14　显示皂化斑

（2）创伤性胰腺炎中，有一个关于此时胰腺器官损伤的分级标准：

胰腺创伤分类是根据胰腺实质损伤和胰管损伤情况分级的，可以精确地描述胰腺损伤情况、指导治疗，且方便国际交流。胰腺器官损伤分级（organ injury scaling，OIS）是由美国创伤外科协会（American association for the surgery of trauma，AAST）提出的，目前被国际广泛接受。OIS 将胰腺创伤分为五个等级，研究显示其与创伤性胰腺炎的病情严重程度紧密相关（病案三十四表 1 ）。

病案三十四表 1　胰腺器官损伤分级

等级	损伤	损伤描述
I 级	血肿	无胰管损伤的微小挫伤
	撕裂	无胰管损伤的浅裂伤

续 表

等级	损伤	损伤描述
Ⅱ级	血肿	无胰管损伤的较大挫伤或组织缺损
	撕裂	无胰管损伤或的较大裂伤或组织缺损
Ⅲ级	撕裂	远端横断或伴胰管损伤的实质损伤
Ⅳ级	撕裂	近端横断或累及壶腹部的实质损伤
Ⅴ级	撕裂	胰头完全断裂

对于医源性创伤性胰腺炎，多数学者将 ERCP 操作列为原因，但都未对术中胰管内置入支撑管导致的损伤进行归纳与分析，我们在两个病例中发现有此现象，第一个病例（参见前述病例），胰管支撑管口径粗于胰管口径，反复穿插，术后第 2 天就出现出血，进腹后见胰腺周围大量皂化斑。第二个病例（即此病例），胰管支撑管在肠腔内弯折，导致胰液引流不畅，胰管内压升高。但是不同于定义的是：这类胰腺炎血淀粉酶化验并不高，但局部炎性表现很典型，在这样的炎性环境下，组织的愈合很不好。有吻合口者多容易在相对不牢固的地方出现吻合口瘘，导致一系列严重并发症，这一现象值得引起注意。

（3）在术后，尤其是二次手术后，组织局部水肿明显时，轻易不要长时间摆放质地较硬的引流管，极易导致压迫肠管出现肠瘘。本例患者术后 1 个月出现粪便样引流液，该引流管较硬，放置在局部近 1 个月。因此在考虑到可能较长时间放置引流管时，可以适当挑选软质引流管。

（4）胆胰分离手术作为补救性手术方式被我们介绍给外科医师，但在初次手术中将其作为一种手术方式还需要更多的病例进行验证。如果准备将支撑管永久性置入空肠内，务必要保证管路通畅，否则人为造成了胰管不畅，导致创伤性胰腺炎，并引发一系列严重并发症。

（段伟宏 吕 伟）

参考资料

[1] 陈宏业, 陈玉辉, 王冰, 等. 创伤性胰腺炎研究进展 [J]. 创伤与急重症医学, 2016, 4(2): 110–113.

[2] Moore EE, Cogbill TH, Malangoni MA, et al. Organ injury scaling, Ⅱ : Pancreas, duodenum, small bowel, colon, and rectum[J]. J Trauma, 1990, 30(11): 1427–1429.

病案三十五　胰十二指肠切除术后胆肠吻合口复发再次行右半肝切除

诊断： 胆肠吻合口狭窄，胰腺导管腺癌术后复发，胆管炎，高胆红素血症，胰头十二指肠切除术后，肝功能异常

术式： 剖腹探查，右半肝切除，左肝管空肠吻合，空肠－空肠吻合术

提纲： 胰腺癌恶性程度高，复发及转移迅速，患者总体生存时间短，针对胰腺癌行胰头十二指肠切除术后复发拟行再次手术的患者，临床病例罕见。

第一部分　诊疗过程

既往病史

　　患者男性，53 岁，因胰头导管腺癌于 1 年前在我科行根治性胰头十二指肠切除术，术后病理见：中分化胰腺导管腺癌，肿瘤大小 2 cm×1.5 cm×1 cm，癌组织侵犯十二指肠黏膜层。术后康复顺利，未予放化疗。此次入院前 1 个月出现发热，未见寒战、恶心、呕吐、腹胀等，未予特殊重视，发热症状持续，最高 38.7℃，期间就诊当地医院行腹部 CT 及 MRI 检查（病案三十五图 1～病案三十五图 6），提示胆肠吻合口肿瘤复发并肝内胆管扩张，入院。

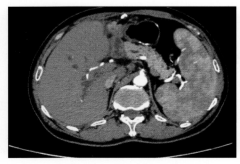
病案三十五图 1

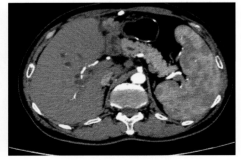
病案三十五图 2

病案三十五图 1～病案三十五图 2　CT 增强：胆肠吻合口肿瘤复发，并发肝内胆管扩张，肿瘤累及右肝动脉，左肝动脉未见受累

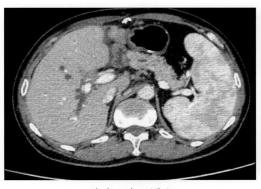
病案三十五图 3

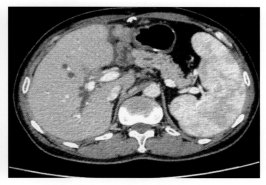
病案三十五图 4

病案三十五图 3～病案三十五图 4　CT 增强：胆肠吻合口肿瘤复发，肿瘤累及门静脉右支，门静脉主干未见受累

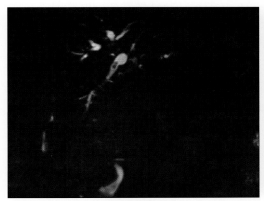
病案三十五图 5

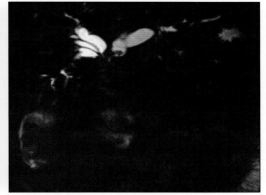
病案三十五图 6

病案三十五图 5～病案三十五图 6　MRI：胆肠吻合口狭窄并肝内胆管扩张，继发肝内胆管结石

手术过程

术中出血量 1 000 ml，输注悬浮红细胞 800 ml、血浆 400 ml。

"L"形切口，逐层切开进腹，探查腹腔见上腹部重度粘连。分离粘连，解剖复位肠管及原吻合口位置，探查胰肠吻合口、胃肠吻合口未见肿瘤复发，胆肠吻合口触及质硬肿瘤（病案三十五图 7），左、右肝分界线明显，右肝呈缺血表现（右肝动脉受侵），见明显缺血线，肝脏淤胆，肿大明显（病案三十五图 8），肝表面未见转移结节，将胆肠吻合口轻柔向肝内分离，见右肝动脉及门静脉右支受肿瘤累及，左肝动脉及门静脉左支未见累及。

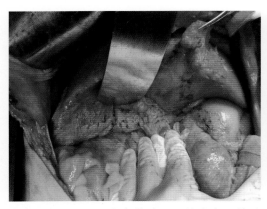
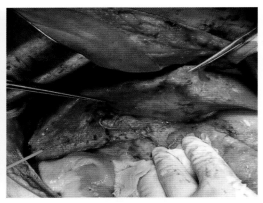

病案三十五图 7　分离粘连，胆肠吻合口触及
质硬肿瘤

病案三十五图 8　右肝动脉受累，肝脏见明显
缺血线，肝脏呈淤胆、肿大表现

　　直线切割闭合器离断胆肠吻合口两旁空肠，分别结扎右肝动脉及门静脉右支，离断后残端予以缝扎；肝脏预切线显露，前入路切开肝脏包膜，向两侧牵拉肝脏，由浅入深钳夹肝实质，最后离断左肝管，见胆管壁增厚，胆管扩张伴水肿，内有白色脓性液体流出，下腔静脉前方离断右侧尾状叶，见左尾状叶胆管壁增厚，胆管扩张伴水肿明显。完整切除右半肝及右侧尾状叶，右肝静脉残端予以缝扎（病案三十五图 9）；左肝管及左尾状叶胆管整形后备留做再次胆肠吻合（病案三十五图 10）。

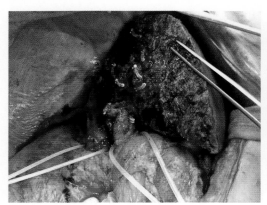
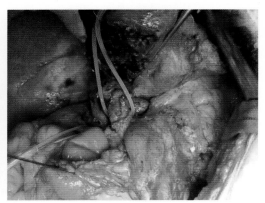

病案三十五图 9　右半肝切除后状态，左肝管
扩张，胆管壁增厚伴水肿

病案三十五图 10　胆管整形后，备胆肠吻合

　　保留原胰肠吻合，原胰肠吻合处空肠与原 Y 袢空肠肠管直线切割闭合器行侧侧吻合，残端缝合后，全层缝合加固吻合口；距吻合口远端约 10 cm 处，行胆肠吻合术（病案三十五图 11 ～病案三十五图 12）。

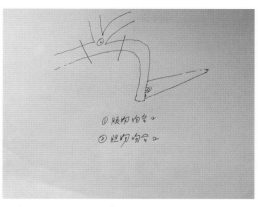 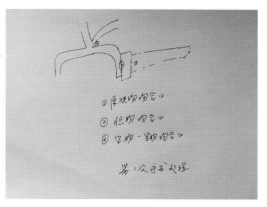

病案三十五图11　离断原胆肠吻合口两侧空肠　　病案三十五图12　保留原胰肠吻合，空肠与空
肠吻合及远侧胆肠吻合

　　术后第3天，切口正中见胆汁溢出（病案三十五图13～病案三十五图14），同时伴有发热（38.1℃），考虑胰肠吻合与胆肠吻合口之间的空肠与空肠吻合口瘘；随即沿切口留置腹腔引流管（病案三十五图15～病案三十五图16）。

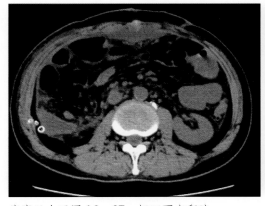 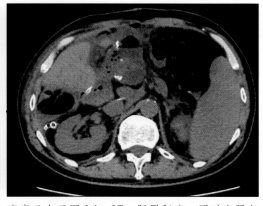

病案三十五图13　CT：切口下方积液　　病案三十五图14　CT：肝周积液，同时空肠与
空肠吻合口旁见气体影

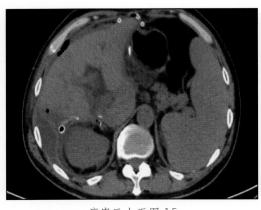 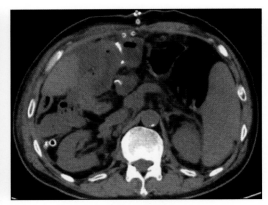

病案三十五图 15　　　　　　　　　　　　病案三十五图 16

病案三十五图 15 ～病案三十五图 16　CT：沿切口留置腹腔引流管

约 600 ～ 800 ml/24 h 黑褐色含胆汁及胰液腹腔引流液，腹胀进行性加重，发热症状持续。

术后第 9 天，高热 39.3℃，血检见白细胞及中性粒细胞进行性增高，血小板进行性下降，感染症状加重。

第一次术后第 9 天，行剖腹探查、胆胰分离、腹腔冲洗引流术。

术中出血量 800 ml，输注 1 600 ml 悬浮红细胞、800 ml 血浆、1 U 血小板。

术中见：空肠与空肠吻合口周围灰褐色胆汁样渗出，吻合口前壁大小约 2 cm 的瘘口，可见肠黏膜外翻，肠壁水肿明显，并见胆汁样液体流出，周围组织片状皂化斑，并见坏死组织附着，小肠及结肠水肿，扩张明显，肠系膜水肿明显，并可见肠袢间脓苔形成；原胰肠吻合口未见明显瘘口。温盐水彻底清洗腹腔内渗出物及脓苔；胆肠吻合口左侧约 5 cm 处直线切割闭合器离断空肠，残端 4-0 Prolene 线全层加固缝合后包埋；拆除原胰肠吻合口，见胰管内清亮胰液流出（病案三十五图 17 ～病案三十五图 18），将 8# 白色尿管作为支撑管置入主胰管，4-0 Prolene 线缝合胰腺残端并固定支撑管（病案三十五图 19 ～病案三十五图 20），远端经结肠系膜穿出后置入原胆肠 Roux-en-Y 吻合 Y 袢肠管内，荷包缝合后固定，行胰管肠管内引流（病案三十五图 21 ～病案三十五图 22）；留置腹腔内对冲引流；切口处理后，逐层关腹。

术后持续腹腔冲洗（肝断面少量胆汁漏出，50 ml/d）；间断体温增高（最高 38.1℃）；腹胀较术前缓解。

第二次手术后第 5 天，切口皮下感染，剪开缝线见大量灰褐色积液引出（病案三十五图 23），急诊手术行切口清创缝合引流术。

术中见：见胆肠吻合口空肠残端大小约 0.5 cm 瘘口，可见胆汁及肠液溢出，胰腺残端胰管支撑管处见胰液渗出，腹腔高度感染状况，难以再次行切除及吻合术；遂采用 16# 蘑菇头导管经瘘口置入胆肠吻合口空肠残端肠腔内，荷包缝合并固定，注水检查未见渗漏；4-0 Prolene 线轻柔缝合胰腺残端，谨防撕裂，后在其周围放置多根双套引流及脑科引流管，进行对冲引流；原胰管支撑引流管入空肠处 4-0 Prolene 线缝合加固；同时于胆肠 Roux-en-Y 吻合 Y 吻合口远端约 60 cm 处空肠行空肠造瘘（病案三十五图 24）；腹壁切口缺损，腹腔内高张力，遂以减张缝合线间断全层封闭腹腔，减张线下留置碘附纱布两条（拟术后择期拔除），谨防切割肠管。

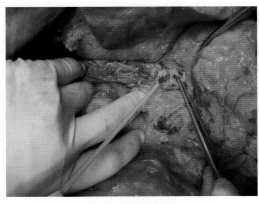 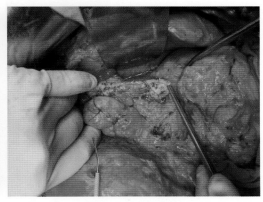

病案三十五图 17　　　　　　　　　　　　病案三十五图 18

病案三十五图 17 ~ 病案三十五图 18　胆肠吻合口左侧直线切割闭合器离断空肠，拆除原胰肠吻合口，见胰管内清亮胰液流出

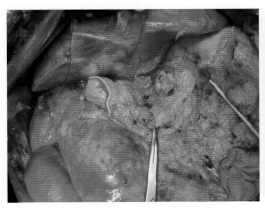 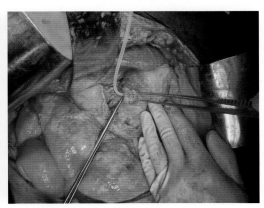

病案三十五图 19　胰腺残端及胆肠吻合空肠残端（胆胰分离）

病案三十五图 20　8# 白色尿管作为支撑管置入主胰管，并固定

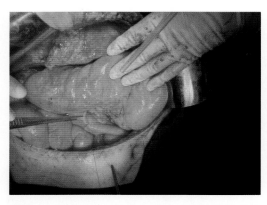

病案三十五图21　胰管支撑管远端经结肠系膜穿出后置入原胆肠Roux-en-Y吻合Y袢肠管内，荷包缝合后固定，行胰管肠管内引流。小肠及结肠水肿、扩张明显

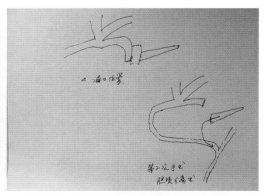

病案三十五图22　探查见瘘口位置及第二次手术胆胰分离

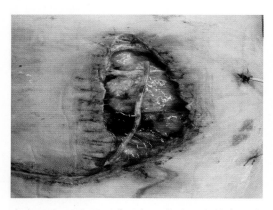

病案三十五图23　剪开切口缝线见大量灰褐色积液引出

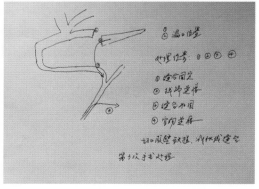

病案三十五图24　瘘口位置及第三次手术处理方式

第三次手术后第1天20:30，左侧空肠旁引流进行性出血，量约650 ml，右侧肝下流出血量约350 ml，伴切口大量渗血，生命体征示：心率105次/分，血压105/65 mmHg，呼吸20次/分，血氧饱和度99%。急查血常规：白细胞9.98×10⁹/L，红细胞1.61×10¹²/L，血红蛋白50 g/L，血细胞比容14.9%，血小板48×10⁹/L，中性粒细胞百分比89.1%。予以输血、扩容，补充人血白蛋白、纤维蛋白原、凝血酶原复合物、血小板、止血等对症处理，切口见缝合处大量血凝块伴血性液体渗出，予以拆除两针缝合线后纱布填塞止血，血压进行性下降伴心率进行性增快（血压最低约95/50 mmHg，心率最快120次/分）。

第三次手术后第2天0点，复查血常规：白细胞11.44×10⁹/L，红细胞1.52×10¹²/L，血红蛋白48 g/L，血细胞比容14.0%，血小板67×10⁹/L，中性粒细胞百分比 90.7%，谷丙转氨酶 20.6 U/L，白蛋白 22.0 g/L，球蛋白 16.6 g/L，总胆红素 124.62 μmol/L，尿素氮 11.31 mmol/L，肌酐 41.11 μmol/L；凝血酶原时间 44.6 s，国际标准化比值（INR）3.84，活化部分凝血活酶时间 71.9 s，纤维蛋白原浓度 0.5 g/L，凝血酶时间 25.8 s，D- 二聚体 6.1 mg/L，纤维蛋白降解产物 8.5 mg/L。血红蛋白进行性下降（输血、止血未见明显缓解），凝血状态进行性变差，切口渗血及腹腔引流出血未见明显缓解迹象，同时出现神志恍惚、谵语等神经精神系统症状；家属要求出院。

2 周后随诊，患者因感染、肝功能衰竭、多系统功能衰竭而死亡。

第二部分　经验教训及思考

1.本次手术的必要性

胰腺导管腺癌术后 13 个月，未行放疗及化疗，术前评估肿瘤局限于胆肠吻合口复发，未见远处转移，且术前肝脏功能储备检测患者能耐受右半肝切除术，更期待再次手术切除及术后化疗等，以获得长期生存时间。

2.手术方式的选择

本次手术术前做出多种手术方案，针对术后胰瘘做出了多种预案，术中备残余胰腺联合右半肝切除术，但术中探查见胰肠吻合口未见肿瘤复发及受累，肿瘤局限于胆肠吻合口周围，两侧空肠肠管游离长度充分，遂决定保留原胰肠吻合、切除右半肝，胆肠再吻合后，与原胰肠吻合口之间加做空肠与空肠吻合。

3.导致本次手术失败的原因

（1）胆肠与胰肠吻合口之间空肠与空肠吻合失败，导致吻合口瘘，大量胆汁与胰液混合，胰酶激活，腹腔感染。

（2）二次手术处理行胆胰分离术，但是胆肠吻合空肠残端瘘，胰腺残端瘘，大量胰酶激活，腹腔感染加重。

（3）腹腔重症感染状态下，组织炎症、水肿明显，愈合能力差，任何的切除手术及吻合手术，终将难以愈合。

（4）右半肝切除，腹腔感染，加重肝脏功能衰竭，肝脏合成能力下降，凝血因子大量消耗，此外感染又加重组织分解，血小板消耗，是导致患者腹腔广泛渗血及出血的主要原因。

（5）第二次手术时间，即患者第一次术后出现病情变化时，急诊手术，预后较腹腔重度感染状态下手术较好。

（6）感染进行性加重，启动全身炎症反应，多脏器功能衰竭，患者死亡。

本次手术是一次失败的手术病例，教训惨痛，代价巨大。

（段伟宏　刘军桂　金　奎　刘　翔）

病案三十六　胰十二指肠切除术后腹腔出血

诊断： 胰十二指肠切除术后腹腔出血

术式： 剖腹探查，腹腔止血，胆胰分离术

提纲： 胰十二指肠切除术（Pancreaticoduodnectomy，PD）是胰头癌、壶腹周围癌、胆管下段恶性肿瘤及部分胰头部良性占位性病变最有效的治疗手段。但因涉及多个消化器官的切除和重建，PD也是腹部外科最复杂的手术操作。术后出血是其严重的并发症之一，其中腹腔出血因起病急、变化快、后果严重，成为备受关注的临床焦点问题。鉴于此，本文重点讨论PD术后腹腔出血的诊治与预防。

第一部分　诊疗过程

既往病史

患者女性，68岁，因"胰头十二指肠切除术后1个月，间断腹腔出血2周"入院。入院诊断：胰瘘并腹腔出血。外院两次介入效果欠佳，入我院5天后再次出血，急诊行开腹手术止血治疗，以下为术前影像学检查（病例三十六图1～病例三十六图2）。

胰头十二指肠切除术后胰瘘，腹腔感染并腹腔出血，给予急诊行剖腹探查术。

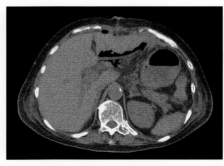 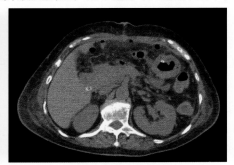

病案三十六图1　　　　　　　　　病案三十六图2

病案三十六图1～病案三十六图2　腹部CT：胰腺前方广泛渗出，腹腔内可见大量气体影，切口下方见大量气体影，脾脏见片状脓肿形成

手术过程

（1）沿原切口进入腹腔，快速清除腹腔积液并控制活动性出血，助手利用软头吸引器快速清除腹腔积液和积血，并寻找出血点（病案三十六图1）。动脉性出血呈喷射状，为鲜红色血液，以无损伤镊轻夹出血的动脉残端，术者以5-0 Prolene 线行8字缝合；静脉性出血多为术野涌出暗红色血液，以手指或小纱布球压迫止血，并以4/5-0 Prolene 线行连续缝合。

（2）拆除胰肠吻合口，关闭原胰肠吻合空肠端。用剪刀自瘘口处向上向下拆除原胰肠吻合，直至空肠与胰腺断端完全分离。分离过程应注意寻找主胰管的位置，如原胰管支架管在位，应注意保留；如胰管支架管已经脱落，则以干纱布拭干胰腺残端创面，轻轻挤压胰腺体尾部，可见主胰管内清亮的胰液流出。分离空肠后壁时，可用剪刀轻轻推剥，将空肠从门静脉前壁分离下来，注意不要损伤门静脉前壁。提起空肠端并继续向右侧分离，距离原胰肠吻合口1 cm，紧贴肠壁离断空肠系膜侧血管，注意观察保留侧（胆肠吻合侧）空肠血运，以直线切割闭合器离断空肠，空肠残端仔细包埋，彻底关闭空肠端。

（3）胰腺断端处理和经空肠隧道式胰管支撑外引流（病案三十六图3～病案三十六图6）。胰管内置入末端带侧孔的支撑管，侧孔长度2 cm，留置长度3 cm，以3-0可吸收线荷包缝合主胰管，并固定胰管支撑管。距离胰腺残端1 cm，以3-0 Prolene U形交锁缝合胰腺三针，胰腺上、下缘和胰管各一针，进针方向为胰腺前一后一后一前，线结位于胰腺前方。利用胰管支架远端的穿刺针，在胃空肠吻合口下方穿入空肠侧壁，并经空肠内隧道式潜行5 cm，经空肠对侧壁穿出，空肠穿入和穿出处均以4-0可吸收缝线行双重荷包缝合固定。如胰腺出现出血坏死，在仔细评估患者状态的前提下，可考虑行残留胰腺切除术。

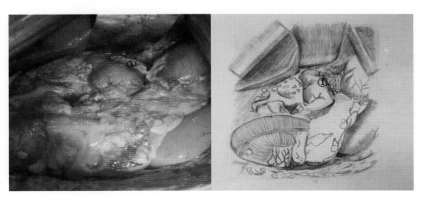

病案三十六图3

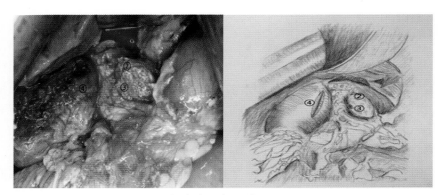

病案三十六图 4

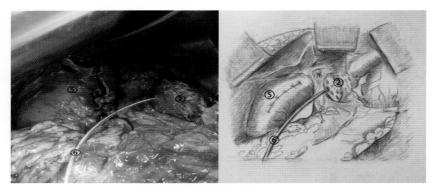

病案三十六图 5

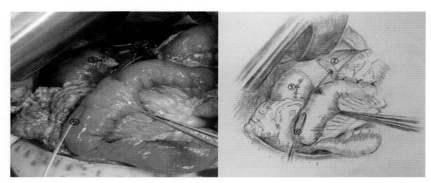

病案三十六图 6

病案三十六图 3~病案三十六图 6　①胰肠吻合口；②胰腺残端；③胰管；④空肠断端；⑤空肠闭合；
⑥胰管支撑管

术后管理

（1）药物治疗：常规给予静脉营养支持、抗炎、保肝、抑酶、抑酸治疗；如长期卧床患者，需常规给予雾化吸入，避免肺部感染；如患者术前黄疸较重，在肝功能恢复之前，尽量给予高糖及氨基酸补充营养，待肝功能恢复可给予静脉补充脂肪乳及氨基酸，术后需保持蛋白在正常水平，有利于吻合口愈合；在无特殊情况下，常规给予三代头孢预防感染；术后生长抑素持续泵入3天后停用；术中常规留置小肠营养管，术后第3天给予温开水小肠营养管输注，促进肠蠕动，尽早给予肠内营养，以期快速康复。

（2）并发症及对策：术后常规监测患者生命体征、体温、出入量，以及引流液的量和引流液的颜色及性状；维持生命体征平稳，控制出入平衡，特别是老年患者，需严格控制输液速度及出入量的平衡；术后仍需观察患者胃液量，常规5～7天胃液逐渐减少，胃液量少于200 ml，且夹闭后无腹胀及恶心、呕吐，可拔出胃管；如患者胃液量无减少，且出现逐渐增多，且为无色胃液，需考虑胃肠吻合口水肿，需给予浓盐水洗胃；如为胆汁样胃液，需考虑肠肠吻合口梗阻，如给予保守治疗后仍不通，需再次手术解除梗阻。术后建议患者尽早下床活动，促进肠蠕动，避免肺部感染及下肢深静脉血栓形成。如术后患者出现体温波动，需要鉴别各种原因导致的发热；如前3天体温波动在38℃左右，可能考虑术后吸收热，但千万不能大意，此刻需结合术后腹部CT情况判断，如腹部CT提示腹腔及胸腔无积液，暂观察；如体温波动在39℃左右，结合腹部CT，需要鉴别是否有吻合口瘘或胆管炎；如术后5～7天患者体温仍波动在38℃左右，需再次复查腹部CT，查看有无吻合口瘘及有无反流性胆管炎，如为胆管炎，需观察胆管外引流是否在位且通畅，保持持续开放引流出胆汁；如腹腔有局限性积液，首先必须考虑吻合口瘘，观察患者引流液量及色，判断是否有胰瘘、肠瘘或胆瘘，此时需保持引流通畅，可以间断给予引流管冲洗；还需要鉴别的是，术后长期留置深静脉导管，是否合并深静脉导管感染，此刻需立即拔出深静脉导管，留取血培养、静脉导管头留做培养；此时需及时调整抗生素，在培养结果回报之前，可经验性用药，如亚胺培南；但有少数患者需考虑是否合并真菌感染，老年患者、免疫力低下及术前长时间使用抗生素患者，可能性较大；如复查胸部CT提示单侧或双侧胸腔积液及肺不张，更需注意是否合并吻合口瘘。

（3）引流管冲洗：术后需密切监测患者引流管量及性状，且需保持引流管通畅，每天记录胆管及胰管外引流的量，如发现引流管出现黄色液体，需考虑胆瘘；如引流管出现灰褐色液体，需考虑胰瘘；如出现肠液样液体，需考虑肠瘘；术后保持引流管通畅至关重要，如出现发热，且查腹部CT见腹腔积液，需考虑吻合口瘘并引流管引流不畅；此时需要外科干预，给予穿刺引流，或者再次开腹手术治疗；如患者出现胰瘘且引流不畅，术后可能再次出现腹腔出血，如出现腹腔引流管引出血性液体，需判断出血为动脉出血或者是静脉出血，如为动脉出血，需首先考虑介入下栓塞治疗止血，再次判断如合并吻合口瘘及腹腔感染，介入止血后仍需再次开腹手术解决吻合口瘘及腹腔感染；如为静脉出血，且出血不止，需急诊再次开腹手术治疗。

（4）拔除引流管：患者术后拔管时间，如术后恢复顺利，无发热，无腹部体征，引流管无异常液体引出，常规2周左右拔管；如术后患者再次出现胰瘘或胆汁漏出，且引流通畅，需给予腹腔持续冲洗，保持引流管通畅，保持局部创面干净，避免腹腔感染，待吻合口愈合无异常引流液引出后，停止腹腔冲洗3天后，引流管仍未见异常液体引出，给予逐渐退管，直至拔出腹腔引流管；胆管外引流及胰管外引流需术后3个月后拔出。

治疗结果

痊愈出院。

第二部分　经验教训及思考

1. PD 后腹腔出血原因及部位

PD 后早期腹腔出血多与手术操作或技术熟练程度有关，如术中止血不彻底、术中电凝止血焦痂脱落、结扎线脱落、胰腺残端和吻合口止血不彻底等。凝血机制障碍也可导致早期腹腔出血的发生。晚期腹腔出血则通常是由胰瘘、胆瘘、腹腔积液感染等术后并发症继发侵蚀周围血管或动脉骨骼化等导致假性动脉瘤形成，最后血管破裂所致。腹腔出血主要为血管性原因所致，常见的出血部位包括：胃十二指肠动脉干、门静脉（PV）属支及肝动脉分支、肠系膜上静脉（SMV）属支、肠系膜上动脉（SMA）分支、胰腺断面、胰肠吻合口及手术创面等。由于与手术部位毗邻紧密、分支繁多、血管走行复杂等原因，胃十二指肠动脉、肝总动脉及其分支出血最多见。

2. PD 后腹腔出血治疗

PD 后腹腔出血起病急、变化快、病死率高，早期干预是提高治愈率、降低病死率的关键。处理的难点在于把握合理的干预时机及选择合适的干预方式。目前认为，腹腔出血发生的时间及出血严重程度对治疗的选择具有决定性影响，主要治疗方法包括保守治疗、介入治疗和手术干预。

（1）早期腹腔出血的治疗：对于 PD 后早期腹腔出血为 A 级、生命体征一般较稳定的患者，考虑保守治疗为主，即密切观察患者情况、引流液颜色和引流量，定期监测红细胞、血红蛋白等血液学指标，积极给予止血药物、输血、抑酸、补液等治疗稳定病情。同时，应根据出血具体情况选择腹部超声、CT、数字减影血管造影（digital subtraction angiography，DSA）等检查手段尽快明确出血部位。如果是血流动力学稳定的动脉出血，尤其是伴假性血管瘤形成的病例，则可通过血管介入进行有效的栓塞止血治疗。若患者出血程度为 B 级或 C 级，血流动力学紊乱，则应果断再次手术，找到出血部位并妥善处理，清除积聚血块，避免休克时间过长出现多器官功能衰竭而危及生命。

（2）晚期腹腔出血的治疗：晚期腹腔出血后果非常严重，一般保守治疗无效，对此类出血进行干预止血的时间越早，预后越好。临床必须充分重视其在晚期腹腔大出血预测中的特殊地位，特别是和其他并发症同时存在时，应及时查明原因，及时干预，以提高患者存活率。

3. 手术方式的选择

（1）介入治疗：近年来，介入治疗安全、高效的优点日益突出。对于不伴胰瘘及腹腔感染的 PD 术后晚期出血病例，其已成为首选治疗方法，尤其是针对假性动脉瘤破裂导致的晚期腹腔出血，其有效率可达 80.0% ～ 100.0%。不仅如此，晚期出血患者介入治疗的病死率也明显低于手术治疗。目前，介入治疗仍以血管栓塞为主，而血管支架置入术则必须具备一定的设备条件。对血管造影检查提示残端较长的胃十二指肠动脉残端出血，可以直接栓塞止血；但对于伴有血管瘤形成的腹腔干、肝总动脉或 SMA 分支出血，血管栓塞治疗可能会导致器官因缺血而出现功能衰竭或坏死，此时使用血管支架，既可以达到止血目的，又能避免局部器官因血管栓塞出现相关并发症。可见，术者应根据出血具体情况，选择合适的介入方式。

（2）手术治疗：尽管血管介入治疗的应用越来越普遍，但其也有一定的局限性，例如，对胰腺断端和周围手术创面的出血无效；对发生胰瘘、腹腔感染等并发症的患者无法完全去除出血危险因素，仍有再次形成假性动脉瘤或出血的可能。因此，当高度怀疑造成腹腔出血原因为手术止血不彻底、严重腹腔感染或胰瘘造成腹腔内血管腐蚀破裂，并具有以下情况时，应积极进行再手术治疗：① 开始即为大量出血，快速输血补液不能维持血压；② 持续少量出血，24 ～ 48 h 输血量 > 2000 ml；③ 经各种非手术治疗不能止血。此时，手术的关键应在于彻底止血，同时保证肝脏、胰腺及其他腹部器官的血供，并尽可能治疗并发症。具体手术方式应根据患者具体情况而定。如果患者为轻度胰肠吻合口瘘，可原位修补同时加以胰管内引流或外引流；若为严重胰肠吻合口瘘、破裂甚至脱离，可行消化道重建；当存在严重的胰瘘、感染及血管腐蚀或血管瘤形成时，可行全胰腺切除术联合血管切除重建和腹腔连续灌洗引流，但可能导致更高的并发症发生率和病死率（24.0% ～ 71.0%），必须谨慎选择。

4. 腹腔出血预防

术前减黄改善患者肝肾功能、补充凝血因子，有利于减少 PD 后早期腹腔出血发生。术中正确操作可有效预防术后腹腔出血的发生。术中必须注意：采用熟悉的手术方式，仔细操作；尽量完整切除胰腺钩突部，防止术后残余钩突分泌胰液腐蚀钩突断端而导致出血，同时充分缝扎此处汇入 SMV 的多条胰头、钩突小静脉；合理处理血管，

PV 位置深、管壁薄、分支多，对于细小血管尽量以 0 号丝线结扎或 5-0 血管缝线缝扎为主，避免电凝止血；合理选择淋巴结清扫范围。淋巴结清扫时，动脉骨骼化易损伤血管外膜，导致假性动脉瘤形成；行胰肠、胆肠吻合前，应仔细寻找手术断面出血、渗血点，对所有可能成为潜在出血的小动脉或小静脉均应予以确切缝扎；合理放置引流管。腹腔引流是判断术后腹腔情况，避免积液残存，减少胰瘘、胆瘘及感染发生的重要手段。术后积极预防胰瘘、胆瘘、腹腔感染发生。对于术后胰瘘高危患者（如高龄、术前黄疸、低白蛋白血症等），怀疑腹腔积液并感染时，应常规行床旁超声及腹部 CT 检查，如有积液则及时行超声（或 CT）引导下腹腔积液区置管引流术。

　　腹腔出血是 PD 后最严重的并发症之一，起病急、进展快、原因复杂，临床决策也较为困难。术者应根据患者的出血时间、部位、程度、原因及自身经验，选择合适的干预时机和治疗方式。同时，和任何其他并发症一样，积极预防出血的发生也非常关键。切实贯彻以上诊治及预防策略，将帮助临床医师有效地应对腹腔出血的发生，进一步提高 PD 手术的安全性。

（段伟宏　刘军桂）

参考资料

[1] Pugalenthi A, Protic M, Gonen M, et al. Postoperative complications and overall survival after pancreaticoduodenectomy for pancreatic ductal adenocarcinoma[J]. J Surg Oncol, 2016, 113 (2): 188-193.

[2] Conlon KC, Klimstra DS, Brennan MF. Long-term survival after curative resection for pancreatic ductal adenocarcinoma—Clinic opathologic analysis of 5-year survivors[J]. Ann Surg, 1996, 223(3): 273-279.

[3] Wellner UF, Kulemann B, Lapshyn H, et al. Postpancreatectomy hemorrhage-incidence, treatment, and risk factors in over 1, 000 pancreatic resections[J]. J Gastrointest Surg, 2014, 18(3): 464-475.

[4] Suzumura K, Kuroda N, Kosaka H, et al. Delayed arterial hemorrhage after pancreaticoduodenectomy [J]. Int Surg, 2014, 99 (4): 432-437.

[5] Beyer L, Bonmardion R, Marciano S, et al. Results of non-operative therapy for delayed hemorrhage after pancreaticoduodenectomy[J]. J Gastrointest Surg, 2009, 13(5): 922-928.

[6] Bouras AF, Marin h, Bouzid C, et al. Pancreas-preserving management in reinterventions for severe pancreatic fistula after pancreatoduodenectomy: A systematic review[J]. Langenbecks Arch Surg, 2016, 401(2): 141-149.

病案三十七　胰十二指肠切除术后胰瘘的诊治

提纲： 胰十二指肠切除术（pancreaticoduodnectomy，PD）作为治疗胆管下端癌、胰头癌及壶腹周围良恶性病变的有效方法，其术式已在普外科实践发展多年。由于手术切除范围广，牵涉脏器多，消化道重建复杂，故 PD 术后发生各类并发症及死亡的风险高。术后胰瘘则是其最主要及严重的术后并发症。严重威胁患者生命，是术后早期死亡的元凶之一。在广大学者多年的外科实践中，伴随外科手术技能的提高，新术式、新入路的成熟，新型药物、规范的抗生素应用，围手术期管理水平的不断进步。显著降低了 PD 术后患者的围手术期死亡率（低于 5%）。但术后胰瘘的发生率仍居于 2%～14%。虽然绝大部分胰瘘通过适当的治疗能够愈合，但由于其病程迁延，常导致患者住院时间延长和住院费用明显增加，少数亦可能造成严重后果，甚至危及生命。因此，胰瘘的预防和处理对降低术后近期并发症发生率和改善患者远期预后均具有重要意义，必须给予高度重视。

第一部分　诊疗过程

病例一

诊断： 胰十二指肠切除术后胰瘘（B 级）
术式： 超声引导下腹腔穿刺引流

既往病史

患者男性，74 岁，主因"上腹部不适 2 周，伴皮肤、巩膜黄染 3 天"入院，入院后积极完善相关检查，诊断为胰头癌。给予胰头十二指肠切除术，术后 2 周患者拔出腹腔引流管后出现腹痛、发热，体温最高为 38.9℃，复查腹部 CT 见肝周及胰肠吻合口出大量液体集聚（病案三十七图 1～病案三十七图 2）。

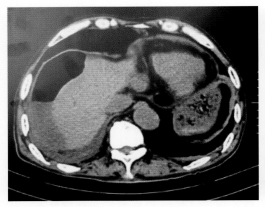

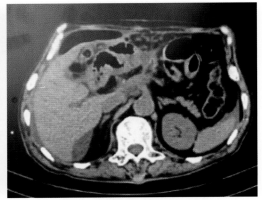

病案三十七图 1　腹部 CT：肝周积液及积气

病案三十七图 2　腹部 CT：胰肠吻合口旁积液及积气

　　患者被诊断为腹腔感染，不明确是否有胆瘘或胰瘘，决定给予超声引导下穿刺置管引流，穿刺引流后引出灰褐色液体，查淀粉酶较高，明确诊断为胰瘘，引流通畅后无腹痛及发热，故为 B 级胰瘘，以下是穿刺引流通畅后复查的腹部 CT 片（病案三十七图 3 ～病案三十七图 4）。

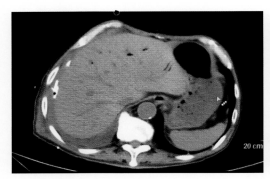

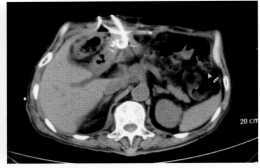

病案三十七图 3　腹部 CT：穿刺后肝周积液明显减少

病案三十七图 4　腹部 CT：穿刺后胰肠吻合口周围液体减少

治愈。

病例二

诊断： 胰十二指肠切除术后胰瘘（C 级）
术式： 剖腹探查、腹腔止血、胆胰分离术

患者，男，53 岁，主因"胰头十二指肠切除术后 10 天，腹腔出血 1 天"入院。

入院诊断：① 腹腔出血；② 胰瘘；③ 胆瘘；④ 腹腔感染；⑤ 胰头十二指肠切除术后。

因患者急诊入院，胰瘘导致腹腔出血诊断明确，且伴休克症状，故术前未给予腹部 CT 评估，立即申请急诊手术。病案三十七图 5 ～病案三十七图 6 为术中照片。

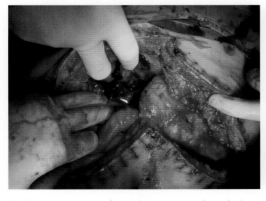

病案三十七图 5　打开腹腔，可见胰肠吻合口周围大量凝血块

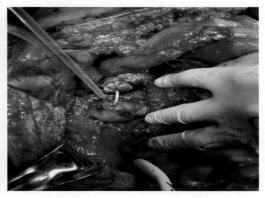

病案三十七图 6　吸净凝血块可见胰肠吻合口开裂，之间见胰管穿过

患者仰卧位，全麻成功后，常规消毒铺巾，取腹部原切口，拆除切口处缝线，逐层切开腹壁各层，见切口广泛水肿；并见大量灰褐色感染性渗出液，快速清除切口渗

出后进腹。探查所见：腹腔内广泛粘连，轻柔分离腹腔粘连，见上腹大量血凝块，清除腹腔内血凝块，轻柔沿肝脏下缘分离粘连，显露原胰肠吻合口（胰管支撑、肠管内引流），见胰肠吻合口周围有较大的血凝块附着，周围见胆汁样及灰褐色渗出，清除血凝块及腹腔渗出，胰腺创面见大量皂化斑并见坏死组织附着，周围可见多处缝合线，温盐水反复冲洗，电刀电凝止血；再次探查腹腔：胃肠吻合口未见明确瘘口、出血及梗阻，向右侧轻柔探查胆肠吻合口，见胆肠吻合口前壁大小约 1 cm 瘘口，可见胆汁及肠液溢出。结合术中探查腹腔重度感染状况，难以再行吻合术，遂决定拆除原胰肠吻合口，行胆胰分离术；4-0 Prolene 线轻柔连续缝合胆肠吻合口前壁，经原 T 管注水，未见明显渗漏；拆除原胰肠吻合，右侧胆肠吻合空肠残端封闭，拔除原胰管内支撑管，见清亮胰液流出，将 8 号白色尿管作为胰管支撑管置入主胰管，4-0 Prolene 线缝合胰腺残端并固定支撑管，向右侧经胆肠吻合口空肠残端穿出后完全外引流胰液（胰腺残端距离空肠残端肠腔距约 2 cm），而后于其周围留置多根引流管，形成对冲引流。再次探查腹腔未见明显出血点，大量生理盐水冲洗腹腔，检查腹腔无渗血及异常渗出（病案三十七图 7）。

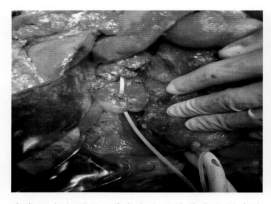

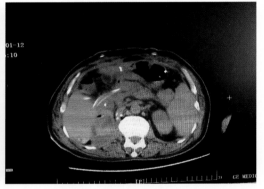

病案三十七图 7　手术止血后胰管由空肠残端穿出引流体外

病案三十七图 8　术后 5 天复查腹部 CT 未见腹腔异常积液

术后管理

　　胰头十二指肠切除术后出血再手术患者，术后管理跟第一次手术基本差不多，主要还是侧重抗感染、营养支持和引流管的管理及护理。

　　（1）药物治疗：常规给予静脉营养支持、抗炎、保肝、抑酶、抑酸治疗。如长期卧床患者，需常规给予雾化吸入，避免肺部感染；如患者术前黄疸较重，在肝功能恢复之前，尽量给予高糖及氨基酸补充营养，待肝功能恢复可给予静脉补充脂肪乳及氨基酸，术后需保持蛋白在正常水平，有利于吻合口愈合；在无特殊情况下，常规给予三代头孢预防感染；术后生长抑素持续泵入 3 天后停用；术中常规留置小肠营养管，术后第 3 天给予温开水小肠营养管输注，促进肠蠕动，尽早给予肠内营养，以期快速康复。

（2）并发症及对策：术后常规监测患者生命体征、体温、出入量，以及引流液的量和引流液的颜色及性状；维持生命体征平稳，控制出入平衡，特别是老年患者，需严格控制输液速度及出入量的平衡；术后仍需观察患者胃液量，常规 5～7 天胃液逐渐减少，胃液量少于 200 ml，且夹闭后无腹胀及恶心、呕吐，可拔出胃管。如患者胃液量无减少，且出现逐渐增多，且为无色胃液，需考虑胃肠吻合口水肿，需给予浓盐水洗胃；如为胆汁样胃液，需考虑肠肠吻合口梗阻，如给予保守治疗后仍不通，需再次手术解除梗阻。术后建议患者尽早下床活动，促进肠蠕动，避免肺部感染及下肢深静脉血栓形成。如术后患者出现体温波动，需要鉴别各种原因导致的发热；如前 3 天体温波动在 38℃左右，可能考虑术后吸收热，但千万不能大意，此刻需结合术后腹部 CT 情况判断，如腹部 CT 提示腹腔及胸腔无积液，暂观察；如体温波动在 39℃左右，结合腹部 CT，需要鉴别是否有吻合口瘘或胆管炎；如术后 5～7 天患者体温仍波动在 38℃左右，需再次复查腹部 CT（病案三十七图 8），查看有无吻合口瘘及有无反流性胆管炎，如为胆管炎，需观察胆管外引流是否在位且通畅，保持持续开放引流出胆汁；如腹腔有局限性积液，首先须考虑吻合口瘘，观察患者引流液量及色，判断是否胰瘘、肠瘘或胆瘘，此时需保持引流通畅，可以间断给予引流管冲洗；还需要鉴别的是，术后长期留置深静脉导管，是否合并深静脉导管感染，此刻需立即拔出深静脉导管，留取血培养、静脉导管头留做培养；此时需及时调整抗生素，在培养结果回报之前，可经验性用药，如亚胺培南；但有少数患者需考虑是否合并真菌感染，老年患者、免疫力低下及术前长时间使用抗生素患者，可能性较大；如复查胸部 CT 提示单侧或双侧胸腔积液及肺不张，更需注意是否合并吻合口瘘。

（3）引流冲洗：术后需密切监测患者引流管量及性状，且需保持引流管通畅，每天记录胆管及胰管外引流的量，如发现引流管出现黄色液体，需考虑胆瘘；如引流管出现灰褐色液体，需考虑胰瘘；如出现肠液样液体，需考虑肠瘘；术后保持引流管通畅至关重要，如出现发热，且查腹部 CT 见腹腔积液，需考虑吻合口瘘并引流管引流不畅，此时需要外科干预，给予穿刺引流，或者再次开腹手术治疗；如患者出现胰瘘且引流不畅，术后可能再次出现腹腔出血，如出现腹腔引流管引出血性液体，需判断出血为动脉出血或者是静脉出血，如为动脉出血，需首先考虑介入下栓塞治疗止血，再次判断如合并吻合口瘘及腹腔感染，介入止血后仍需再次开腹手术解决吻合口瘘及腹腔感染；如为静脉出血，且出血不止，需急诊再次开腹手术治疗。

（4）拔除引流管：患者术后拔管时间，如术后恢复顺利，无发热，无腹部体征，引流管无异常液体引出，常规 2 周左右拔管；如术后患者再次出现胰瘘或胆瘘，且引流通畅，需给予腹腔持续冲洗，保持引流管通畅，保持局部创面干净，避免腹腔感染，待吻合口愈合无异常引流液引出后，停止腹腔冲洗 3 天后，引流管仍未见异常液体引出，给予逐渐退管，直至拔出腹腔引流管；胆管外引流及胰管外引流需术后 3 个月后拔出。

治疗结果

痊愈出院。

第二部分　经验教训及思考

1. 胰头十二指肠切除术后胰瘘的早期诊断

术后胰瘘的定义为"胰腺导管系统和另一个上皮表面之间形成的富含胰腺来源酶液体的异常通道"。2005 版诊断标准为"术后 >3 天时，引流液淀粉酶含量大于血清淀粉酶正常值上限的 3 倍"；2016 版诊断标准为"术后 >3 天时，引流液淀粉酶含量大于血清淀粉酶正常值上限的 3 倍，且与临床治疗预后相关"。新版强调胰瘘的临床相关性，如果患者引流管淀粉酶含量达到诊断标准而未影响临床治疗过程和预后，并不认为发生胰瘘。

2005 版将术后胰瘘分为 A、B、C 三级，分别代表了胰瘘的轻、中、重度。2016 版将原先的 A 级胰瘘变更为"生化漏"(biochemical leak，BL)，认为这是一个与临床进程无关、但可依靠实验室检测获知的一个胰瘘前状态，不属于胰瘘的一级，也不属于术后并发症。对于没有放置引流管的低危胰瘘患者，由于无法获知引流液中淀粉酶的含量，所以不属于 BL 范围。发生 BL 的患者，如果突然出现心肌梗死、肾功能障碍和肺栓塞等严重状态，不应该被划分为 C 级胰瘘，因为 BL 本身属于一个轻度的低危害状态，突然出现的严重并发症被认为是由其他原因引起。2016 版中，B 级胰瘘被强调需要和临床相关并影响术后进程，包括：① 持续引流 3 周以上；② 出现临床相关胰瘘治疗措施改变；③ 使用经皮或内镜穿刺引流；④ 采取针对出血的血管造影介入治疗；⑤ 发生除器官衰竭外的感染征象。这些术后进程改变都应是由胰瘘直接引起的。需要说明的是，在大多数出现胰瘘的患者中，相关感染是轻度者，仅需要使用抗生素；一旦由于胰瘘感染等原因而发生单个或多个器官功能障碍，胰瘘分级应由 B 级调整为 C 级。

2. 胰头十二指肠切除术后胰瘘的预防

胰头十二指肠切除术，术后胰瘘率的降低，及出现胰瘘后的处理，一直是外科医师每天都在思考的问题，其实本单位觉得重在预防，如何降低胰瘘的发生率，这就避免了发生胰瘘并发症后的处理，不过既然不能完全避免胰瘘的发生，每个外科医师仍必须掌握出现胰瘘后的处理方法。

　　预防术后胰瘘，降低胰瘘发生率，术前纠正患者贫血、改善营养状况等处理可在一定程度上预防胰瘘的发生；术中强调胰腺消化道重建方式在预防术后胰瘘方面的重要意义，且术者可根据自身经验、胰腺质地等因素，选择自己最熟悉、最可靠的胰腺吻合方式；术后预防措施包括营养支持、维持有效循环血量等，术后应用生长抑素类药物有效预防胰瘘发生。

3. 胰头十二指肠切除术后胰瘘的处理

　　一旦发生胰瘘，可根据级别、患者一般情况、有无其他并发症等决定具体方案。

　　在未合并腹腔感染及出血的情况下，保守治疗是首选，可采取禁食、通畅引流、肠内外营养支持、控制感染等措施；需要强调的是，应妥善固定腹腔引流管，保持其引流通畅（尤为重要）；多数胰瘘均可通过保守治疗痊愈。

　　生长抑素类药物可减少胰液引流量，可能利于窦道的愈合；对引流不畅、合并严重腹腔感染或出血患者可考虑手术，手术方式可根据具体情况决定；穿刺置管、恢复通畅引流、清除感染灶仍为手术的主要目的。

　　术后出血是胰腺术后另一个较常见、凶险的并发症。综合出血部位、时间、严重程度三要素，按病情严重程度将术后出血分为 A、B、C 三级。

　　A 级可不用处理，密切观察病情变化，对严重的早期出血多考虑术中止血不确切、结扎线脱落等原因，可能需再次手术。

　　对胃肠道出血应首选内镜治疗，若内镜止血失败可考虑手术（消化道出血可能有多种原因，此时需要鉴别是否为胰瘘导致出血，如为真性消化道出血，可考虑内镜止血或介入止血，如此时为胰瘘出血，反流至消化道，此时同时合并腹腔出血，则可诊断为假性消化道出血，如判断为动脉出血，可行介入治疗，稳定病情，必要时需行急诊手术，清除感染病灶并止血治疗；如为静脉出血，需立即急诊手术治疗，如上述病例介绍，根据术中情况决定手术方式）。

　　对于迟发性出血，首先应补充血容量，保持血流动力学稳定，并行血管造影、内镜等检查以明确出血部位并给予介入栓塞、内镜下止血等治疗。对上述治疗无效者应积极行手术探查。根据术中探查结果，不同情况采取不同手术方式：

　　（1）胰瘘出血进行手术的必要性：胰瘘出血，本身就属于比较凶险的急诊手术，可能有些单位开展本手术较少，认为手术风险大，预后较差，但本单位近几年总结胰头十二指肠术后出血再手术患者及外院转入的胰瘘术后出血患者，成功率为 90% 以上，手术方式根据术中探查情况不同而不同，但大多数均采用胆胰分离术。

　　（2）胰瘘后具体手术方式的选择：

　　① B 级胰瘘后出现腹腔感染，给予穿刺引流，如引流不通畅，此时出现重症感染并出现脏器衰竭，不合并出血的情况下，此时为 C 级胰瘘，仍需急诊手术，打开腹腔，清理腹腔感染病灶，重新留置引流管，保证引流管通常。

　　② 胰瘘后腹腔出血，大多数为 GDA 出血，可先选择介入，止血后给予保持引流

管通常，控制感染，但如引流管不通畅，感染加重，仍需急诊手术止血，且根据术中情况可选择单纯止血重新留置引流管、胆胰分离术或剩余胰腺切除术。

③ 如为静脉出血需立即急诊手术，清除感染病灶，查看情况，如为腹腔感染渗血，则给予清除腹腔血肿及感染病灶，重新留置引流管或胆胰分离术；如为门静脉出血，则先缝合止血，清除腹腔感染病灶，根据感染情况选择胆胰分离术或剩余胰腺切除术，并重新留置腹腔引流管，通常引流；

（3）潜在的再次手术风险及预防措施：胰瘘是 PD 后最严重的并发症之一，术者应根据患者病情及自身经验，选择合适的干预时机和治疗方式。同时，和任何其他并发症一样，积极预防胰瘘的发生也非常关键。

（段伟宏　吕　伟）

参考资料

[1] 丁会民，秦锡虎，朱峰，等 . 胰十二指肠切除术不同胰肠吻合方式胰漏分析 [J]. 中华普通外科学 , 2008, 2(3): 24–27.

[2] Lin JW, Cameron JL, Yeo CJ, et al. Risk factors and outcomes in postpancreaticoduodenectomy pancreaticocutaneous fistula[J]. J Gastrointest Surg, 2004, 8(8): 951–959.

[3] Bassi C, Marchegiani G, Dervenis C, et al. The 2016 update of the International Study Group (ISGPS) definition and grading of postoperative pancreatic fistula: 11 Years After[J]. Surgery, 2016, 28 [Epub ahead of print].

病案三十八　全胰腺切除术后吻合口瘘

诊断：间叶性软骨肉瘤腹腔多发转移癌，手术后肠外瘘（肠液外漏、胆汁外漏）
术式：全胰联合脾脏切除、胃、十二指肠、结肠大部切除，胆囊空肠吻合，食管空肠吻合，回结肠吻合术（第一次）；胆肠吻合口造瘘，肠肠吻合口造瘘，空肠造瘘术（第二次）

提纲：因胰腺巨大肿瘤，外院手术未能切除，入我院后首次手术行全胰联合脾脏切除、胃、十二指肠、结肠大部切除，胆囊空肠吻合，食管空肠吻合，回结肠吻合术，术后出现胆瘘、肠瘘，为促进愈合，术后3周再次行胆肠吻合口造瘘、肠肠吻合口造瘘、空肠造瘘术。

第一部分　诊疗过程

既往病史

患者男性，57岁，2016年12月11日因"胰腺体尾部巨大囊性占位"于外院行剖腹探查、胰腺囊肿外引流、腹腔引流术，术后病理检查示：胰腺恶性肿瘤低分化伴出血、坏死，需做免疫组化鉴别（未做）。术后留置肿瘤囊腔内引流管未拔除，每日引流出约400~600ml浅黄色引流液。术后2个月余出现腹胀不适，伴进食后恶心、呕吐，无寒战、发热，观察腹部较前膨隆，腹胀逐渐加重无法进食，遂入院诊治。入院后行CT检查提示：胰腺巨大囊实性占位（病案三十八图1~病案三十八图6）。2015年12月因"左侧股骨远端间叶性软骨肉瘤"曾行左侧人工膝关节关节置换术。

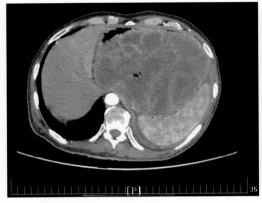

病案三十八图 1

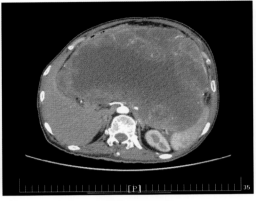

病案三十八图 2

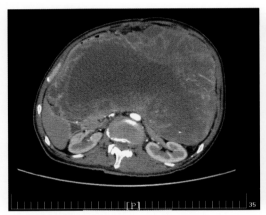

病案三十八图 3

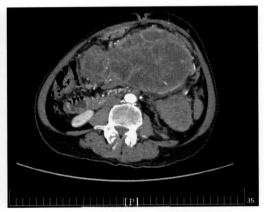

病案三十八图 4　CT 动脉期

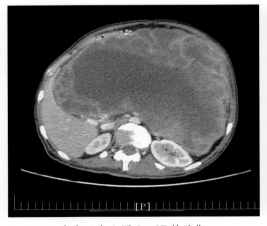

病案三十八图 5　CT 静脉期

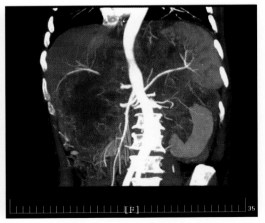

病案三十八图 6　CTA 血管成像：胰腺巨大囊实性占位

初次手术过程

（1）体位及腹壁切口选择：① 仰卧位；② 患者原腹壁切口为正中切口（病案三十八图7），为便于暴露，此次手术取"⊥"形切口；③逐层进腹，探查见左上腹直径约 25 cm 巨大占位性病变，将胃及结肠挤压至右前下方，与胃壁及结肠粘连难以分离，肿瘤位置固定，后方肝十二指肠韧带难以显露，胰腺周围组织解剖结构不清，小肠向下推挤至盆腔。结合术前影像学检查结果，考虑全胰腺恶性肿瘤可能性大，全胃及十二指肠起始部、结肠大部均位于肿瘤表面且与肿瘤粘连致密，余十二指肠及空肠起始部被肿瘤侵犯包裹。

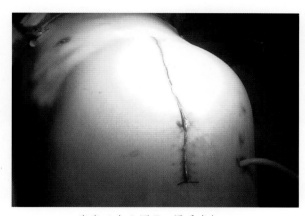

病案三十八图7　原手术切口

（2）切除肿瘤：① 先将肿瘤周边与腹壁粘连分离，充分显露肿瘤；② 将肿瘤侵犯之结肠切断（自结肠起始部至乙状结肠），自肿瘤下方游离出空肠起始部，将空肠起始部离断；③ 自肿瘤右侧后方游离出肝十二指肠韧带，进一步游离出门静脉、下腔静脉、肠系膜上动脉、腹腔干、肝固有动脉及胆总管，并将其骨骼化；④ 沿门静脉将胰腺钩突切除，分离出脾静脉、脾动脉并分别切断缝扎；自胆囊管与肝总管汇合部远端将胆总管横断；⑤ 将贲门充分游离后切断食管，自肿瘤上方游离肿瘤与左侧膈肌粘连；⑥ 自肿瘤左下后方向上向内侧游离肿瘤，将肿瘤完整切除，移走标本。切除范围：全胰腺、脾脏、全胃、十二指肠、空肠起始部、结肠大部（病案三十八图8）。

（3）重建消化道：① 胆囊-空肠吻合，将胆总管断端缝扎，将远端空肠断端上提，距该断端 5 cm 处系膜对侧做长轴向切口，以 3-0 胆道缝合线无张力下行胆囊空肠后壁连续、前壁间断全层吻合；② 食管-空肠吻合，距胆肠吻合口约 20 cm 空肠处切断空肠，远端断端上提，行食管-空肠壁端侧吻合；③ 空肠-空肠吻合，空肠近端断端与食管空肠吻合口远端约 10 cm 空肠行端侧吻合；④ 回肠-结肠吻合，将残留回盲部切除，游离末端回肠，游离乙状结肠后与回肠末端行侧端吻合，探查吻合口完整，通畅，无张力；⑤ 止血、放置腹腔引流管，逐层关腹（病案三十八图 9 ～病案三十八图 10）。

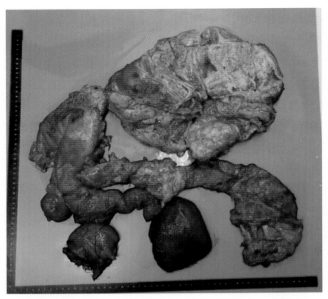

病案三十八图 8　手术切除标本

再次手术过程

患者术后第 9 天出现胆瘘，术后第 12 天出现肠瘘，为利于患者愈合再次行胆肠吻合口造瘘、肠肠吻合口造瘘、空肠造瘘术。

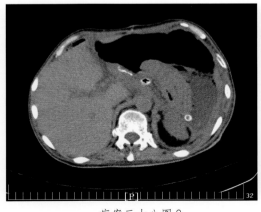 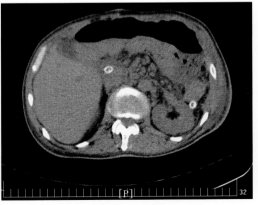

病案三十八图 9　　　　　　　　　　病案三十八图 10

病案三十八图 9 ～病案三十八图 10　术后复查影像，可见腹腔内间隙较大

（1）体位及探查：① 仰卧位；② 腹部正中切口；③ 探查见腹腔内无积液、肠管水肿明显、广泛粘连，原胆囊空肠吻合口前壁有一直径约 1 cm 圆形瘘口，此处肠黏膜外翻阻塞瘘口处；原间质空肠端侧吻合口前侧壁有一长约 3 cm 瘘口、肠黏膜外翻呈鱼唇状。各肠管水肿明显、触之易出血。

（2）造瘘引流：① 自胆肠吻合瘘口处放置蘑菇头引流管并缝合瘘口；② 自空肠吻合口处放置蘑菇头引流管并将该处肠黏膜内翻缝合，将瘘口闭合；③ 探查辨清远端空肠位置，自远端空肠放置空肠造瘘管；④ 止血、放置腹腔引流管后逐层关腹。

术后管理

（1）术后用药：① 基本用药与常规开腹手术相同，如抗炎、抑酸、补液等；② 术后每日补充人血白蛋白20 g，增加组织愈合能力；③ 术后次日给予肠外营养支持；④ 肠瘘术后加用生长抑素持续泵入。

（2）术后饮食：① 禁食禁水，留置胃肠减压；② 1 周后拔除胃管，开始进水，并逐步进清淡流食；③ 留置空肠造瘘管后，术后次日起可给予温糖盐水，逐步过渡为肠内营养制剂。

（3）腹腔引流管的管理：保持引流管通畅，必要时可行腹腔冲洗，如每日引流量小于 20 ml 则考虑拔除引流管。

第二部分　经验教训及思考

1.转移性间叶性软骨肉瘤的诊治

间叶性软骨肉瘤（mesenchymal chondrosarcoma，MC）是较为罕见的恶性肿瘤，本病恶性程度高，约 2/3 发生于骨组织，1/3 发生于软组织，主要转移至肺。发生于胰腺的转移病例国内外鲜有报道。李洁等曾报道一例发生于胰腺的转移性 MC，CT 可见胰腺内强化不均匀的软组织肿块，内见团状、片状钙化。胡军等报道胰腺 MC 一例，但未明确为转移性病变，CT 下也可见肿瘤内点状钙化及分隔。Tsukamoto 等报道时内未见明显钙化，仅有胰体不均匀强化的软组织肿块。本病例 CT 扫描也未见病灶内明确的钙化。本病应与胰腺囊腺癌和胰腺神经内分泌癌鉴别，需注意了解既往病史。MC 预后较差，因放疗及化疗均无明显效果，目前治疗仍以外科手术切除为主，手术能否彻底切除是影响患者预后的主要因素。

2.肠外瘘的分析

（1）肠外瘘是一种术后并发症，80% 发生于术后。引起肠瘘的主要原因包括吻合口愈合不良、吻合口血运障碍、医源性损伤、术前肠道准备不充分、异物或引流管压迫肠壁、术后腹腔感染等。肠外瘘易导致机体离子紊乱、脓毒症、营养不良甚至多器官功能衰竭，病死率高，据临床报道肠外瘘总病死率高达17%。

（2）管状肠外瘘经过控制感染、营养支持等处理后，如无影响愈合的因素如梗阻、特异性病变等，具有很高的自愈率（40%～60%），即使是瘘不能自愈需手术治疗时，腹腔感染已被控制、营养情况也已得到改善，手术成功率仍明显提高。促进管状肠外瘘自愈的主要方法是加强引流、控制感染及有效的营养支持。

（3）如果不能自愈的肠瘘盲目地进行非手术治疗，将导致费用高昂，应尽早诊断不能自愈的肠瘘，采取相应措施。具有以下情况的瘘难于自愈：瘘管部有残腔或脓肿，唇状瘘，瘘口过大，瘘管内壁上皮化，瘘口处有异物，多发瘘，远端肠管有梗阻，以及继发于肠管病变（如肿瘤、结核、局限性肠炎、放射性肠炎等），瘘管短于2 cm等。

（4）空肠造瘘在肠外瘘手术中发挥着减压和营养两个方面的作用。放置于修补口和吻合口近端及附近的空肠造瘘管是为了引流肠液、减轻吻合口的压力，确保吻合口的愈合。放置于吻合口远端的空肠造瘘管是为了便于术后及早开始肠内营养，也可在术后再次发生肠瘘时，降低下次手术的治疗费用，减少长期肠外营养的感染与淤胆等并发症。

（5）肠外瘘行确定性手术前，建议使用一段时间的肠内营养支持。肠内营养能够增加肠道蠕动，使肠管组织恢复正常，利于术后愈合，不致肠管失用性萎缩。

（6）生长抑素有抑制胃肠液分泌，减少肠液溢出量，有利于形成完整的瘘管；生长激素可促进组织修复，两者序贯应用可促进肠瘘愈合。

3. 本次手术的必要性

（1）胰腺转移性间叶性软骨肉瘤较少见，影像学检查可见胰腺内肿块形状不规则，边界不清，密度不均，可有分隔，而肿块内钙化为其相对特征性的表现之一。本病主要治疗方法是手术切除，但预后较差。

（2）患者为高流量瘘，吻合口瘘口处黏膜外翻呈"鱼唇状"，且术后影像可见腹腔内间隙较大，难以形成窦道。保守治疗自行愈合困难。

（3）此次手术为非确定性手术，旨在通过此次手术于吻合口瘘口处留置引流管，将唇状瘘变为管状瘘，利于消化液引流及窦道形成、防止腹腔感染，促进自愈或为下次确定性手术创造条件。

（4）手术前曾拟行DSA下及胃镜下空肠营养管置入，均未能成功。

4. 手术方式的选择

肠外瘘手术包括非确定性手术和确定性手术。非确定性手术指对肠外瘘行腹腔感染病灶清除、清洗、腹腔引流等。确定性手术包括早期确定性手术和后期确定性手术，是针对肠瘘口行肠瘘缝合修补或肠瘘切除吻合手术。一般不主张早期行确定性手术，因早期肠外瘘时腹腔感染明显、肠瘘处肠袢组织炎症水肿明显、愈合能力差，手术失败概率大，但并非绝对禁忌。以下情况可考虑行肠外瘘早期确定性手术：① 瘘发生后

10 天以内；② 除腹腔感染外，无其他严重并发症；③ 无严重营养不良；④ 无严重的并存病（心、肺、肾等）；⑤ 确定性手术不复杂；⑥ 腹壁切口裂开的单纯唇状瘘。如瘘口边缘清创后难以获得满意的吻合、缝合组织，勉强缝合后发生再次外漏的可能性极大，手术导致瘘口反而增大，属于不宜早期行确定性手术的病例。

　　肠外瘘有时因吻合口远端梗阻引起，因此在处理瘘口后，还应全面探查远端肠管，排除远端梗阻。

5.手术后再思考

　　本次手术时因胆总管直径偏细采用胆囊空肠吻合，同时切断近端空肠置为间质空肠行肠肠端侧吻合，此术式是否影响肠管血运；如果术中切除胆囊行胆总管空肠吻合，不切断空肠采用间质空肠，而直接延续肠管行食管空肠吻合、吻合口两侧肠管行侧侧布朗吻合，是否可避免术后肠瘘的发生有待思考。

（吕　伟　吉王明）

参考资料

[1] 李洁, 倪军, 叶靖, 等. 胰腺转移性间叶性软骨肉瘤一例 [J/CD]. 中华消化病与影像杂志：电子版, 2017, 7(1): 43-44.

[2] 胡军, 卜献民, 戴显伟. 胰腺间叶性软骨肉瘤一例 [J]. 临床外科杂志, 2007, 15(3): 173.

[3] Tsukamoto S, Honoki K, Kido A, et al. Chemotherapy improved prognosis of mesenchymal. Chondrosarcoma with rare metastasis to the pancreas[J]. Case Rep Oncol Med, 2014, 2014: 249757.

[4] 唐顺, 郭卫, 汤小东, 等. 间叶性软骨肉瘤的外科治疗及预后分析 [J]. 中国肿瘤临床, 2013, 40(16): 984-987.

[5] Zibis AH, Shrader MW, Segal LS. Case report: Mesenchymal chondrosarcoma of the lumbar spine in a child[J]. Clin Orthop Relat Res, 2010, 468(8): 2288-2294.

[6] 贺佳玉, 刘兴东. 肠外瘘治疗进展 [J]. 四川医学, 2015, 36(12): 1739-1742.

[7] 黎介寿, 任建安, 尹路, 等. 肠外瘘的治疗 [J]. 中华外科杂志, 2002, 40(2): 100-103.

[8] 任建安, 黎介寿. 肠外瘘多次手术治疗的经验 [J]. 中国实用外科杂志, 2002, 22(4): 209-211.

[9] 黎介寿, 任建安, 王革非. 肠外瘘早期确定性手术的可行性 [J]. 解放军医学杂志, 2004, 29(5): 389-391.

[10] 余俊英, 冯泽荣, 黄顺荣, 等. 肠外瘘治疗策略的改进：附 36 例报告 [J]. 中国普通外科杂志, 2009, 18(10): 1103-1104

[11] 罗运生, 夏涛, 李威. 腹部手术后肠外瘘临床分析 [J]. 中国普通外科杂志, 2008, 17(10): 1039-1041.

病案三十九　胰十二指肠切除术后胰瘘出血

诊断： 胰十二指肠切除术后胰瘘
术式： 剖腹探查，胰肠吻合拆除，胰管外引流，空肠营养管造瘘术

提纲： 胰十二指肠联合切除术后容易出现胰腺空肠吻合口瘘，称之为胰瘘。本例为外院胰腺十二指肠术后胰瘘出血患者，且既往有乙肝病史 10 余年，未行规律抗病毒等治疗，入院后完善相关检查，急诊行剖腹探查、腹腔止血、胰肠吻合拆除、胰管外引流、肠粘连松解、空肠营养管造瘘术。持续给予腹腔冲洗引流，床旁超声定期检查有无积液。患者术后 1 个月病情平稳出院。

第一部分　诊疗过程

既往病史

患者男性，73 岁，主因"胰十二指肠术后 1 周余腹腔出血"入住我科。患者 1 个月前无明显诱因间断出现中上腹部隐痛伴呃逆，遂就诊于当地医院，考虑十二指肠占位性病变。于 1 周前行胰十二指肠切除术，术后胰管外引流通畅，引流出约 200 ml 透明胰液，腹腔引流液淀粉酶检测正常，术后第 3 天给予经空肠营养管鼻饲肠内营养乳剂约 2000 ml，患者呃逆、剧烈呕吐、腹胀、腹泻，胃管内见肠内营养液，遂停用肠内营养，第 4 天出现腹腔出血，检测腹腔淀粉酶增高，胰管内引出褐色液体，给予腹腔冲洗、补液、止血并输血及输血浆治疗后好转，术后第 6 天腹腔引流管再次出现血性液体，患者为求进一步治疗，于术后第 7 天转诊于我院急诊。自幼患有乙型病毒型肝炎，手术前未规律抗病毒治疗。查体：皮肤、巩膜无黄染。腹部正中可见一手术瘢痕，长约 25 cm，绕脐周围切口愈合欠佳，少量渗出，左侧胰肠下引流管引流持续冲洗，通畅引流出淡红色液体，胰管引流出灰褐色液体，右侧胰肠上引流持续冲洗引流清亮，胆肠下引流出暗红色液体。

当地医院病理检查结果：十二指肠乳头腺瘤，检验（术后第 3 天）：（胰肠前）淀粉酶 1234 U/L、（胆肠吻合下）3385 U/L。凝血：凝血酶原时间 23.6 s ↑、活动度 36 ↓，INR 2.18 ↑，活化部分凝血活酶时间 19.3 s ↑，纤维蛋白原浓度 1.12 g/L ↓。腹水培养：白假丝酵母菌（真菌）。传染病：乙肝表面抗原 4454.000 COI ↑，乙肝表面抗体 2.000 U/L，乙肝 E 抗原 276.100 COI ↑，乙肝 E 抗体 1.700 COI，乙肝核心抗体 0.008 COI ↓。

入院影像

见病案三十九图 1 ~ 病案三十九图 6。

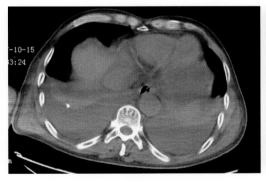 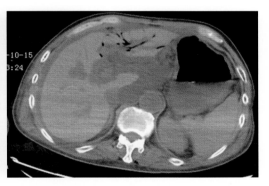

病案三十九图 1　双侧胸腔见较多液性低密度，前方见被压缩的肺组织

病案三十九图 2　肝内胆管内见气体密度影，左叶为著。肝门处结构较乱，见多条引流管结构

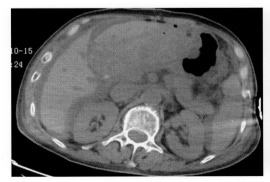 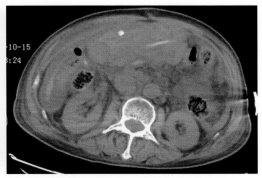

病案三十九图 3

病案三十九图 4

病案三十九图 3 ~ 病案三十九图 4　胰头部显示不清，胰体尾部胰管扩张，胰腺周围脂肪间隙模糊

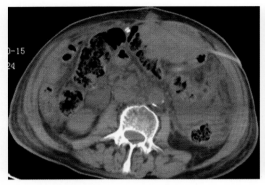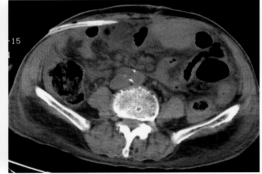

病案三十九图 5　　　　　　　　　　　　　病案三十九图 6

病案三十九图 5 ~ 病案三十九图 6　肠管积气，腹腔见较多液性低密度

治疗经过

入院后完善检查，患者胰十二指肠切除术后出现腹腔出血，考虑出血为胰液外漏腐蚀血管导致，给予止血、补液、输血对症保守支持治疗无效。结合既往病史，从术前影像上看，考虑：① 十二指肠乳头腺瘤，胰十二指肠术后，胰瘘；② 腹腔出血伴失血性休克；③ 腹腔感染；④ 低蛋白血症；⑤ 继发性贫血；⑥ 腹腔积液；⑦ 乙型病毒性肝炎；⑧ 胸腔积液。患者乙肝五项检查：患者乙肝 E 抗原 276.100 COI ↑，有相关文章表明 HBV-DNA 含量与乙肝 E 抗原存在明显的关系。入院时病毒量未检出，考虑乙肝复制期，给予预防性口服恩替卡韦抗病毒治疗（术后 3 天，乙肝病毒核酸定量 2.814×10^7 U/ml）。积极完善术前相关准备后，急诊行剖腹探查、腹腔止血、胰肠吻合拆除、胰管外引流、肠粘连松解，空肠营养管造瘘术。

术中输入 RBC 3200 ml、FFP2000 ml、PLT 1 单位。

术中情况

患者既往手术为胰十二指肠切除术、胰腺空肠吻合、胰管内支撑管引流（病案三十九图 7）。

探查见腹腔大量凝血块共约 1000 ml，腹腔内粘连较重，小肠与小肠，大网膜向腹壁粘连，腹部脏腹膜表面散在皂化斑及广泛的渗血点。分离粘连，在胰肠吻合口盲袢处可见胰管外引流（病案三十九图 8 红色画圈部分），附壁脓苔及腐烂组织。胰肠吻合口有裂开，打开胰肠吻合口，探查门静脉及胆肠吻合口，见胆肠吻合口完好，门静脉完好无表面渗血。肝下见包裹性乳糜样液体约 300 ml。

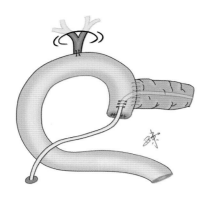
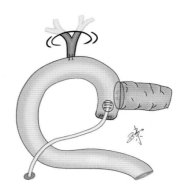

病案三十九图 7　　　　　　　　　　　　　病案三十九图 8

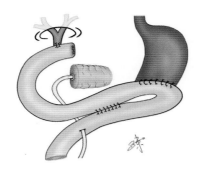

病案三十九图 9

　　闭合器闭合胰肠吻合处肠袢残端，胰管拔除后重新置入胰管外引流，缝扎胰腺断端。胃空肠吻合口无异常（病案三十九图 9）。考虑胰瘘导致出血继发感染，钝性轻柔分离粘连，溃破面予以缝扎，大量温水反复冲洗腹腔感染，直至冲洗液为清流液体。胰管外引流管至空肠肠吻合口下方约 10 cm 穿透肠壁，可吸收线包埋固定，引出体外。

　　右侧引流管：胰腺上冲洗引流管 1 根、胰腺下冲洗引流管 1 根、胆肠旁冲洗引流管 1 根、文氏孔脑室引流管 1 根、胰腺断端右脑室引流管 1 根。左侧引流管：胰肠下引冲洗流管 1 根、空肠营养管 1 根、胰管引流 1 根、胰腺断端左脑室引流 1 根。切口下放置负压引流 1 根。

术后情况

　　吸氧、心电监护，卧床，升温，持续温盐水腹腔冲洗，监测引流液淀粉酶值（1500 U/L 以下），监测体温。床旁超声定期检查有无积液。

　　术后患者生命体征尚平稳，严格控制出入量，密切监测中心静脉压，静脉补充足够的液体和维生素，每日供能在 1800 kcal 以上。术后第 5 天开始肠内营养，并逐渐增加剂量。血糖控制在 5 ～ 8 mmol/L。

给予支链氨基酸 500 ml/d 积极纠正低蛋白血症，补充白蛋白每次 20 ～ 30 g；纠正电解质及酸碱平衡紊乱，特别是注意纠正低钠、低氯、低钾血症及预防碱中毒。为调节患者机体免疫功能，减少感染。给予增强免疫力药物为减少肝细胞坏死。抑酸治疗同时，给予鼻饲乳果糖，以减少肠道细菌易位或内毒素血症。

抗感染治疗：二代头孢 10 天 + 加强口腔护理，预防院内感染。术后体温波动在 36.5℃～ 37.5℃，各监测指标见病案三十九图 10 ～病案三十九图 13。

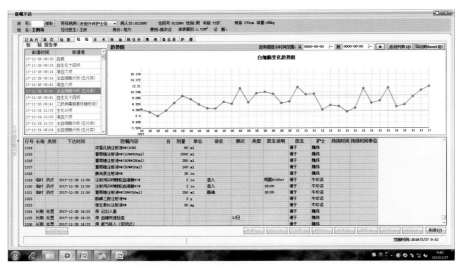

病案三十九图 10　白细胞变化趋势图

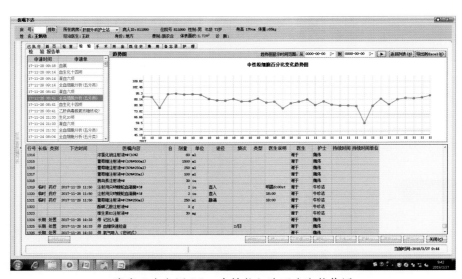

病案三十九图 11　中性粒细胞百分比趋势图

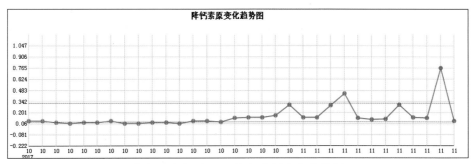

病案三十九图12　降钙素原变化趋势图

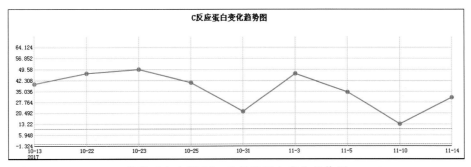

病案三十九图13　C反应蛋白变化趋势图

抗病毒治疗：患者术后当日给予鼻饲恩替卡韦片 0.5 mg，每天一次，抗病毒治疗，术后 4 天复查 HBV-DNA 下降，联合阿德福韦酯片 10 mg，每天一次（病案三十九图14）。

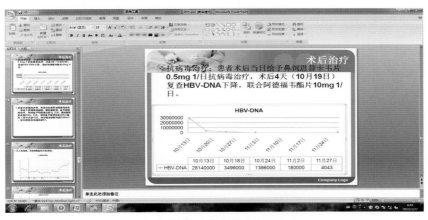

病案三十九图14

患者术后 1 个月，病情平稳，转入当地医院后续保守对症支持治疗。

第二部分　经验教训及思考

1.胰瘘的诊断标准

胰十二指肠联合切除术后容易出现胰腺空肠吻合口瘘，称之为胰瘘。胰十二指肠切除术后胰瘘和胆瘘都分别是较严重的并发症，而二者接触后的胆胰液混合液腐蚀力更强，除造成出血外，极易引起腹腔感染。而腹腔感染、胰瘘对肺部影响极大，造成肺部炎症、胸腔积液、氧饱和度降低、呼吸功能不全，而此时往往需要上呼吸机，但呼吸机易引起呼吸机性肺炎，加之长期卧床，很容易引起恶性循环，导致患者围手术期死亡。因此，极端重视腹部原始并发症处理，阻断可能引起的恶性连锁反应至关重要。

国际胰瘘研究小组（International Study Group of Pancreatic Fistula，ISGPF）标准：术后3天胰肠吻合口引流液淀粉酶超过血清3倍，共分为3级。A级：短暂的胰瘘，对预后无影响，不需特殊治疗；B级：有临床意义的胰瘘，需延长住院时间，经原位引流后可治愈；C级：严重的胰肠吻合口瘘，可出现腹腔内脓肿导致多脏器功能衰竭。术后胰瘘出血（PPH）分级：A级，早期的轻度出血，一般情况好；B级，早期重度出血或者迟发性轻度出血，一般情况尚可，很少危及生命；C级，晚期重度出血，一般情况差，有致死风险，需要紧急干预。

2.胰瘘的发生机制及影响因素

（1）胰瘘发生机理：① 吻合口存在间隙，手术缝合会有不同程度空隙，且吻合处常伴有水肿，其导致的缝隙不可避免；② 肠腔内压力增高，尤其是术后，胃肠道激素水平及代谢紊乱，肠道内容物不能及时排除，导致压力增高，引发胰瘘；③ 吻合口愈合缓慢，肠道黏膜缺乏愈合功能，空肠切断后黏膜容易外翻，及黏膜缺血均不利于伤口愈合；④ 胰酶本身具有消化作用，胆肠液积聚激活胰酶，损伤吻合口，导致胰瘘发生。

（2）胰瘘影响因素：① 年龄、性别、黄疸、胰腺质地、胰管直径、原发疾病类型；② 术中出血量、消化道重建方式选择；③ 术者经验、对重建手术的熟悉程度；④ 术后护理管理情况。

3.手术方式的选择

既往常用的对应措施：① 药物止血,A级出血有时有效，多数效果差；② 冲洗引流，早期胰瘘可以预防出血，但是对已经形成局部感染，且引流管摆放不到位者，效果有限；③ 介入栓塞，对于动脉出血者可以止血，但是对肝脏功能等的副损害也比较巨大；④ 手术探查，止血相对确定，但是方法不当的话，还会有二次、三次，甚至更多出血。

该患者采取胆胰分离式胰管窦道外引流术。该手术方式的原理与单纯的胆瘘（如肝门胆管癌切除后行胆肠吻合瘘）及单纯的胰瘘（如胰腺体尾部癌切除后胰瘘）都没有严重的临床危害，原因在于单纯的胆汁、胰液腐蚀性相对较弱；而胆汁与胰液混合后便激活了胰液的消化活性，导致腐蚀性大幅增强；胰头癌术后的胰瘘就是这种混合了胆汁胰液的有活性的消化液，因此阻断二者的混合是保证二次手术成功的重要目标。其原理是：在保证胆汁、胰液分离的基础上，我们还要争取胆汁、胰液都要进入消化道进行食物的消化吸收。

因此，需要有一种手术方式能满足下列要求：彻底止血、胆胰分离、胆汁胰液有各自的流入通道、尽量保留胰腺功能。

4. 导致本次手术的原因

胰十二指肠手术重建时，最重要的就是胰腺-空肠吻合，为了减少术后并发症必须保证胰腺-空肠吻合的确实可靠。由于胰管-空肠黏膜缝合很少发生胰瘘，而胰管也能保持通畅，因此胰肠吻合时均应用此法。

首先，缝合胰残胰断端后缘与空肠浆肌层，靠拢残胰断端和空肠断端，笔者习惯选用以 4-0 Prolene 线，先行后壁缝合，中点式间断缝合约 6 针。后壁缝合结束后，将胰管引流管插入空肠内，在距吻合口远端 20 ～ 25 cm 处穿出空肠外（病案三十九图 15 ～病案三十九图 16 ）。接着，以 5-0 Prolene 线缝合胰管周围。这时，缝针要带到胰管和周围的胰腺实质，二者一起缝合。于胰管周围挂线，先缝 1 针作牵引便于之后的缝合。胰管不扩张时，后壁 3 针、前壁 3 针、6 针即可（病案三十九图 17 ）。胰管扩张时操作较容易，可适当增加几针。另外，有时也可不留置胰管引流管。然后，从上提空肠襻的盲端插入分离钳，在与胰管相对的空肠壁上开一小孔，并将胰管引流管引入空肠。接着，用胰管周围已经挂好的缝线的另一端缝合空肠黏膜，先将后壁缝线顺次打结，再将前壁缝线打结。胰管引流管的固定线也要用于吻合。最后，与后壁一样以 4-0 Prolene 线，中点式间断缝合残胰断端的前缘与空肠浆肌层。这样胰液虽然可经胰管引流管中引出体外，但也有部分胰液流入空肠，形成不完全的外引流（病案三十九图 18 ）。

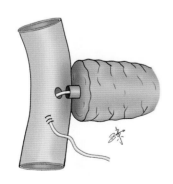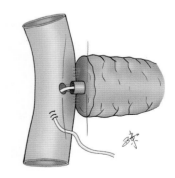

病案三十九图 15　　　　　　　　病案三十九图 16

病案三十九图 15 ～病案三十九图 16　缝合胰管和空肠黏膜，以胰管缝线的另一端缝合空肠黏膜，先后壁再前壁，缝完后按此顺序打结

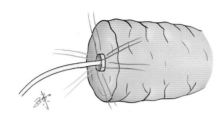
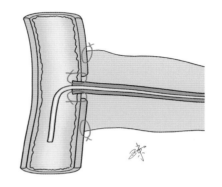

病案三十九图 17　连同胰管和胰腺实质一起缝合缝合胰管周围。这时，缝针要带到胰管及其周围的胰实质。胰管不扩张时缝 6 针即可

病案三十九图 18　胰管－空肠黏膜缝合口的冠状面示意图。胰液可经胰管引流管引出体外，但亦有部分胰液流入空肠

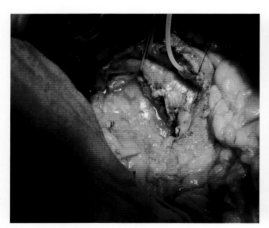
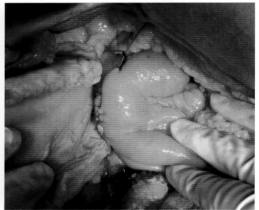

病案三十九图 19　放置胰管内支撑引流管

病案三十九图 20　胰管空肠吻合

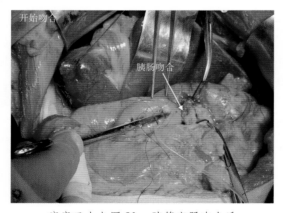

病案三十九图 21　胰管空肠吻合后

　　其要点为，在缝合胰管时，要一同缝合胰管及其周围的胰腺实质。正确可靠的运针是很重要的。另外根据胰腺的质地不同，打结时必须特别小心，往往会不经意间撕裂胰腺实质。胰管引流管过早脱落也是导致胰液外漏的原因之一，因此必须妥善固定。

　　该手术患者为胰管－空肠黏膜缝合（病案三十九图 19 ～病案三十九图 21），一般情况下往往不会出现胰瘘，而该患者术后第 4 天出现胰瘘的原因考虑为胰管引流管过早脱落。虽然目前肠内营养的广泛应用是术后患者的常规营养供给，胰十二指肠手术创伤大，各脏器功能由于术前禁食患者饥饿、术中麻醉、出血打击及术后全身高分解代谢累及多个脏器致功能不全，对患者恢复不利。在短时间内恢复肠内营养首先要改善肠道组织营养及血供。若肠内营养液的渗透压过高，温度过低过热，滴入速度过快都可引起腹痛、腹泻、反流、呃逆。但该患者长期乙肝病史、乙肝活动期、凝血功能差、蛋白合成能力低，其肠壁组织的营养及血供往往比一般人差，其组织愈合能力也相对较差。患者术后胰管外引流通畅，且腹腔引流液淀粉酶检测正常。术后第 3 天经空肠营养管给予大量肠内营养乳剂，患者出现呃逆、剧烈呕吐，腹胀、腹泻，胃管内见肠内营养液，第 4 天出现腹腔出血，检测腹腔淀粉酶增高，胰管内引出褐色液体，给予腹腔冲洗、补液、止血并输血及输血浆治疗后好转，术后第 6 天腹腔引流管再次出现血性液体后患者转院手术治疗，考虑其胰瘘原因：呃逆、剧烈呕吐后导致胰管引流管过早脱落；结合患者胆胰分离式胰管窦道外引流术后，虽术后检测腹腔胰瘘及感染情况控制好，但患者术后仍恢复慢，给予应用保肝、补充新鲜血浆及充分营养后，临床检测肝功能、凝血及白蛋白指标改善缓慢，不难看出其为乙肝活动期，对肠壁组织的营养及组织愈合能力的影响大，该原因亦不除外也是导致该患者发生胰瘘的因素之一。

（谢　于　王　政）

参考资料

[1] Bassi C, Dervenis C, Butturini G, et al. Postoperative pancreatic fistula: an international study group (ISGPF) definition[J]. Surgery, 2005, 138(1): 8–13.

[2] Bassi C, Marchegiani G, Dervenis C, et al. The 2016 update of the International Study Group (ISGPS) definition and grading of postoperative pancreatic fistula: 11 Years After [J]. Surgery, 2016 , 28[Epub ahead of print].

[3] Hackert T, Hinz U, Pausch T, et al. Postoperative pancreatic fistula: We need to redefine grades B and C[J]. Surgery, 2016, 159(3): 872–877.

[4] Pratt WB, Maithel SK, Vanounou T, et al. Clinical and economic validation of the International Study Group of Pancreatic Fistula(ISGPF) classification scheme [J]. Ann Surg, 2007, 245(3): 443–451.

病案四十　胰十二指肠切除术后胆肠吻合口狭窄伴结石

诊断：胰十二指肠切除术后胆肠吻合口狭窄伴结石
术式：原胆肠吻合口拆除，残留肝外胆管切除，胆肠再吻合，T管引流术

提纲：5年前因壶腹部良性肿瘤行胰十二指肠切除术，术后3年出现反复发作胆管炎症状，影像学检查提示胆肠吻合口狭窄伴结石。此次在我院行原胆肠吻合口拆除、残留肝外胆管切除、胆肠再吻合、T管引流术。

第一部分　诊疗过程

既往病史

　　患者女性，63岁。5年前因"胰腺钩突部占位"在外院行胰十二指肠切除术。术后病理检查提示：胰腺钩突部黏液性囊腺瘤。患者无术后并发症，恢复顺利。术后3年突发中上腹闷胀不适伴发热，最高至39℃，伴有轻度波动性黄疸，不伴恶心呕吐、腹泻、便秘等其他症状，给予抗菌、补液治疗后能好转。曾于外院行B超提示肝门部胆管结石。之后上述症状频繁发作，每月发作2~3次。患者于门诊查MRCP提示"胆肠吻合口狭窄伴结石"，PET-CT、胰腺CT未见肿瘤复发或扩散征象，查血CA19-9、CEA等肿瘤指标正常。遂诊断为"胰十二指肠切除术后胆肠吻合口狭窄伴结石"收治入院。患者身体状况良好，术前检查无明显手术禁忌，遂考虑再次手术治疗。

手术过程

　　（1）体位及腹壁切口选择：① 平卧位。② 患者原腹壁切口为右上腹经腹直肌切口，切口下缘至脐下2 cm。此次手术仍选择原手术切口进腹，但行初步探查时，先切开原切口至脐上2 cm水平。③ 逐层进腹，考虑原切口中下段可能与腹腔内肠管粘连较致密，所以在切开皮肤、皮下、腹部肌肉层，显露腹膜以后，从切口上端起始，

切开腹膜至预定位置，过程中注意辨认清楚与腹壁紧密粘连的肝脏、肠管和网膜组织，使其不受损伤。④ 组织钳牵引两侧腹膜中部，由切口中部向两侧分离，直至切口与下方的腹腔内组织完全分离。⑤ 显露肝脏前缘，见胃和网膜组织与肝脏紧密粘连，覆盖于肝门部前方。遂紧贴肝脏的脏面向下方分离，将胃、十二指肠与肝脏脏面分离，初步显露肝门部结构。⑥ 考虑肝门部位置较深，暴露不满意，遂于切开的切口下端起始，沿水平方向横行切开腹壁 4 cm，作反"L"形切口，便于肝门部结构能充分暴露。

（2）分离解剖肝门部结构，显露原胆肠吻合口及空肠输入袢：① 分离解剖，显露出原空肠输入袢，进一步解剖显露胆肠吻合口及胰肠吻合口，然后充分游离空肠袢至进入横结肠系膜处，还原至原吻合后状态；② 探明原手术中按胰肠—胆肠—胃肠的顺序行消化道重建。胰肠吻合口愈合好，且与周围粘连致密，未再行进一步分离。胆肠吻合方式为端-侧吻合，狭窄位于胆肠吻合口，上方肝外胆管明显扩张，并伴有结石。胆肠吻合口距左右肝管汇合部约 5 cm。胰肠与胆肠吻合口之间的空肠袢蜷曲于肝十二指肠韧带前方，并与肝外胆管左侧缘明显粘连。

（3）拆除原胆肠吻合口、切除残余过长的肝外胆管：① 于胆肠吻合口上方的胆管前壁缝 4-0 丝线作牵引，于胆肠吻合狭窄环上方横行切开胆肠吻合口前壁；② 探查原胆肠吻合口狭窄处胆管壁明显增厚，狭窄环内径 3 mm；③ 向肝门方向纵行切开肝外胆管，直至肝门，取出胆管内胆色素性结石后，见肝外胆管内径约 1.5 cm，胆肠吻合口狭窄处至左右肝管分叉部的肝外胆管长度约 5 cm，左右肝管内径约 5 ~ 7 mm，开口无明显狭窄，肝内胆管未探及明显结石；④ 分离肝外胆管与空肠袢之间的粘连，将肝外胆管充分游离，完成后目测肝外胆管长度 5 ~ 6 cm；⑤ 拆除原胆肠吻合口，充分游离原胰肠和胆肠吻合口之间的空肠袢，见此段空肠袢长度约 15 cm 左右；⑥ 于左右肝管汇合部水平切除残余的肝外胆管，肝门部胆管开口 3 点钟和 9 点钟方向各缝细丝线牵引，留作胆肠吻合，此处胆管内径约 2 cm 左右；⑦ 留取胆管开口部分组织行冰冻病理切片检查，确认切缘无肿瘤残留。

（4）将原空肠袢上提至肝门，完成重建：① 切除空肠袢侧原胆肠吻合口狭窄环，并稍许切开附近的空肠壁以扩大胆管开口至与肝门部胆管口径相近，留取空肠开口处组织行冰冻病理检查，确认切缘未见恶性肿瘤组织；② 将原空肠袢上提至肝门，确认胆肠吻合重建后吻合口无明显张力；③ 以 5-0 可吸收线行胆管-空肠后壁的连续缝合；④ 留置 18F T 管，两短臂分别置入右后与左肝管，并以可吸收线将 T 管固定于吻合口内。T 管尾端于胆肠吻合口下游 5 cm 的空肠袢前壁引出；⑤ 采用同样的方法，以 5-0 可吸收线行胆管-空肠前壁的端侧连续缝合，于 T 管自肠壁引出处以丝线行荷包缝合固定 T 管；⑥ 放置腹腔引流管：胆肠吻合口后方放置腹腔单腔管引流，于右上腹壁引出体外。

术后管理

（1）术后用药：① 基本用药与常规开腹胰十二指肠切除手术相同，如抗生素、水电解质等；② 建议术后 3 天每天补充人血白蛋白 10 g，增加组织愈合能力；③ 建议术后至肠道通气后拔除胃管。患者开始流质饮食前，每日给予善宁（奥曲肽注射液）0.1 mg 皮下注射，减少胰液分泌，保证胆肠吻合口顺利愈合。

（2）术后饮食：① 一般禁食 72 h；② 一般此类患者术后 3～5 天恢复肠道通气，即可拔除胃管，开始进水，并逐步进清淡流食；③ 术后 1 周内以清淡饮食为主，1 周后逐步恢复正常饮食。

（3）腹腔引流管的管理：术后每天记录腹腔单腔管和 T 管的引流量，观察引流液的颜色和性状。常规于术后第 5 天复查 B 超及上腹部 CT（平扫加增强），明确肝门区胆肠吻合口周围无明显积液，即可拔除腹腔引流管。

（4）胆道支撑管的管理：① T 管建议留置 3 个月；② 术后 2 周可以夹闭 T 管，期间每周开放 1 h，以排出引流管腔内沉积的胆泥；③ 3 个月内务必保护好 T 管，若固定 T 管的缝线脱落，需及时再次用缝线固定 T 管于皮肤上；④ 术后 3 个月可行胆道造影，若肝内有残余结石，可行胆道镜取石。

治疗结果

该患者术后恢复良好，无胆瘘，术后 36 h 肠道通气，开始进流质饮食，5 天拔除腹腔引流管，9 天拆线出院，胆道支撑引流管 3 个月造影后拔除，已随访 2 年无不适，未见结石复发。

第二部分　经验教训及思考

1. 胆肠吻合口狭窄原因探讨

此例患者进腹后探查未见胆肠吻合口有肿瘤复发的征象。解剖原胆肠吻合口和输入袢空肠后发现：

（1）胆肠吻合口距左右肝管分叉部距离较远，两者之间的肝外胆管长度约有 5 cm。

（2）原消化道重建顺序为胰肠（端侧）—胆肠（端侧）—胃肠吻合，胰肠吻合口与胆肠吻合口之间的空肠袢过长，堆积于肝门下方，尤其在拆除了原胆肠吻合口之后，这段空肠在自然状态下长度约有 15 cm。

（3）原胆肠吻合口被上述肠袢推挤至肝门右侧方，以至过长的肝外胆管与上述空肠袢并行粘连在一起，胆肠吻合口扭曲成锐角。

（4）可能在长期的炎症刺激下，残留的肝外胆管壁有明显增厚，尤其是靠近胆肠吻合口附近，胆肠吻合口本身没有完全闭塞，内径有 3 mm 左右。

根据上述探查结果可以推断，造成该例患者胆肠吻合口狭窄的原因很可能是缘于肝外胆管残留段过长，以及胰肠、胆肠吻合口之间的空肠袢保留偏长，导致胆肠吻合口被空肠袢推挤向肝门右侧方向摆动，致胆管与肠袢的角度成锐角，吻合口扭曲变形，形成狭窄并继发结石形成。

2. 胰十二指肠切除术中胆肠吻合需要注意的方面

通过分析此病例胆肠吻合口狭窄的原因，提示我们在行胰十二指肠切除术时，有以下几个方面需要注意：

（1）肝外胆管不宜残留过长。肝十二指肠韧带淋巴结清扫后，肝外胆管周围缺乏淋巴结缔组织的衬护，过长的胆管残留段游离活动度大，比较容易受肠袢蠕动的影响发生扭曲变形，影响胆汁通畅引流。

（2）过长的肝外胆管残留段，末梢血供不足，亦会影响吻合口的愈合。因而，一般距左右肝管汇合部下方 0.5 ~ 1 cm 左右横断肝外胆管比较合适，可以保证胆管切缘有良好的血供。对于肝外胆管没有梗阻，管径较细，胆管壁菲薄的病例，胆肠吻合口可做在胆管分叉部水平，以尽可能地减少后期胆肠吻合口狭窄的发生。

（3）消化道重建时，设计胆肠、胰肠吻合口的位置要适中，两者之间的肠袢既不能过长，也不宜过短，避免吻合口因肠袢牵引而扭曲，胆汁引流不畅，造成类似此病例情况的发生。

3. 此病例吻合口狭窄再修复时应注意的方面

（1）在切除过长的肝外胆管前，首先应将肝外胆管、胆肠吻合口及原空肠输入袢进行充分游离，分离时尤其注意不要损伤空肠袢的肠壁和系膜血管。

（2）拆除原胆肠吻合口时，在原胆管空肠吻合口的空肠一侧进行离断，通常仍以该处空肠开口与肝门部胆管行胆肠再吻合，吻合处尽量不要保留原有的吻合口瘢痕组织。

（3）切除多余的肝外胆管残留段时，一般距左右肝管汇合部下方 0.5 ~ 1 cm 左右横断肝外胆管。因胆管炎反复发作与结石形成，胆管壁多有明显水肿增厚，须尽量在炎症较轻，胆管壁瘢痕不甚明显的位置横断肝外胆管，以减少后期吻合口瘢痕过度增生的机会。若左右肝管有相对性狭窄，可视情况切开左肝管横部或右肝管前壁，保证肝门部胆管开口通畅。

（4）此例患者原胆肠吻合口与胰肠吻合口之间的空肠袢保留过长，在切除肝外胆管后，将原空肠袢上提至肝门后正好适合进行胆肠吻合。在某些病例中，若空肠袢过短，原空肠袢上提至肝门后，估计胆肠吻合口张力较高，吻合困难，可将原空肠袢上的开口行间断缝合关闭，于胃肠吻合口下游寻找合适的位置横断空肠，将近侧空肠断端与空肠远侧断端下游 50 ～ 60 cm 的空肠袢行端侧吻合，并将远侧空肠袢转移上提至肝门行胆肠吻合，即完成 Roux-en-Y 吻合。

（张永杰）

病案四十一　胰十二指肠切除术后桥袢梗阻致迟发性胰瘘及出血

诊断： 胰十二指肠切除术后桥袢梗阻致迟发性胰瘘及出血

术式： 剖腹探查＋腹腔血肿清除＋桥袢小肠造瘘＋胃肠吻合远近端小肠侧侧吻合＋空肠造瘘＋腹腔冲洗引流术

提纲： 因"胆总管下段癌，梗阻性黄疸"于当地医院行胰十二指肠切除术，术后28天胃十二指肠残端出血，经介入栓塞治疗效果不佳，急诊行剖腹探查＋腹腔血肿清除＋桥袢小肠造瘘＋胃肠吻合远近端小肠侧侧吻合＋空肠造瘘＋腹腔冲洗引流术。

第一部分　诊疗过程

既往病史

患者男性，67岁，因"纳差伴腹胀痛、尿黄1月余"，于当地医院诊断为"胆总管下段癌，梗阻性黄疸"，行胰十二指肠切除术。初期恢复顺利，逐步进半流质饮食，术后两周复查全腹CT及B超，未见明确积液，相继拔出腹腔引流管，病理诊断为胆总管下段癌。

术后28天无明显诱因下出现头晕，急诊查Hb 74 g/L，予以输血等对症治疗后。当日夜间至次日凌晨患者出现大量呕血并伴随血压下降，考虑消化道出血、失血性休克，予积极补液扩容、输血、升压等抢救措施后紧急行血管造影。造影见胃十二指肠动脉起始部局部造影剂外渗，肝固有动脉痉挛变细，在微导丝引导下在出血动脉远端分别放置弹簧圈3枚，术后复查血红蛋白91 g/L，当日夜间再次复查Hb 73 g/L，考虑存在活动性出血，再次介入造影检查未见出血点；转入ICU予生命支持治疗4天，生命体征平稳，但腹部膨隆明显，胃管引流咖啡色样液体，CRP 300 mg/L。考虑腹腔和消化道出血，转我院行进一步诊治。

入院后，患者血压、心率尚平稳，有发热，最高达39℃；WBC 9.58×10^9/L，

NEU% 为 90%；行 B 超引导下穿刺置管引流，引流出暗血性液体 1300 ml。CT 检查提示腹腔较多积液或积血，胃十二指肠动脉栓塞术后改变，肝门胰头区团块混杂密度灶，考虑局部血肿形成。诊断考虑：① PD 术后腹腔出血（胃十二指肠动脉栓塞术后）；② 腹腔感染肠胰吻合口瘘？③ 消化道出血；④ 胆总管下段癌（PD 术后）。保守治疗病情未得到有效控制，遂行剖腹探查手术。

手术过程

　　术中探查见腹腔内广泛水肿粘连，肝周及腹盆腔内大量血性液体量约 1500 ml，血凝块约 300 g，肝下胆肠吻合及胰肠吻合后方一约 4 cm×5 cm 血肿，血肿内夹杂部分坏死组织。仔细清除血肿及坏死组织后可见胃十二指肠动脉断端破口，腔内可及血凝块，移除血凝块后可见介入栓塞弹簧圈，给予移除弹簧圈后缝合破口，胰肠吻合未及明显肉眼可见的瘘口。胃肠吻合左侧输入袢吻合于吻合口右侧，右侧输出袢吻合于吻合口左侧，输入袢输出袢交叉成角（病案四十一图 1）。

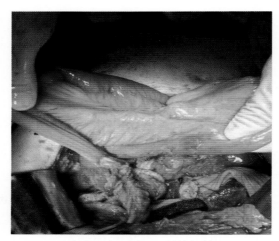

病案四十一图 1　肠袢扭转

术后管理

　　术后抗感染，营养支持治疗。

治疗结果

　　术后 21 天恢复顺利出院。术后随访 1 年，恢复良好。

第二部分　经验教训及思考

　　胰十二指肠切除术（pancreaticoduodenectomy，PD）是治疗胰头和壶腹周围病变的标准术式，其切除脏器多、重建复杂、术后并发症发生率较高。随着外科治疗手段的更新，PD 安全性提高，围手术期病死率低于 5%，但术后并发症发生率仍为 26.7% ~ 45%。其中术后出血（postpancreatectomy hemorrhage，PPH）是较常见且较凶险的术后并发症。一般认为，胰肠吻合口瘘及继发腹腔感染是 PD 患者术后发生 PPH 的主要因素，迟发性出血的治疗效果差于早期出血。本病例为输入襻扭转致桥襻梗阻，进而导致迟发胰肠吻合口瘘和腹腔出血，总结其防治经验。

　　病例特点为 PD 初期恢复顺利，影像学证实无腹腔积液。术后 28 天，患者正常进食后出现腹腔出血及消化道出血，再次手术证实为输入襻扭转致桥襻梗阻，造成胰肠吻合口破裂（迟发性瘘），进而引起胃十二指肠动脉断端破口，表现为腹腔内出血和消化道出血。经及时再次手术（行胃十二指肠动脉破口缝合止血、胰肠胆肠吻合口之间肠襻造瘘、胃肠吻合远近端小肠侧侧吻合），充分缓解输入襻压力，术后恢复顺利，远期效果良好。但教训深刻，值得深入反思。

　　本病例因为输入襻扭转，在开放饮食后，输入襻压力增加，胰液和胆汁在肠腔中积聚，增加了肠内压和肠襻重量，直接或间接加大了吻合口张力，导致胰肠吻合口瘘，并造成 GDA 残端假性动脉瘤形成及腹腔内出血，同时伴有消化道出血。如术后观察仔细，重视腹胀等症状，及时做 CT 检查，及时诊断，并主动做输入襻与输出襻吻合，可避免出现致死性的胰瘘和出血。

　　警惕"前哨出血"，术后及时发现、准确治疗，是胰腺术后出血在防治方面的要点。本例患者发生消化道出血，失血性休克后，才引起医师的关注，积极行介入栓塞及 ICU 抢救治疗，治疗有一定效果，但未完全控制腹腔内出血。转诊至我院后，及时行穿刺引流治疗，复查 CT 提示患者仍然合并腹腔出血，急诊行二次手术治疗。PD 术后出现并发症，需要积极行手术探查的适应证主要是吻合口瘘和 PPH；再次手术与住院时间延长和高死亡率相关，对于再次手术术后存活的患者，整体生存率和无病生存率不受再次手术的影响。对 C 级胰瘘患者，必要时可行全胰切除术控制病情进展。

　　因此，PD 术后重视生化指标的检测，术后早期出现低蛋白血症和低营养预后指数（PNI），以及术后第 1 天 CRP 升高是发生严重并发症的预警。重视患者症状及体征，及时完善腹部 CT 等检查，根据病情及时合理处理，早期的空肠减压对缓解肠管压力、预防胰瘘有明确效果。在患者引流保守治疗过程中，严密监测患者病情变化；保守治疗效果不佳时，及时行急诊手术探查，能最大限度地控制和处理吻合口瘘、肠管坏死、腹腔感染、迟发性腹腔内出血等致死性的严重并发症，降低围手术期死亡率。

（牟一平　周育成）

参考资料

[1] Stéphane, Bourgouin, Jacques, et al. Predictive factors of severe complications for ampullary, bile duct and duodenal cancers following pancreaticoduodenectomy: multivariate analysis of a 10-year multicentre retrospective series[J]. The surgeon: Journal of the Royal Colleges of Surgeons of Edinburgh and Ireland, 2015, 11: 003-007.

[2] Claudio, Ricci, Riccardo, et al. Late postpancreatectomy hemorrhage after pancreaticoduodenectomy: is it possible to recognize risk factors?[J]. JOP : Journal of the pancreas, 2012, 13(2): 193-198.

[3] 邢人伟，牟永华，牟一平. 胰十二指肠切除术后出血的原因及处理 [J]. 肝胆胰外科杂志，2007, 19(6): 407-409.

[4] Lessing Y, Pencovich N, Nevo N, et al. Early reoperation following pancreaticoduodenectomy: impact on morbidity, mortality, and long-term survival[J]. World J Surg Oncol, 2019, 17(1): 26.

[5] Rungsakulkij N, Tangtawee P, Suragul W, et al. Correlation of serum albumin and prognostic nutritional index with outcomes following pancreaticoduodenectomy[J]. World J Clin Cases, 2019, 7(1): 28-38.

[6] Guilbaud T, Birnbaum DJ, Lemoine C, et al. C-reactive protein on postoperative day 1 is a reliable predictor of pancreas-specific complications after pancreaticoduodenectomy[J]. J Gastrointestinal Surg, 2018, 22: 818-830.

[7] 岳树强，杨雁灵，逯振宇，等. 胰管空肠连续吻合联合肠腔外引流预防胰十二指肠切除术后胰瘘 [J]. 中华普通外科杂志，2009, 25(3): 182 -184.

[8] 林明飞，文钦夫. 胰十二指肠切除术后晚期出血的原因及治疗 [J]. 临床外科杂志，2017, 25(10): 749-751.

病案四十二　胰十二指肠切除术后胰瘘、出血

诊断： 胰十二指肠切除术后胰瘘、出血
术式： 介入止血两次，胃镜止血三次，剖腹探查止血两次

提纲： 因十二指肠占位性病变行胰十二指肠切除，术后并发出血，行两次介入止血，3 次胃镜止血，两次剖腹探查止血，术后并发胰瘘，行三腔管持续腹腔冲洗。

第一部分　诊疗过程

简要病史及治疗过程

患者男性，69 岁。2013 年 11 月 8 日，以"黑便 3 天，呕吐咖啡色物 1 天"入我院消化科，查胃镜见胃巨大溃疡，十二指肠球降交界处狭窄，PET-CT 提示十二指肠占位，转普外科于 2013 年 12 月 4 日全麻下行开腹胰十二指肠切除术，术后病理检查提示为十二指肠乳头部溃疡型中分化腺癌。术后合并右下肺炎、胰瘘、肠道菌群紊乱引起的腹泻，并予对症治疗。12 月 26 日多次排出暗红色血便，伴血红蛋白下降，急诊行局麻下介入止血，见右上腹空肠动脉供应分支可疑出血，栓塞止血。12 月 30 日患者出现呕血伴输血后血红蛋白反而持续下降，急诊查胃镜见吻合口残端溃疡，表面血管显露，附着少量渗血，金属夹夹闭。12 月 31 日再次出现呕血及排暗红色血便，急诊胃镜见残胃小弯侧 1.2 cm×1.5 cm 溃疡，输入袢胆肠吻合口周围见巨大溃疡，占腔约 2/3 周，表面附着暗红色血块，金属夹止血。2014 年 1 月 1 日出现呕吐咖啡色陈旧血块，排柏油样黑便，急诊胃镜见胰肠吻合口有血块附着，无活动性出血。经保守治疗无好转且血红蛋白下降明显，遂行剖腹探查止血，距胰肠吻合口约 4 cm 切开肠壁见胰腺残端小动脉断端显露，血栓形成。移除血栓后有新鲜血液流出，用 3-0 Prolene 缝线 8 字缝扎。胃肠吻合口远端 20 cm 做空肠造瘘（备术后早期空肠营养支持）。术后合并胰瘘，予持续腹腔冲洗引流。1 月 14 日突发右侧腹腔引流管流出大量鲜红色血液，伴血压下降、心率增快，急诊介入见胃十二指肠动脉残端可疑出血，因腹腔干扭曲变形，导丝不能进入，遂行剖腹探查，见原胰肠吻合口粘连封闭表面有瘘口形成，内有鲜血涌出。沿

瘘口切开，胰肠吻合口 10 点钟处动脉搏动性出血，Prolene 缝扎。沿胰腺上缘游离显露出血动脉根部，追溯至胃十二指肠动脉残端，发现动脉壁腐蚀显露血管内膜，遂于近端贯穿缝扎肝动脉，留置三腔引流管冲洗。术后未出现肝脏坏死脓肿。术后合并胰瘘，予持续三腔引流管冲洗。

治疗结果

患者于 2014 年 3 月 15 日顺利出院，后行奥沙利铂 + 卡培他滨方案化疗六个疗程，续贯维康达（替吉奥）单药口服化疗 2 年。现术后 5 年，随访无异常。

第二部分　经验教训及思考

1. 胰十二指肠术后出血的概念、原因及防治对策

从意大利著名外科医师 Codivilla 在 1898 年第一尝试进行胰头切除，经过约 1 个世纪的发展，胰十二指肠切除已经成为胰头癌、壶腹周围癌及胆管下段癌的首选治疗方式。伴随着手术技术的进步、围手术期各种病理生理过程认识的加深、各种先进手术器械的应用，围手术期的死亡率已经降至 5% 以下，但术中及术后各种并发症的发生率依然很高，其中以术后出血最为危重，病死率高达 11% ~ 31%。2007 年国际胰腺外科小组针对胰腺术后出血做出详细的定义及分级，其发布的共识在过去的十几年里得到了世界范围内同行的认可，改变了多年以来定义及分级混乱的局面。其将胰腺术后出血发生时间以术后 24 h 为界分为早期出血和迟发性出血。按出血部位分为腔内出血（主要指消化道如胰腺残端、各吻合口、胃十二指肠溃疡糜烂、胆道出血等）和腔外出血（主要指腹腔出血如各种动静脉血管出血、手术创面渗血、外接引流有血性液体及假性动脉瘤破裂等）。根据出血的严重程度分为轻度及重度出血。轻度出血是指腹腔引流管、胃管或影像学检查（超声或 CT）发现的少量出血，血红蛋白下降 < 30 g/L，且临床症状轻，循环稳定，一般不需要侵入性操作，仅需要对症、止血、扩容等液体复苏或输血（术后 24 h 内输 2 ~ 3 U 少浆血或术后 24 h 输血 1 ~ 3 U），必要时可行内镜下吻合口止血。严重出血是指大量失血，血红蛋白下降 ≥ 30 g/L，临床出现心动过速、低血压、少尿等循环不稳的表现，一般情况需要输血 3 U 以上。严重出血需要及时进行介入治疗或手术探查止血。

"前哨出血"最早在 1991 年由 Brodsky 提出，主要指无明显诱因出现腹腔引流管或胃管内的少量出血，患者无明显症状，但短期内可能出现大出血。因此要时刻警惕任何早期出血的迹象，密切监测处理。

术后的早期出血通常与技术性因素相关，比如术区创面或各吻合口止血不彻底、

动静脉结扎线不够牢靠松脱、血管夹脱落，以及术中能量平台（如电刀、超声刀、Ligasure 等）电凝止血后焦痂脱落或血管重新开放等，也有部分患者术前合并黄疸、肝功能不全，或者长期应用抗凝药导致凝血功能障碍，导致术后出现手术创面持续渗血。预防的关键是胰腺外科专科化的医师培训，如提高手术的熟练程度，术中的精细操作，术前保肝、减黄、输注凝血因子、补充维生素 K1 等。

迟发性消化道出血多见于各吻合口溃疡糜烂，常表现为呕血或黑便。预防的关键在于早期规范应用抑酸剂保护胃黏膜。迟发性腹腔出血通常见于各种吻合口瘘导致的腹腔感染、积液对血管的腐蚀，淋巴清扫血管骨骼化时对血管外膜的过度剥离形成假性动脉瘤，长期留置腹腔引流管对周围血管的摩擦，以及胰瘘后持续腹腔冲洗时，有坏死组织堵塞引流管造成负压吸力过高损伤周围组织血管等。常见的出血部位有胃十二指肠动脉残端、肝动脉分支、门静脉及肠系膜上静脉分支、肠系膜上动脉分支、腹腔干及脾动脉分支等。预防的关键是术中采用肝圆韧带或血供良好的网膜组织填塞覆盖门静脉及肠系膜上静脉等大血管表面，减少感染积液对血管的腐蚀。术后规律监测引流液淀粉酶水平，对术后 3 天内引流液淀粉酶超过血淀粉酶参考值上限 3 倍以上的胰瘘及可疑胆肠吻合口瘘、胃肠吻合口瘘患者，尽早行持续腹腔冲洗引流，避免腹腔积液感染。同时密切监测引流管通畅及负压吸引情况，避免引流管被坏死组织块堵塞后造成压力过高，未能及时发现而导致对引流管周围组织血管的损伤。对于术后复查 CT 尽量选择增强造影，这样不仅可以在发现残余的腹腔积液后及时行腹腔穿刺引流，而且能在及时筛查出假性动脉瘤后早期介入处理。

对于呕血、黑便或胃管引流血性液体的消化道出血患者，除常规禁食、抑酸、抑制胰酶分泌、止血剂、输血、扩容等支持治疗以外，需密切监护患者生命体征及循环稳定情况，必要时可在内镜下电凝、金属夹闭、微波固化、喷洒止血药及采用医用生物胶水等止血。如内镜检查胃肠吻合口正常时，可用胆道镜或十二指肠镜进入输入袢检查胰肠、胆肠吻合口。针对腹腔引流管有血性液体或不明原因血红蛋白明显下降的患者，除一般的止血、输血、扩容、抑酸、抑制胰酶分泌等支持治疗以外，还需密切监测引流管出血量及血红蛋白的变化情况，如保守治疗后未见好转，特别是输血后血红蛋白不升反降，甚至出现血压下降、心率增快等循环不稳表现，高度怀疑有进行性出血时，及时采取血管造影介入治疗或手术探查止血。血管造影对动脉性出血指导意义较大，常规需行腹腔干、肠系膜上动脉及肠系膜下动脉造影，造影确认出血动脉后，可以采用弹簧圈 + 明胶海绵颗粒行血管内栓塞、覆膜支架置入、局部动脉内注入加压素等治疗，对出血量较大，介入治疗失败的患者可以临时用球囊阻断出血动脉，为开腹探查止血争取时间。但血管栓塞可能会导致供血脏器的梗死及功能衰竭，需慎重选择。对于合并胰瘘的腹腔大出血患者的手术处理具有一定困难，特别是胰瘘时间较长，周围组织水肿感染坏死明显，出血点埋藏在广泛水肿粘连的器官内难以找到，且粘连脏器的分离同时会带来新的出血创面。因此，如何找到确切的出血点，进行牢靠的缝扎止血，对主刀医师的手术能力及心理素质有非常高的要求。再次手术的目的不仅要解决出血问题，同时对胰瘘的处理也很关键，需要保持通畅的腹腔引流并尽量避免术后出现其他并发症。需注意此时原胰肠吻合口拆除重建往往是非常困难的，吻合后出现再次外漏的可能性很大，因此这类患者如迫不得已需拆除原胰肠吻合口，需慎重抉择是否行残胰重建，或可考虑行胰管支撑管外引流胰液待二期重建。

本例患者入院时合并有黑便及呕血，胃镜见胃巨大溃疡，属于溃疡出血的高危患者，因此术后预防性应用了质子泵抑制剂。术后 26 天开始多次呕血，首先考虑溃疡出血，3 次急诊行胃镜检查，明确看到吻合口溃疡，但未能找到真正出血点，导致后续输血等对症支持治疗后仍有血红蛋白进行性下降，转急诊行剖腹探查止血，发现胰腺残端裸露小动脉断端后缝扎。术后合并胰瘘，行腹腔持续冲洗引流，并复查 CT 未见腹腔明显积液。但 2 周后仍突发右侧引流管大量血性液体流出，考虑有血管破裂出血。遂行急诊介入诊查，血管造影看到胃十二指肠动脉残端造影剂弥散，未能成功止血，转剖腹探查，见胰肠吻合表面有瘘口形成，内有鲜血涌出。沿瘘口切开，10 点处动脉搏动性出血，Prolene 缝扎。沿胰腺上缘游离显露出血动脉根部，追溯至胃十二指肠动脉残端动脉壁腐蚀显露血管内膜，遂于近端贯穿缝扎肝动脉，留置三腔引流管冲洗。

事后反思，如果第一次探查止血就沿着出血动脉追溯到胃十二指肠动脉残端发现血管受腐蚀，直接缝扎肝动脉，可能就不会再有二次出血发生。因此如何依据患者的出血时间、出血量、出血部位，选择合适的干预时机和治疗方式，是处理胰腺术后出血的关键。另外在制定临床决策时需充分考虑医院相关科室的实力水平，对介入科实力较强的医院，如判断为动脉性出血，可首选介入治疗。例如本例患者第二次介入血管造影已看到出血点，但未能成功栓塞。因此不能单从理论上选择治疗方案，推荐外科主导的多学科联合治疗，以提高胰腺手术的安全。

（王　巍）

参考资料

[1] Griffin JF , Poruk KE , Wolfgang CL . Pancreatic cancer surgery: past, present, and future[J]. Chinese journal of cancer research (Chung-kuo yen cheng yen chiu), 2015, 27(4): 332.

[2] Mañasgómez MJ, Rodríguezrevuelto R, Balsellsvalls J, et al. Post-pancreaticoduodenectomy hemorrhage: incidence, diagnosis, and treatment[J]. World Journal of Surgery, 2011, 35(11): 2543-8.

[3] Wellner UF, Kulemann B, Lapshyn H, et al. Postpancreatectomy hemorrhage: incidence, treatment, and risk factors in over 1, 000 pancreatic resections[J]. Journal of Gastrointestinal Surgery, 2014, 18(3): 464-475.

[4] Wente MN, Veit JA, Bassi C, et al. Postpancreatectomy hemorrhage (PPH): an International Study Group of Pancreatic Surgery (ISGPS) definition[J]. Surgery, 2007, 142(1): 20-25.

[5] Bassi C , Marchegiani G , Dervenis C , et al. The 2016 update of the International Study Group (ISGPS) definition and grading of postoperative pancreatic fistula: 11 Years After[J]. Surgery, 2017, 161(3): 584–591.

[6] 王志军 , 王茂强 , 宋鹏 , 等 . 急诊介入治疗在胰腺疾病外科术后大出血中的应用研究 [J]. 中华介入放射学电子杂志 , 2013(2): 19–23.

[7] 吴文广 , 吴向嵩 , 李茂岚 , 等 . 胰十二指肠切除术后胰瘘合并出血再手术方式探讨 [J]. 中国实用外科杂志 , 2013, 33(9): 773–775.

病案四十三　全胰腺十二指肠切除术后继发肝脓肿

诊断： 胰腺占位——胰头癌，慢性胰腺炎
术式： 全胰腺十二指肠联合脾切除术

提纲： 术前腹部磁共振检示：胰头颈部恶性肿瘤可能性大，胰管全程扩张。术中探查示：全胰肿大，质硬，胰头至胰尾触及多处质硬肿块，累及十二指肠，行全胰十二指肠切除联合脾切除术。术后给予泵注胰岛素，血糖情况控制尚稳定，维持在5.6 ～ 10.1mmol/L。术后第10天患者体温上升至38.5℃，复查腹部B超、腹部CT考虑肝脓肿。给予抗感染、穿刺引流术。痊愈出院。

第一部分　诊疗过程

既往病史

患者女性，54岁，主因"间断性上腹痛20天"入院。患者入院前外院腹部CT提示：胰腺异常改变，考虑胰腺导管内乳头状黏液瘤伴慢性胰腺炎可能。请北京协和医院放射科会诊，考虑"慢性胰腺炎，胰头占位不除外"。2017年12月20日于我院复查上腹部磁共振检示：胰头颈部占位，胰腺癌可能性大，胰管扩张（病案四十三图1）。诊断为"胰腺占位——胰头癌；慢性胰腺炎"。

术前术式选择及理由：① 如诊断胰头癌或慢性胰腺炎，拟行胰十二指肠切除术；② 如术中发现胰腺占位病变广泛累及全胰，拟行全胰十二指肠切除术。

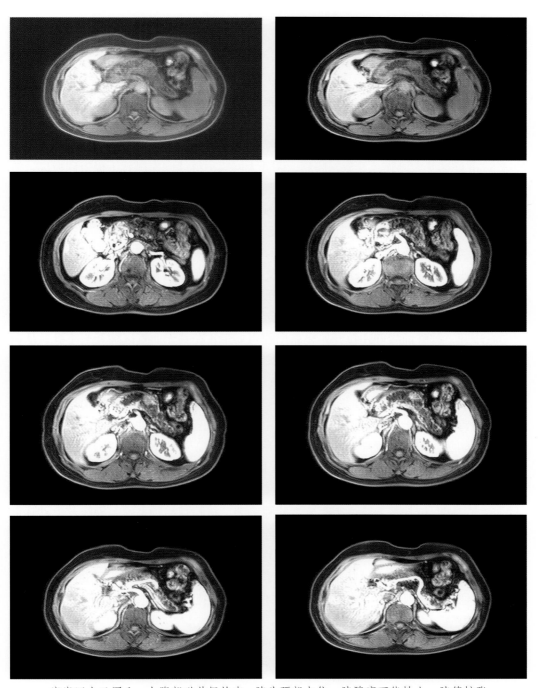

病案四十三图 1　上腹部磁共振检查：胰头颈部占位，胰腺癌可能性大，胰管扩张

手术过程

麻醉成功后取平卧位，常规消毒、铺单，取一正中绕脐切口长约 20 cm，依次切开入腹，探查见：腹腔内无腹水，肝脏大小形态如常，表面光滑无结节、质软。胆总管不扩张，未扪及结石或肿块。肝 - 十二指肠韧带未扪及肿大淋巴结。

切开大网膜：向下牵开横结肠，伸展横结肠系膜。在结肠中动脉左侧距胃网膜动静脉 3 cm 处切开大网膜，开放网膜囊，切开大网膜后继续向左侧脾下极方向游离，结扎、切断胃网膜左动静脉，向右切开大网膜，从而充分暴露胰腺，探查胰腺，全胰腺肿大，质硬，从胰头至胰尾部在胰腺中可触及多处质硬肿块，侵及十二指肠，未侵犯门静脉、肠系膜上动脉，肠系膜根部未触及淋巴结融合。

大网膜、腹腔及盆腔未发现有明显转移结节，遂决定行全胰腺十二指肠联合脾切除。游离肝十二指肠韧带，分离出肝动脉及胃十二指肠动脉，将胆总管游离并分离出，将肝总管离断，向后方游离出门静脉。打开胃结肠韧带，将胃大弯侧及胃小弯侧游离，于脾动脉根部结扎脾动脉，继续游离胰腺远端，将胰腺远端及脾脏向左外侧掀起。将胃向右牵开，脾脏前缘向左拉开，显露出脾胃韧带，在其无血管区剪开一小孔，从剪开的小孔处自下而上逐渐剪开脾胃韧带，并将其中的血管用止血钳夹住后切断、结扎。将脾脏下极向左上翻开，显露脾结肠韧带，用止血钳夹住后切断、结扎。用手钝性分离脾和膈肌以及后腹膜之间的疏松组织，包括脾膈韧带。然后将脾脏托出切口外，用止血钳将胃脾韧带上段未分离部分连同其中的胃短血管一并夹住，切断、结扎。从幽门上将胃切断，于胰腺颈部下缘游离出肠系膜上静脉，游离出胰腺与肠系膜上静脉之间隧道，放置一根 8 号尿管悬吊。距 Treitz 韧带约 10 cm 处将空肠切断，将近端空肠分离并提起，沿胰腺尾部继续向胰体部及胰头部分离，仔细分离至脾静脉及肠系膜上静脉汇合处，切断结扎脾静脉，小心分离胰腺钩突，将胰腺与肠系膜上静脉及上动脉彻底分离，将胰十二指肠及脾脏切除取出（病案四十三图 2），将远端空肠提起，肝总管与空肠行端侧吻合，并放置 T 管，最后行胃空肠吻合，并放置空肠营养管，将胃管放置于胃肠吻合口处，探查见肠系膜上动脉、结肠中动脉搏动正常，无活动性出血。胆肠吻合口处放置两根精密引流管，均由切口下方另戳孔引出固定，清点器械纱布无误，逐层缝合腹壁。

手术完毕，术中麻醉平稳，出血量约 600 ml，患者麻醉清醒后拔除气管插管，安全送回重症监护室。检查切除标本，见肿瘤切除完整（病案四十三图 3），给家属观看标本后送病检。

术后病理检查示：①胰腺高 - 中分化黏液性乳头状囊腺癌（10 cm×3 cm×3 cm），浸润脉管神经，可见脉管内癌栓；②癌组织侵及脾门、十二指肠及胰腺周围组织；③十二指肠及胃窦断端未见癌；④胰周淋巴结（1/3）可见转移癌；⑤送检网膜为纤维脂肪组织；⑥另送 12 组淋巴结（1/6）可见转移癌；⑦另送 9 组淋巴结（0/3）未见转移癌。

免疫组化：CK7（+），CK20（局灶 +），CK19（+），P53（-），Ki-67（30% +），CDX-2（-），CEA（+）。

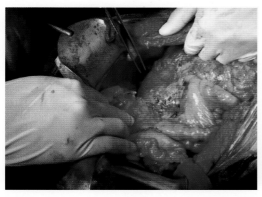 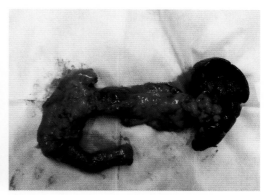

病案四十三图 2　全胰腺十二指肠联合脾切除术后术野照片　　病案四十三图 3　切除的病灶组织

术后管理

　1. 术后用药
（1）给予常规补液，应用抗生素、维持水及电解质平衡等治疗。
（2）术后每日补充人血白蛋白，增加组织愈合能力。
（3）给予甲泼尼龙琥珀酸钠 40 mg，增加术后应激能力，减轻全身炎症反应。
（4）术后早期血糖波动较大，由内分泌科制定胰岛素用量，给予泵注胰岛素，血糖情况控制尚稳定，维持在 5.6 ~ 10.1 mmol/L。
（5）术后给予胰酶胶囊口服，患者大小便正常，未出现腹泻。
　2. 术后饮食
（1）术后第 4 天开始肠内营养。
（2）第 10 天拔除胃管，开始进水，并逐步进清淡流食。
（3）术后 1 周内以清淡饮食为主，20 天后逐步恢复正常饮食。
　3. 腹腔引流管的管理
进食后无消化液外漏，即可拔除腹腔引流管。
　4. 术后肝脓肿的诊断和处理
（1）患者术后体温正常并稳定，于术后第 10 天体温上升至 38.5 ℃，复查腹部 B

超示：肝右叶不均质改变回声，考虑肝脓肿。复查腹部 CT 示：肝脓肿（病案四十三图4）。于腹部 B 超引导下行肝脓肿穿刺引流术（病案四十三图5）。根据药敏结果给予抗生素治疗，并给予肝脓肿冲洗治疗。术后体温增高持续20天。术后1个月时再次复查腹部 CT 提示肝脓肿消失。

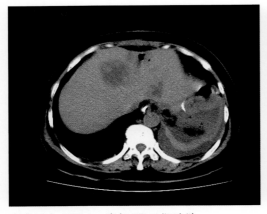
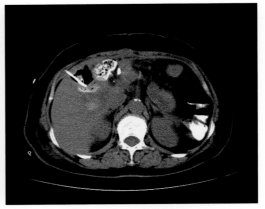

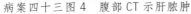

病案四十三图4　腹部 CT 示肝脓肿　　　　　病案四十三图5　B 超引导下肝脓肿穿刺引流

　　（2）术后出现肝脓肿，因发现及处理及时、方法合理，术后未发生严重并发症。如果处理不及时、选择处理方法不合适，则可能会造成术后严重并发症，甚至危及生命。

　　（3）处理方法：给予 B 超定位下行肝脓肿穿刺引流术，并依据药敏结果选择合适的抗生素。

第二部分　经验教训及思考

1. 全胰腺切除术的争议

　　关于胰腺癌的手术治疗，胰十二指肠切除术（pancreaticoduodenectomy，PD）依然是最常用的外科选择，但全胰腺切除术（total pancreatectomy，TP）也是选项之一。当胰腺肿瘤病变广泛，为多灶性胰腺癌或 PD 时发现残胰质地软脆，且胰管无扩张，都可以考虑实施 TP。软胰实施胰肠吻合时缝线容易割裂胰腺组织，PD 术后有极高的胰瘘风险。TP 可避免高风险的胰肠吻合操作，从而显著降低胰瘘等严重并发症的风险。另外，理论上 TP 比 PD 更便于扩大淋巴结清扫，在肿瘤学上提高了肿瘤根治性切除的程度。胰腺肿瘤 PD 或远端切除术后的局部高复发率提示，胰腺癌可能是多中心起源的。因此，TP 理论上也可以降低肿瘤复发的风险。但目前有关 TP 治疗胰腺癌的临床结果让临床医师相当困惑，因为获得的证据褒贬不一，互相矛盾。比较性研究证明了

TP 和 PD 类似的围手术期结果，但另有研究证实了 TP 会增加并发症或病死率。在远期生存方面，一些对比研究发现，跟传统 PD 相比，TP 无法获得显著的临床肿瘤学获益，当然另有部分研究提示 TP 能延长生存时间。

早期 TP 术后围手术期病死率高，说明 TP 是一种高危手术。长期随访发现，TP 必然继发严重的代谢障碍：不稳定脆性胰岛素依赖型糖尿病明显增加远期并发症和病死率；营养吸收不良也很难控制，会引发肝病、骨病和骨质疏松等。体重下降、腹泻和吸收不良导致的恶病质综合征（cachexia syndromes），严重削弱了患者的生活质量和身体活动能力。但对严格筛选的病例而言，TP 会有潜在的临床获益，不能一概否定。

2. 全胰腺切除术后肝脓肿的原因分析

（1）肝动脉损伤：根据肝移植经验，肝移植术后肝脓肿最常见的原因是肝动脉损伤。但反复分析术中照片，结合术后生化测定及术后增强 CT 等综合分析，可以排除肝动脉损伤致肝脓肿的可能性。此外，本术式和肝移植不同，即使肝动脉损伤，肝周亦有大量侧支动脉存在，一般较少发生肝脓肿。

（2）医源性糖尿病：这是全胰腺切除术后最常见的并发症，全胰腺切除术后，因胰腺 B 细胞完全缺如，会百分百发生糖尿病。全胰腺切除术后血糖很难稳定控制，需要内分泌专科医师的密切精细调理。此外，手术时间长、胆肠吻合术都增加术后感染风险；全胰腺切除术后容易发生严重营养不良及各种代谢紊乱，也增加罹患肠源性感染和肝脓肿的风险。

术后肝脓肿致病菌大多为肺炎克雷伯菌、大肠埃希菌、厌氧链球菌等肠道定植菌，本次术后脓肿穿刺培养物为肺炎克雷伯菌。根据脓肿穿刺引流做细菌培养和药敏试验，可以做到有的放矢地选择敏感抗生素。

（3）预防措施：①术前、术中预防性使用对此类细菌有作用的抗生素，术前准备充分，尽量缩短术程；②术后严密监测，严格控制血糖水平，精细调整胰岛素用量，维持正常血糖水平；③术后充分营养，纠正水和电解质平衡失调，必要时多次输少量血浆、白蛋白等纠正低蛋白血症，增强机体抵抗力等。

（乔　山　郝利恒　乔桐杉）

参考资料

[1] Bhayani NH, Miller JL, Ortenzi G, et al. Perioperative outcomes of pancreatico–duodenectomy compared to total pancreatectomy for neoplasia[J]. J Gastrointest Surg，2014，18（3）：549–554.

[2] Xiong J, Wei A, Ke N, et al. A case–matched comparison study of total pancreatectomy versus pancreaticoduodenectomy for patients with pancreatic ductal adenocarcinoma[J]. Int J Surg，2017, 48: 134–141.

[3] Johnston WC, hoen HM, Cassera MA, et al. Total pancreatectomy for pancreatic ductal adenocarcinoma：review of the National Cancer Data Base[J]. HPB(Oxford), 2016, 18(1): 21–28.

[4] Satoi S, Murakami Y, Motoi F, et al. Reappraisal of total pancreatectomy in 45 patients with pancreatic ductal adenocarcinoma in the modern era using matched–pairs analysis: multicenter study group of pancreatobiliary surgery in Japan[J]. Pancreas, 2016, 45(7): 1003–1009.

[5] 吴孟超. 黄家驷外科学 [M]. 7 版 . 北京：人民卫生出版社，2008：1846–1850.

[6] Carol EH, Scott–Conner. Chassin's Operative Strategy in General Surgery[M]. New York: Springer, 2008: 661–723.

病案四十四　胰腺碰撞瘤行胰腺次全切除术后继发性糖尿病

术前诊断：胰头部占位性质待定——胰头癌

术后诊断：胰腺碰撞瘤（胰头中分化腺癌 $pT_3N_1M_0$，胰体尾无功能性神经内分泌瘤 G1）；医源性糖尿病

术式：胰腺次全切除术（胰头、胰颈、胰体切除），十二指肠、远端胃、部分空肠切除，门脉系统部分切除重建，胆肠吻合，胃肠吻合，胰尾旷置，腹腔引流术

提纲：术前诊断胰头癌，术中常规探查，肠系膜静脉隧道可贯通，离断胰腺颈部，发现门脉系统右侧壁受侵，范围约 2 cm，采取动脉入路，结扎切断胰十二指肠下动脉，离断钩突。结扎切断脾静脉，门静脉受侵区域上下阻断切除，节段切除受侵门静脉，门静脉重建。术中病理回报：切缘阳性。再次切除约 1.5 cm，回报神经内分泌肿瘤；再次切除 2 cm，病理回报神经内分泌肿瘤。残留胰腺尾端长度约 3 cm，胰管已无法插入导管，行胰尾旷置残端缝闭。术后病理胰头为胰头癌，三次术中病理为神经内分泌肿瘤。最终诊断碰撞瘤。术后继发医源性糖尿病，控制稳定。

第一部分　诊疗过程

既往病史

患者女性，68 岁，2019 年 2 月 27 日入院，术前诊断"胰头占位性病变性质待查：胰头癌？"。总胆红素（TBIL）124.4 μmol/L，直接胆红素（DBIL）110.1 μmol/L，间接胆红素（IBIL）14.3 μmol/L，碱性磷酸酶（ALP）381 U/L，胆碱酯酶（CHE）6918 U/L，葡萄糖（GLU）6.01 mmol/L，癌胚抗原（CEA）1.65 ng/ml，糖类抗原（CA19-9）0.8 U/ml。术前影像（CT）：肝脏各叶比例匀称，肝外缘光整，肝实质内未见异常密度影，肝内胆管扩张。胆囊位于胆囊窝内，胆囊体积增大，壁未见明显增厚，其内密度正常。肝外胆管扩张，胆总管截断。胰腺头部体积增大，见结节状低强化区，边界欠清晰，大小约 23.2 mm×20.5 mm×29.4 mm，胰管扩张。脾脏形态、大小及密度未见异常，

脾外缘光整。肝门区见结节状软组织密度影，腹膜腔未见积液。扫及左肾上极见类圆形低密度影，边界清晰，未见明显强化（病案四十四图 1）。

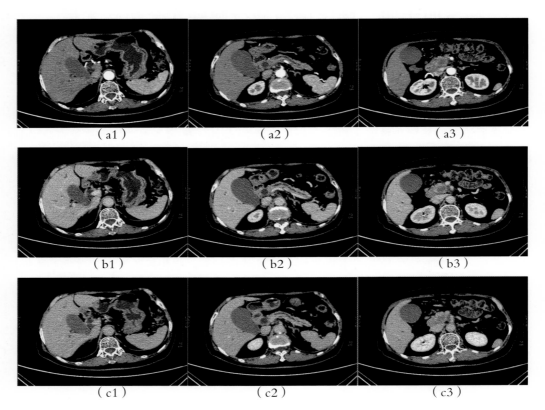

（a1）　　　　　　　　　（a2）　　　　　　　　　（a3）

（b1）　　　　　　　　　（b2）　　　　　　　　　（b3）

（c1）　　　　　　　　　（c2）　　　　　　　　　（c3）

病案四十四图 1　腹部增强 CT 提示胰头占位性病变，侵犯门静脉。a1. 上腹部增强扫描动脉期示肝动脉位于肝总管前方；a2. 上腹部增强扫描动脉期示胰体尾强化密度减低，均匀一致，胰管扩张；a3. 上腹部增强扫描动脉期示胰腺头部体积增大，见结节状低强化区，边界欠清晰，大小为23.2 mm×20.5 mm×29.4 mm，肠系膜上动脉清晰显示；b1 ～ 3、c1 ～ 3. 门脉期和延迟期 CT 提示脾静脉 – 肠系膜上静脉汇合部血管壁欠完整，考虑受侵

手术过程

（1）体位及腹壁切口选择：① 平卧位。② 上腹部正中切口绕脐。③ 胆囊减压。④ 探查一，Kocher 切口显示下腔静脉、左肾静脉及腹主动脉，肿瘤未侵犯下腔静脉；切开右侧胃结肠韧带，显露胰颈部下缘，结扎切断胃结肠干、右结肠静脉，显露胰颈部下缘肠系膜上静脉，试行通过困难。⑤ 探查二，胆囊切除、肝总管切断；廓清肝十二指肠韧带，结扎切断胃十二指肠动脉；胰腺上缘廓清；显露胰腺上缘门静脉，试

行通过，静脉外侧壁受侵，范围约 1.5 cm。⑥ 离断胰腺。⑦ 廓清肠系膜上动脉右缘神经丛，结扎切断胰十二指肠下动脉。⑧ 门脉系统静脉的切断和重建（病案四十四图 2a ~ c）。⑨ 胰腺远端切缘的术中病理检查。⑩ 胆肠吻合。⑪ 胃肠吻合。⑫ 胰体切除。⑬ 残留胰尾旷置（病案四十四图 2d）。

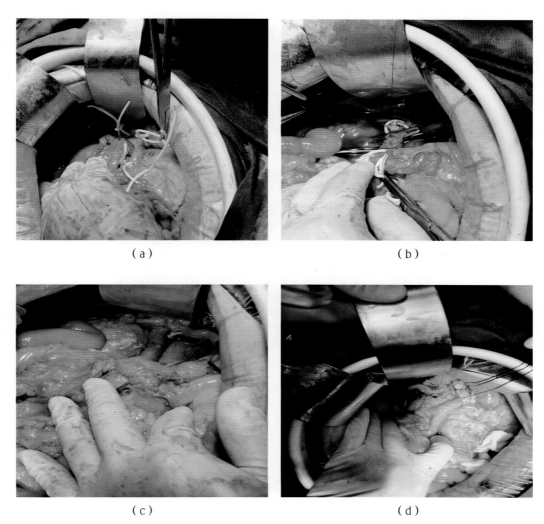

（a）　　　　　　　　　　　　　　（b）

（c）　　　　　　　　　　　　　　（d）

病案四十四图 2　术中证实门静脉系统受累。a. 门静脉外侧壁受累；b. 行门静脉吻合；c. 节段切除受累门静脉，实施门静脉重建后照片；d. 残留胰尾旷置

术后管理

（1）术后用药：① 基础用药，如抗生素、纠正水电解质紊乱；② 特殊用药，如补

充人血白蛋白，输血；③抗凝，术后 48 h 低分子肝素 2500 U。

（2）门脉系统观察：腹部多普勒超声动态观察。

（3）营养支持：肠外营养、肠外营养 + 肠内营养、肠内营养。多酶片 3 片，3 次/日；胰酶肠溶胶囊，总量 1.0 g，分 3 次口服，进食前服 1/2，进食时服 1/2。

（4）腹腔引流管的管理：术后关注引流物的量、性状，测淀粉酶、胆红素；术后 10 天复查上腹部 CT，观察胸腹腔是否存在积液等异常（病案四十四图 3）。

（5）血糖的调控：患者术后出现明显的血糖波动，最高达 19.1 mmol/L（正常 3.4～19.1 mmol/L）。应用胰岛素调节血糖，由内分泌医师协助处理。禁食阶段，普通胰岛素 50 U+ 注射用生理盐水持续泵入，监测每 2 h 一次，根据情况调整；进食阶段，诺和灵 N 8 U 监测血糖每 6 h 一次，3 天后调整诺和灵 N 6 U 早上 8 点和晚上 8 点各一次，监测餐后 2 h 及晚上 10 点和凌晨 0 点血糖。

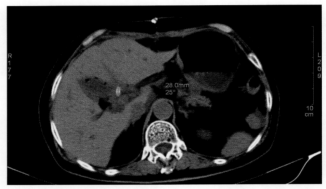

病案四十四图 3　术后上腹部复查 CT，腹腔无积液等异常，残留胰腺长度约 3 cm

第二部分　经验教训及思考

（1）碰撞瘤（collision tumor）：碰撞瘤是同解剖位置形成的同一瘤块内，两种成分独立存在，紧密并列，分界清晰的肿瘤。在交界处两种不同的病理成分没有混合，两种成分组织发生，应为独立起源，且为原发性肿瘤。胰腺的碰撞瘤较罕见，一般是两种良性、一种良性和一种恶性或两种恶性肿瘤发生碰撞。

胰腺碰撞瘤的术前诊断相对困难。本病例最终经病理检查确诊为胰腺碰撞瘤。但术前影像学仅诊断胰头癌，上腹部 CT 平扫和增强扫描均未发现胰腺内分泌肿瘤的迹象。神经内分泌肿瘤血供丰富，CT 增强扫描肿瘤密度增高。术中亦未考虑到两种不同来源的肿瘤会同时发生在胰腺。该患者术中三次切缘病理检查结果，首次为残留阳性，余两次为神经内分泌肿瘤，考虑符合神经内分泌肿瘤的肿瘤学特性。残留胰腺尾部约 3 cm，未行胰肠吻合，残端修剪成"鸭嘴状"缝闭。术中未行胰头侧病理检查，术后送病理检查。术后病理检查证实胰头为胰腺导管中分化腺癌，来源于腺体导管上皮，肿瘤大小 3.8 cm×3.0 cm×2.5 cm，癌组织侵及肠系膜上静脉，可见神经侵犯，未累及胆总管壁及十二指肠肠壁，胃壁断端、十二指肠断端、胆总管断端及血管壁两侧断端手术标本均未见癌浸润。淋巴结：胰腺肿物周围淋巴结（1/1 枚）手术标本可见癌转移；胃周围（0/1 枚）、胰腺及小肠周围（0/4 枚）及另送 8A（0/2 枚）、13 组（0/1 枚）、14 组（0/1 枚）均未见癌转移。12A 淋巴结及 16 组淋巴结为脂肪组织未见癌浸润。三次术中病理检查提示为神经内分泌肿瘤，来源于胰岛细胞。术后胰腺切缘病理报告：胰腺纤维组织增生，可见多灶神经内分泌瘤（G1）。IHC：Syn（3+）、CgA（3+）、CD56（局灶+）、CKpan（3+）、Ki-67（<1%）。对于神经内分泌肿瘤免疫组化 CgA、Syn、CD56 其中一项阳性即可明确诊断（病案四十四图 4）。也可以检测外周血液的CGA，如果阳性也可以明确诊断。

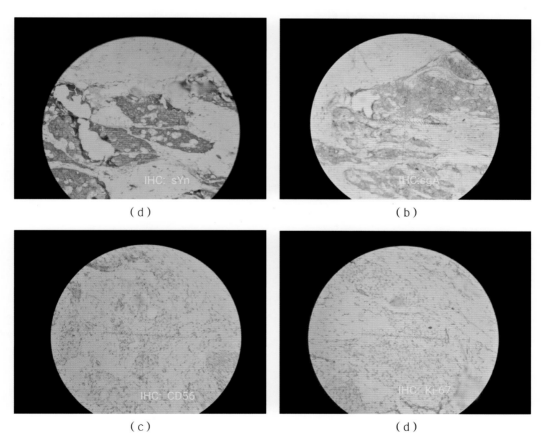

病案四十四图 4　a. 免疫组化 Syn；b. 免疫组化 CgA；c. 免疫组化 CD56；d. Ki-67＜10%

（2）继发性糖尿病：胰腺切除术后发生糖尿病与胰腺切除的多少、部位、胰腺原发病类型及术前糖代谢情况等有关，胰腺部分切除术后 0 ～ 50% 的患者发生糖尿病，而全胰切除术后均会发生糖尿病。胰岛细胞 B 在胰腺的不同部位比例相对一致，该患者手术旷置胰尾（长度约 3 cm），术后必然发生血糖增高。胰岛素分泌活动受到营养物质、神经体液等诸多因素的调节。血糖水平是调节胰岛素分泌最重要的因素。胰岛细胞B缺乏只能依靠外源性胰岛素进行血糖调控。患者术后血糖波动在3.4 ～ 19.1 mmol/L，并未发生糖尿病相关并发症。旷置胰腺是否对胰岛素的分泌调节起关键性作用还需进一步研究，但保留的胰腺组织分泌的胰岛素，对调节血糖应该存在一定的功能。

（3）胰腺外分泌功能缺失：胰腺切除患者容易发生营养不良、胃肠道症状或脂肪泻，胰酶补充非常重要，同样胰岛素对脂肪、蛋白的代谢也至关重要。该患者并未发生明显的脂肪泻及胃肠道症状。

（4）思考：手术方式选择是否恰当？行胰腺全切术是否更为妥当？残留胰腺能否避免胰腺全切术的并发症？残留胰腺能否满足胰腺内分泌功能？ MRI 或 PET-CT 能否发现胰腺内分泌肿瘤的影像学表现？

（王　毅　张跃升）

参考资料

[1] Slezak L A, Ander D K. Pancreatic resection: effects on glucose metabolism[J]. World J Surg, 2001, 25: 452-460.

[2] King J, Kazanjian K, matsumoto J. et al. Distal Pancreatectomy: incidence of postoperative diabetes[J]. J Gastrointest Surg, 2008, 12: 1584-133.

四、其　他

病案四十五　十二指肠残端瘘

提纲： 十二指肠残端瘘是 Billroth Ⅱ式胃切除手术较常见的严重并发症之一，发生率为 1.0% ~ 4.0%，病死率约为 10.0%。以往，胃切除术主要用于消化性溃疡病的治疗，导致十二指肠残端瘘的主要原因是十二指肠球部慢性溃疡形成的瘢痕组织水肿，十二指肠残端瘘已成为胃癌手术常见的严重并发症。在肝胆外科领域，胃切除手术多见于肝脏或胆囊的恶性肿瘤周围侵犯，为达到根治性切除的目的而需要联合远端胃或全胃切除手术。十二指肠残端瘘需要早期诊断，一经确诊，即需要以有效的腹腔引流和充分的营养支持为基础的综合治疗。

第一部分　诊疗过程

病例一

病　史

患者男性，44 岁，以"上腹部胀闷不适伴疼痛 2 个月"入院。入院时间为 2018 年 9 月 6 日。入院后行腹部 CT 检查（病案四十五图 1 ~ 病案四十五图 2）见胃窦增厚伴强化。胃镜检查：胃窦部黏膜粗糙、隆起，咬检质硬易出血。病理检查：胃中低分化腺癌。2018 年 9 月 17 日于我科行远端胃癌根治术（远端胃切除、胃肠 Roux-en-Y 吻合），术后恢复顺利。术后 5 天逐渐恢复饮食，术后 7 ~ 8 天拔除腹腔引流管，术后第 11 天患者突发右上腹部腹痛、高热。查体：T 38.5℃，右上腹腹肌紧张、压痛，腹腔穿刺引流见胆汁样浑浊腹水。诊断：十二指肠残端瘘。

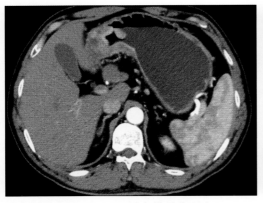 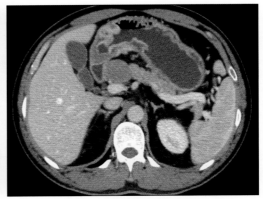

病案四十五图 1 CT：胃窦增厚伴强化　　　病案四十五图 2 CT：胰腺上缘肿大淋巴结

处理过程

　　术后十二指肠残端腹腔引流管均已拔除，腹部 CT 检查：十二指肠残端积液，肝周积液（病案四十五图 3 ～病案四十五图 4）。积液呈进行性增多趋势（病案四十五图 5 ～病案四十五图 6），同时伴有寒战、高热（39℃），腹腔诊断性穿刺见胆汁样浑浊腹水，遂决定行床旁超声引导下右侧膈下和十二指肠残端周围积液穿刺引流术（病案四十五图 7 ～病案四十五图 10）。

　　患者行腹腔穿刺引流后（病案四十五图 11 ～病案四十五图 14），右侧膈下引流液每天 100 ml，十二指肠残端周围引流液每天 100 ml，并逐渐减少，2 天后腹部症状及体征明显好转，体温渐降至正常，4 周后十二指肠残端瘘愈合，拔除腹腔引流管。

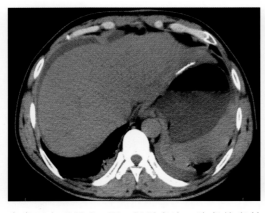 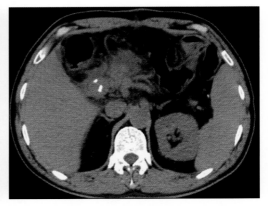

病案四十五图 3 CT：肝周积液。诊断性穿刺　病案四十五图 4 CT：十二指肠残端积液
见胆汁样浑浊腹水

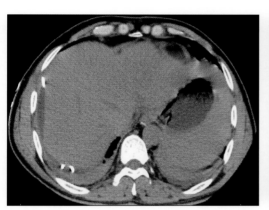

病案四十五图 5　CT：肝周积液穿刺引流后逐
渐减少

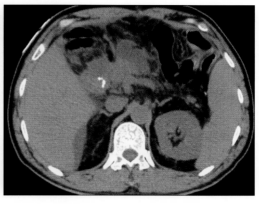

病案四十五图 6　CT：十二指肠残端积液量进
行性增多

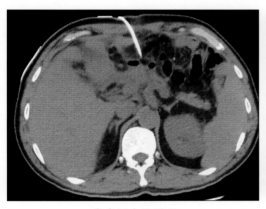

病案四十五图 7

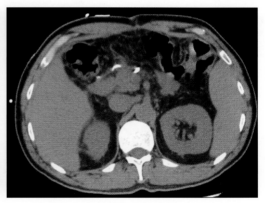

病案四十五图 8

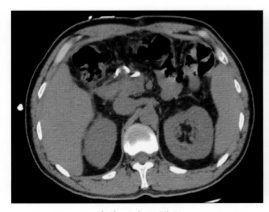

病案四十五图 9

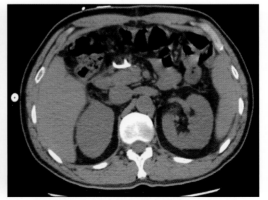

病案四十五图 10

病案四十五图 7 ~ 病案四十五图 10　CT：十二指肠残端穿刺引流路径及导管头位置

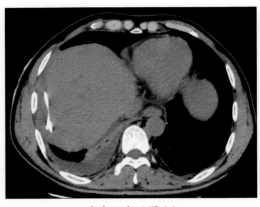

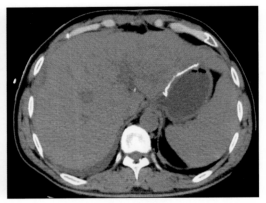

病案四十五图 11　　　　　　　　　　　病案四十五图 12

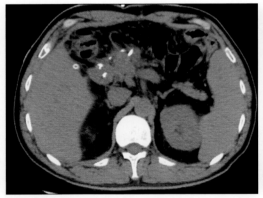

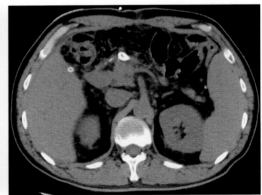

病案四十五图 13　　　　　　　　　　　病案四十五图 14

病案四十五图 11 ～病案四十五图 14　CT：穿刺引流后十二指肠残端积液、肝周积液明显减少

病例二

病　史

　　患者女性，64 岁，以"胆囊癌术后 2 个月，肝转移 2 周"入院，入院时间为 2019 年 2 月 22 日。2 个月前上腹部不适，超声提示：胆囊大小约 6.8 cm×2.0 cm，壁厚 0.4 cm，毛糙，胆囊内可见 3.4 cm×1.6 cm 强回声。腹部 CT 检查：胆囊占位，胆管稍扩张，胆管下段管壁似增厚，胆囊癌可能性较大。行腹腔镜胆囊切除＋胆囊床肝切除术。术后病理检查：胆囊中分化乳头状腺癌，侵及全层，胆囊断端及胆囊床肝组织未见癌细胞。术后予以厄洛

替尼＋吉西他滨＋卡培他滨全身化疗。2周前复查腹部CT发现肝脏占位性病变，考虑肿瘤转移，入院。入院后腹部CT见肝S4/5段占位性病变，考虑胆囊癌术后肝转移并累及胃窦（病案四十五图15～病案四十五图20）。2019年3月4日行剖腹肝脏S4/5段切除、远端胃切除、肝十二指肠韧带廓清、胃肠吻合术。术后出现十二指肠残端肠液外漏。

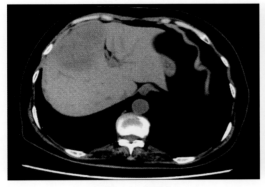

病案四十五图15

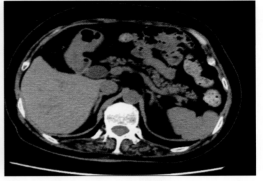

病案四十五图16

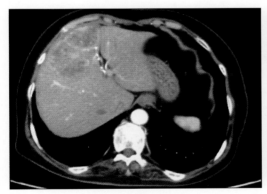

病案四十五图17

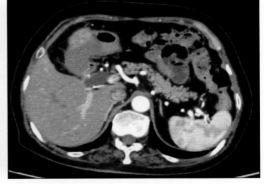

病案四十五图18

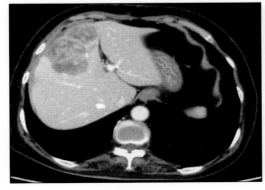

病案四十五图19

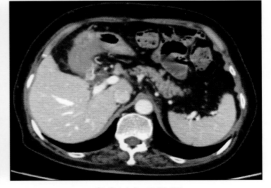

病案四十五图20

病案四十五图15～病案四十五图20　肝S4/5段占位性病变，考虑胆囊癌术后肝转移并累及胃窦

处理过程

术后第 3 天出现十二指肠残端瘘，腹部 CT 见（病案四十五图 21 ～病案四十五图 22）：十二指肠残端见少量气体影，同时腹腔引流见少量胆汁样肠液引出，每天量约 30 ml，予以持续腹腔引流处理。

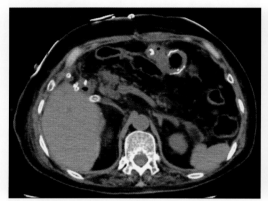

病案四十五图 21   病案四十五图 22

病案四十五图 21 ～病案四十五图 22　十二指肠残端少量气体影

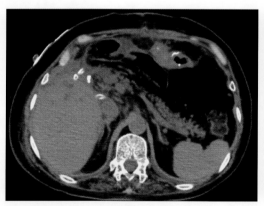

病案四十五图 23   病案四十五图 24

病案四十五图 23 ～病案四十五图 24　十二指肠残端未见渗出及积气影

持续腹腔引流 2 周后，复查腹部 CT（病案四十五图 23 ～病案四十五图 24）未见十二指肠残端渗出，愈合并拔除腹腔引流管，治愈。

第二部分 经验教训及思考

1.十二指肠残端瘘的早期诊断

对于接受 Billroth Ⅱ 式胃切除的患者，术后出现右上腹部疼痛伴有高热，应及时考虑为十二指肠残端瘘的可能。临床表现与漏出肠液的量、发生的时间，是否充分引流，以及漏出物的积聚部位等因素有关。术后早期发生的十二指肠残端瘘，由于术野周围粘连未形成，漏出消化液量大，感染容易扩散，则很可能造成弥漫性腹膜炎。术后晚期发生的肠液外漏多局限，往往以局部症状为著，这类患者多表现为引流管有十二指肠液引出，不一定伴有内稳态失衡、严重感染等全身症状。

2.十二指肠残端瘘的处理

十二指肠残端瘘的治疗基础是有效的腹腔引流，治疗关键是充分的营养支持。在遵循以上两条原则的前提下进行综合治疗，以非手术的方法能够达到上述目的则不必再手术，否则应及时手术实现上述目标，以免贻误病情，导致严重后果。

（1）腹腔引流：腹腔感染是十二指肠残端瘘的主要死亡原因，而有效的腹腔引流是控制感染的关键，充分的引流可使急性无法控制的弥漫性渗漏，变为可控制的局限性外漏，促使炎症慢慢消退。未留置引流管的十二指肠残端瘘多需再次手术处理，引流不及时或引流方法失当者可因腹腔及腹膜后间隙的继发感染而需多次手术。对于术后短期内发生的急性十二指肠残端破裂并严重的弥漫性腹膜炎及大量腹腔积液病例，应及时进行再次手术干预。手术目的在于清除腹腔感染性积液，建立确切有效的引流，并做营养性空肠造口。切勿在炎性水肿严重的胃肠组织上做修补或吻合性缝合，否则结果适得其反，瘘口或许越补越大，正确的处理方法为留置腹腔内多根对冲式腹腔引流管，术后持续腹腔冲洗，改善局部炎性环境，促使炎症慢慢消退。对于术后发现较晚的病例，腹腔内已存在严重广泛的感染，单纯引流不能满意者，我们一般留置多根腹腔内对冲式冲洗引流管，并行腹腔造口术，可减少腹腔感染及剖腹次数。

对于术后晚期出现的十二指肠残端瘘，感染较为局限，全身反应轻，在腹腔引流管在位的情况下，应设法通畅引流，保持有效的腹腔引流。在腹腔引流管已经拔除的情况下，通过超声或 CT 等影像学检查，明确瘘的位置和周围积液情况，在影像引导下行腹腔穿刺术，尽快建立有效的腹腔引流，这是治疗十二指肠残端瘘的基础。在保持充分引流的前提下进行合理的营养支持，随着营养状况的改善，局部感染进一步局限，待邻近组织包裹引流管后形成完整的窦道，逐渐愈合。

（2）营养支持：十二指肠残端瘘患者处于高分解代谢状态，同时存在严重感染和大量消化液丢失，致患者出现营养不良状况，因而营养支持在治疗中占有重要的地位。单纯应用全肠外营养（TPN）可以治愈肠瘘，但长期 TPN 可使肠黏膜萎缩，发生肠内细菌移位，导致肠源性细菌感染。肠内营养（TEN）除可提供营养物质、纠正内稳态失衡外，还可抑制消化液分泌。若患者条件许可，应尽早改用肠内营养。我们的经验是首先应用 TPN，在患者肠道功能恢复后即尝试 TEN，在 1 周左右完全过渡到 TEN。另外，营养支持治疗期间，需要密切关注有无水、电解质的紊乱。

（3）其他治疗措施：① 禁食；② 胃肠减压；③ 应用善宁（奥曲肽注射液）、乌司他丁及其他抑酶制剂；④ 维持水、电解质、酸碱平衡；⑤ 加强护理，保护好瘘口周围皮肤；⑥ 密切观察病情变化，特别要注意有无膈下、盆腔及肠间脓肿的临床表现。

3. 十二指肠残端瘘的病因与预防

十二指肠残端瘘是高位高排量性肠瘘，原因与十二指肠残端处理不当及胃空肠吻合口输入袢梗阻引起十二指肠腔内压力升高有关，如十二指肠流出道受阻、十二指肠残端血运不良、残端关闭不合理、局部感染，以及全身性因素如贫血、低蛋白血症、低氧血症、血糖控制不佳、糖皮质激素的使用等。

十二指肠残端关闭困难，勉强关闭或强行包埋十二指肠残端易发生残端瘘。此时应果断行残端旷置术；缝合关闭不满意，应主动行十二指肠残端置管造口并腹腔引流术；胃空肠吻合口输入、输出袢的侧侧吻合可减轻十二指肠腔内压力，能有效预防因输入袢梗阻引起的十二指肠残端瘘。关闭十二指肠残端时，避免缝合过分紧密或者疏松，封闭后以大网膜覆盖残端等，也是预防十二指肠残端瘘的措施之一。此外，全身性疾病如糖尿病、肝硬化、营养不良、内环境紊乱、低蛋白血症、心肺功能障碍、长期应用糖皮质激素等，均可影响组织愈合而发生残端瘘，在围手术期应注意纠正。

临床上，十二指肠残端瘘是上腹部手术的严重并发症，也是患者术后死亡的主要原因之一，早期诊断和适当处理至关重要，以通畅引流和营养支持为主的综合治疗是处理十二指肠残端瘘的核心。

（刘军桂　金　奎）

参考资料

[1] 高根五 . 十二指肠残端瘘的诊治要点 [J]. 临床外科杂志 , 2002, 10(2): 68.

[2] 刘震华 , 张国政 . 胃外科学 [M]. 北京 : 人民卫生出版社 , 1994: 292.

[3] 胡元龙 . 十二指肠残端漏的预防与处理 [J]. 临床外科杂志 , 2001, 9(6): 350.

[4] 黎介寿 . 肠外瘘的病理生理改变 [J]. 实用外科杂志 , 1986, 6(10): 506–507.

[5] 朱浩 , 王振乾 , 陈利兵 , 等 . 胃手术后十二指肠残端漏的营养支持 [J]. 临床军医杂志 , 2010, 38(2): 213–215.

[6] 任建安 , 王革非 , 范朝刚 , 等 . 生长抑素与生长激素治疗肠外瘘 [J]. 中国实用外科杂志 , 2003, 23(5): 287–289.

[7] 秦新裕 , 刘风林 . 重视腹部手术后消化道功能障碍的诊治 [J]. 中国实用外科杂志 , 2003 , 23(8): 449–450 .

病案四十六　右半结肠癌根治术中损伤右侧输尿管

诊断：直肠中分化腺癌，直肠息肉，结肠多发憩室，贫血（中度）
术式：剖腹探查，直肠癌根治术，右侧输尿管膀胱再植术

提纲：直肠中分化腺癌患者行直肠癌根治术，术中探查发现乙状结肠偏右侧异位，直肠肿瘤浸透浆膜层，与右侧输尿管近膀胱段关系密切。切除肿瘤时误结扎、切断右侧输尿管，关腹前发现损伤，行右侧输尿管膀胱再植术。

第一部分　诊疗过程

既往病史

患者男性，54 岁。2018 年 8 月 11 日患者自觉下腹部坠胀感，未进一步检查，2018 年 9 月 30 日下腹部坠胀感加重，并出现便秘，就诊于当地医院，行直肠指诊发现直肠肿物。为进一步诊治入住我院。行盆腔 CT 常规扫描：① 直肠管壁增厚伴管腔变窄，建议结合临床相关检查进一步明确；② 盆腔淋巴结肿大可能（病案四十六图 1）。盆腔 CT 增强扫描：① 直肠含血供占位性病变，肿瘤待排，建议结合肠镜检查；② 盆腔淋巴结肿大可能（病案四十六图 2）。电子结肠镜示：升结肠两处憩室，距齿状线 8～15 cm，见直肠环形隆起肿物，占肠腔一周，表面糜烂、溃疡，质地硬，肠腔狭窄，直肠肿瘤近端见一枚息肉样隆起，表面光滑，直径约 1 cm（病案四十六图 3）。直肠肿物活检提示：直肠溃疡型中分化腺癌。术前诊断：① 直肠中分化腺癌；② 直肠息肉；③ 结肠多发憩室；④ 双侧股骨头置换术后；⑤ 贫血（中度）。

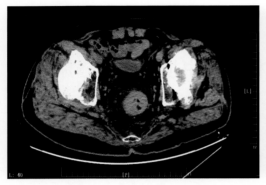 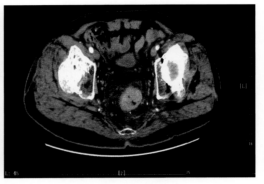

病案四十六图 1　直肠管壁增厚伴管腔变窄　　　病案四十六图 2　直肠含血供占位

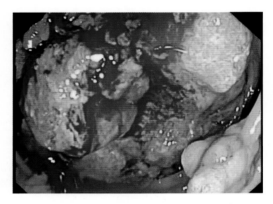

病案四十六图 3　电子结肠镜：直肠见环形隆起肿物，占肠腔一周，表面糜烂、溃疡，质地硬，肠腔狭窄

手术过程

1. 体位及腹壁切口选择

（1）截石位。

（2）下腹部正中右侧绕脐切口，长约 20 cm（病案四十六图 4）。

（3）逐层进腹。

2. 探　查

（1）腹盆腔未见腹水，腹膜、网膜、肠系膜根部未见明确转移病灶。

（2）乙状结肠偏右侧异位，肿瘤位于直肠，约 6.0 cm×6.0 cm×5.0 cm，浸透浆膜层。

（3）直肠肿瘤与右侧输尿管近膀胱段关系密切，未侵犯膀胱壁。

（4）近端结肠未见明显扩张，小肠系膜、肠系膜血管周围未见异常，余结直肠未见异常（病案四十六图 5）。

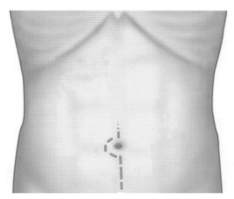

病案四十六图 4　中下腹正中右侧绕脐

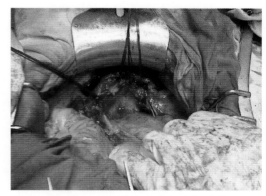

病案四十六图 5　直肠肿瘤浸润毗邻脏器

3. 切除直肠肿瘤，清扫淋巴结，行降结肠 - 直肠端侧吻合术

（1）游离乙状结肠、直肠：充分游离直肠及乙状结肠，直至直肠膀胱陷凹腹膜返折上方约 1 cm 处。操作过程中仔细解剖，充分显露病变部位，注意保护双侧输尿管（病案四十六图 6）。

（2）切除直肠肿瘤，清扫区域淋巴结：钝锐结合分离骶前间隙，以深 S 拉钩将膀胱尽量牵向前方，分离直肠超越尾骨尖直达盆底肛提肌平面。锐性分离直肠两侧，注意保护两侧盆壁副交感神经及坐骨神经，结扎、离断乙状结肠及直肠上段各分支血管，在直肠肿瘤平面以下 2 cm，使用强生 Contour 弧形切割吻合器闭合直肠残端。在乙状结肠分支中下 1/3 处，以无损伤肠钳阻断肠腔，并切断，无菌手套包裹远侧断端，用双 7# 丝线捆扎后移除标本。

（3）降结肠 - 直肠端侧吻合：助手扩肛至四指，插入康迪 31 mm 管型吻合器，行远端直肠 - 降结肠端侧吻合，检查吻合口通畅，血运良好，无张力。

4. 右侧输尿管膀胱再植

（1）发现右侧输尿管损伤：吻合完毕后，依次以大量温热蒸馏水、生理盐水冲洗腹腔，彻底止血，准备关腹。提拉腹膜时，见右侧髂动脉前方一长约 10 cm 暗红色长条索状物；向上追踪，条索状物进入右肾门，证实为被误损伤的右侧输尿管（病案四十六图 7）。仔细检查右侧输尿管远端血运差，失去活性。立即请泌尿外科专家会诊，生理盐水灌注、充盈膀胱，找寻右侧输尿管膀胱处残端，尝试行输尿管端端吻合术；由于右侧输尿管较长行程组织失活，吻合张力大，术后发生吻合口缺血、狭窄或瘘的可能性较大，遂改行右侧输尿管膀胱再植术。

（2）游离右侧输尿管远端，剪开远端开口，上翻形成输尿管乳头。放置 6.0 F 硅胶双 J 管，双 J 管下端卷曲部放置于输尿管外，以 4-0 可吸收缝线固定在输尿管远端。充盈膀胱后游离膀胱顶壁，做一长约 1.5 cm 横行切口，逐层切开膀胱壁，开放导尿管。将右侧输尿管及双 J 管下端沿膀胱壁切口置入膀胱腔内，并用 3-0、2-0 可吸收缝线依次缝合膀胱黏膜和浆膜层。再次充盈膀胱，检查吻合口无漏液。

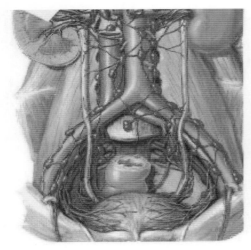 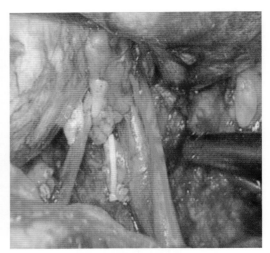

病案四十六图 6　输尿管走行及毗邻　　　　病案四十六图 7　输尿管术中所见

术后管理

（1）术后用药：① 基础用药与常规开腹手术相同（抗炎、抑酸、补液等）；② 术后前 3 天静滴入血白蛋白 20 g/d，增加组织愈合能力；③ 术后第 3 天开始予肠外营养支持，加速术后康复。

（2）术后饮食：① 禁食 1 周，持续胃肠减压以减轻吻合口张力；② 留置导尿管 2 周，间断夹闭锻炼膀胱功能，预防尿路逆行感染；③ 术后 1 周开始进流食，直至恢复正常饮食。

（3）腹腔引流管的管理：进食无腹痛、腹胀，腹腔引流管每日引流量少于 100 ml，可拔除腹腔引流管。

（4）双 J 管的管理：双 J 管留置的早期并发症主要为膀胱刺激征和出血；长期放置双 J 管可能会发生位移、结石形成及导管意外断裂后无法取出等问题。约 80% 的患者可出现患侧疼痛、出血、刺激性排尿困难等症状，若双 J 管被永久放置，还可能会导致肾功能积水或结石形成，严重者会导致肾损伤甚至死亡。通常，双 J 管放置 6 ~ 8 周即可拔除。

第二部分　经验教训及思考

1.输尿管的生理解剖位置

（1）输尿管腹部：为腹膜外位器官，长约 13 ～ 14 cm，自肾盂末端起始后，沿腰大肌的前面向下内侧斜行，越过紧贴腰大肌的生殖神经，在腰大肌中点偏下侧有睾丸（卵巢）血管跨越其前面，在骨盆入口处移行为输尿管盆部。该部的体表投影：在腹前壁与半月线相当；在腹后壁约与腰椎横突尖端间连线一致（病案四十六图 8）。

（2）输尿管腹部毗邻：左右两侧毗邻不同。右侧输尿管内侧为下腔静脉，前面为十二指肠降部、升结肠血管、回结肠血管，右睾丸（卵巢）血管及回肠末端，在髂窝处靠近盲肠和阑尾，故回肠后位阑尾常可影响到右侧输尿管，引发腹痛、血尿等。左输尿管腹部的内侧为腹主动脉，前面有十二指肠空肠曲、降结肠血管及左睾丸（卵巢）血管，在左髂窝处尚有乙状结肠越过，故在直肠或子宫切除术分离和切除乙状结肠时，应避免损伤输尿管。两侧输尿管降至小骨盆上口（界线处）则跨越髂外血管起始部延续为输尿管盆部进入盆腔（病案四十六图 9）。

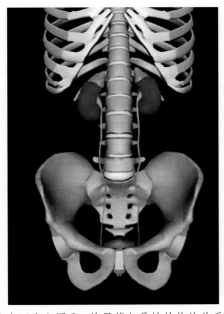

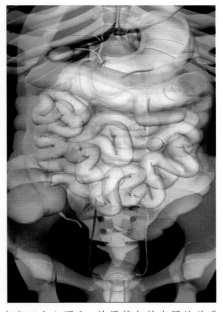

病案四十六图 8　输尿管与骨性结构的关系　　病案四十六图 9　输尿管与结直肠的关系

2.常见的输尿管损伤原因

输尿管为一细长而有肌肉黏膜构成的管形器官，位于腹膜后间隙，周围保护良好，并有相当的活动范围。因此，由外界暴力（除贯通伤外）所致的输尿管损伤殊为少见；但在输尿管内进行检查操作和广泛性盆腔手术时常引起输尿管损伤。输尿管受外界暴力损伤时，其症状几乎全被伴发的其他内脏损伤所隐蔽，故多在手术探查时才被发现。常见原因如下：

（1）开放性手术损伤：常发生在骨盆、后腹膜广泛解剖的手术如结肠、直肠、子宫切除术及大血管手术，由于解剖较复杂，匆忙止血，大块钳夹、结扎致误伤输尿管；肿瘤将输尿管推移或粘连，后腹膜纤维化等会使手术发生困难，较容易误伤。手术时不一定能发现损伤，术后发生漏尿或无尿时方才察觉。

（2）腔内器械损伤：经膀胱镜逆行输尿管插管、扩张、套石、擦刷活捡，输尿管肾镜检查，取（碎）石等操作均可发生输尿管损伤。当输尿管有狭窄、扭曲、粘连或炎症时，可能发生输尿管被撕裂，甚至被拉断，务必慎重处理。

（3）放射性损伤：多见于宫颈癌、前列腺癌等放疗后，使输尿管管壁水肿、出血、坏死、形成尿漏或纤维瘢痕组织形成，造成输尿管梗阻。

（4）外伤：外界暴力引起输尿管损伤，多见于枪击伤所致，偶见于锐器刺伤，以及交通事故、从高处坠落引起输尿管撕裂，常伴有大血管或腹腔内脏器损伤。

3. 本次手术的必要性

该病例发生的输尿管损伤属于医源性损伤，尿液外渗可产生严重并发症，主要是感染及败血症。出现感染后需彻底清创，充分引流。损伤部位发生狭窄是常见并发症，但不一定需要手术重建，除非严重狭窄，尿流率明显降低。此次手术完全离断，术中探查发现右侧髂动脉前方右侧输尿管被结扎并切断，远端输尿管血供差，失去活性，无法行输尿管端端吻合，遂采取输尿管-膀胱成形术，本次手术完全避免了输尿管损伤带来的术后感染的风险。本次手术选择输尿管-膀胱成形术也在一定程度上降低了术后输尿管狭窄的风险。术中及时发现输尿管损伤，避免患者二次手术。

（1）手术方式的选择

输尿管端端吻合：输尿管完全离断再吻合手术的主要并发症为吻合口狭窄，可直接导致手术失败，如何预防是确保手术成功的关键。除吻合口手术方式的改进外，输尿管内置支撑管也是预防狭窄的有效措施。以往多采用放置外引流支撑管及肾盂造瘘的方法。而输尿管切断后，肌层纤维需 6～8 周才能闭合。长时间放置外引流管，易出现感染，同时患者住院时间长，活动受限，护理不便。若引流管出现扭曲、梗阻、移位或脱出时，可造成引流不畅、漏尿等并发症，导致手术失败。该病例在术中因右侧输尿管大部分失活，行端端吻合张力过大。因此，放弃此手术方式。

输尿管膀胱再植术：游离右侧输尿管远端，剪开远端开口，上翻形成输尿管乳头。放置 F6 硅胶双 J 管，双 J 管下端卷圈置于输尿管外，4-0 可吸收缝线固定在输尿管远端。充盈膀胱后游离膀胱顶壁，做一长约 1.5 cm 切口，逐层切开膀胱，开放尿管。将右侧输尿管及双 J 管下端沿膀胱置入膀胱内，3-0 可吸收缝线分层缝合。浆膜层以 2-0 可吸收缝线固定。术后患者未出现感染、吻合口狭窄及尿漏等并发症，术后也未放置膀胱造瘘管，术后留置导尿管通畅引流尿液，建议留置尿管 2 周左右可考虑拔除，双 J 管留置 6 ~ 8 周左右，有利于降低狭窄及感染的风险。

（2）导致本次手术损伤输尿管的原因：① 术中探查发现乙状结肠偏右侧异位，直肠肿瘤浸透浆膜层，与右侧输尿管近膀胱段关系密切。② 术前影像学检查未提示肿瘤侵犯右侧输尿管，而术中探查发现肿瘤浸润右侧输尿管，改变了输尿管的正常解剖位置。切除肿瘤过程中未仔细辨认解剖结构，导致误结扎、离断右侧输尿管。③ 术者对输尿管与髂动脉、结肠动脉、精索静脉及肠系膜动脉的解剖关系不熟悉，操作时造成误损伤。④ 手术部位较深，显露困难，粘连严重，出血较多，忙乱中出错。

（3）潜在的再次手术风险及预防措施。

① 双 J 管反流。

主要原因：放置双 J 管后，输尿管开口的抗反流机制消失，输尿管将会出现不同程度的反流。

预防措施：术后持续导尿，如无漏尿，可考虑 3 ~ 5 d 后拔除导尿管，以防止长时间留置导尿管造成的逆行感染。并嘱患者定时排尿，尽量采用站立位排尿。

治疗方法：反流严重者可出现腰背疼痛，建议使用抗生素及再次导尿。

② 腹腔漏尿。

主要原因：吻合口张力过高。

预防措施：留置腹腔引流管，充分引流，密切观察患者引流液的性质。

治疗方法：若发现漏尿或吻合口出血，除了充分引流以外，配以止血、抗生素等对症治疗，必要时可行膀胱镜逆行加固修补或再次手术。

（闫　涛　吕　伟）

参考资料

[1] Finney RP. Experience with new double J ureteral catheter stent [J]. J Urol, 2002, 167; 1135–1138.

[2] Joshi HB, Stainthorpe A, MacDonagh RP, et al. Indwelling ureteral stents: evaluation of symptoms, quality of life and utility[J]. J Urol, 2003, 169: 1065–1069.DOI: 10.1097/01.jn.0000048980. 33855.90.

[3] 韩振藩, 李冰清. 泌尿外科学手术并发症 [M]. 北京：人民卫生出版社, 1993.122–140.

[4] 鲁继东，钟磊，王杭. 医源性输尿管下段损伤的处理 [J]. 中国临床医学, 2018, 25(3): 459–461. DOI: 10.12025/j.issn.1008–6358.2018.20171059.

[5] Parpala–Sprman T, Paananen I, Santala M, et al. Increasing numbers of ureteric injuries after the introduction of laparoscopic surgery[J]. Scand J Urol Nephrol, 2008, 42(5): 422–427.